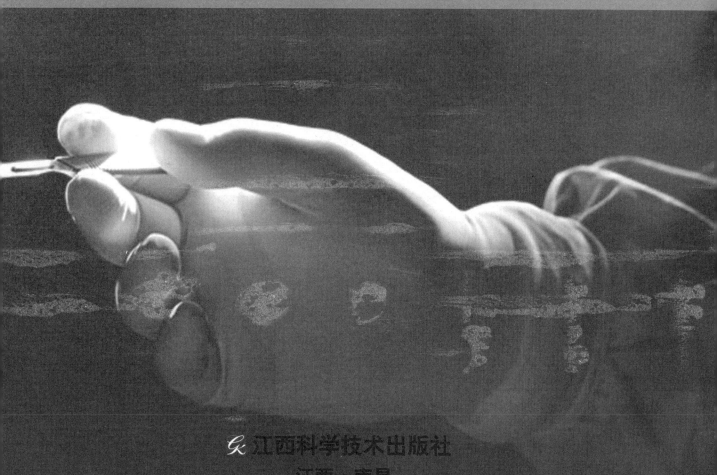

普通外科临床新进展

刘 平等 主编

江西科学技术出版社

江西·南昌

图书在版编目（CIP）数据

普通外科临床新进展 / 刘平等主编 . -- 南昌：江西科学技术出版社，2019.10（2024.1 重印）

ISBN 978-7-5390-6985-2

Ⅰ . ①普… Ⅱ . ①刘… Ⅲ . ①外科学 Ⅳ . ① R6

中国版本图书馆 CIP 数据核字 (2019) 第 198169 号

选题序号：ZK2019210

责任编辑：宋涛 林勇

普通外科临床新进展
PUTONG WAIKE LINCHUANG XINJINZHAN

刘平 等 主编

封面设计	卓弘文化	
出　　版	江西科学技术出版社	
社　　址	南昌市蓼洲街 2 号附 1 号	
	邮编：330009　电话：（0791）86623491　　86639342（传真）	
发　　行	全国新华书店	
印　　刷	三河市华东印刷有限公司	
开　　本	880mm×1230mm　　1/16	
字　　数	340 千字	
印　　张	10.5	
版　　次	2019 年 10 月第 1 版　　2024年1月第1版第2次印刷	
书　　号	ISBN 978-7-5390-6985-2	
定　　价	88.00 元	

赣版权登字：-03-2019-294

编　委　会

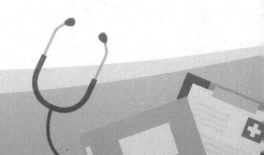

前　言

　　普通外科是外科学的基础，以"患者和病种数量多，急、危重、疑难病多"著称，在处理普外科患者时常常涉及许多相关专业，如妇科、儿科、内科、泌尿外科、骨科等。近年来，随着生命科学的发展，普通外科学取得了令人瞩目的成就。我国现代普通外科与发达国家相比起步较晚，但经过广大普通外科医务人员的共同努力，以及大量高新技术、先进设备的引进，其临床诊疗水平已迅速得到提高，在某些领域已达到国际水平。尽管如此，仍需要广大普通外科工作者不断更新知识，提高专业水平。为此，我们认真总结临床工作经验，结合临床普通外科诊疗标准，编写此书。

　　本书共分9章，综合了国内外先进的研究成果，主要介绍了近年来普通外科疾病诊疗方面的新理论、新技术和新进展。以普通外科基础理论开始，内容涵盖消毒与灭菌、感染、体液与酸碱平衡、小肠及大肠疾病、肛门直肠疾病以及下肢动、静脉疾病等，针对每种疾病，分别详细阐述了其病因、发病机制、临床表现、诊断、鉴别诊断及治疗。本书内容详实，病种齐全，且简明扼要，比较切合临床实际，希望能够满足各级医疗机构、医务人员之需，亦可作为医学院教务工作者、医学生的学习参考读物。

　　参与编著此书的作者多系普通外科领域兼具丰富临床经验与扎实理论基础的佼佼者，大多出版或发表了很多高水平的著作，为普通外科学疾病诊疗指南的制定以及新进展的推广做出过卓越贡献。在编著此书的过程中，每一个编著人员都付出了辛勤的劳动和宝贵的时间，在此表示衷心的感谢！

　　本书参编过程中，由于参与人员众多、时间短，加之我们学识、水平有限，缺点在所难免，恳请广大同仁批评斧正，使之日臻完善，感谢！

编　者

2019 年 10 月

目　录

第一章

灭菌与消毒

医院既是病原微生物集中的地方，又是抵抗力低的人群聚集的场所，相互接触和污染的机会多，故医院内感染的发生率是比较高的。在外科领域，微生物可通过直接接触、飞沫和空气进入伤口，引起感染。

针对这些感染来源所采取的一系列措施即称无菌术，由抗菌术、灭菌术和一定的操作规则及管理制度所组成。无菌原则除了作为预防医院内获得性感染的必要措施外，目前已渗透到医院管理工作中，因此要求医务工作人员树立无菌概念，在诊疗工作中贯彻无菌原则，尽量避免和减少外科感染的发生。

抗菌术又称消毒法，多数是指应用化学方法清除或杀灭外科用品、体表皮肤黏膜及表浅体腔的有害微生物。抗菌术只是针对病原微生物和其他有害微生物，并不要求清除或杀灭所有微生物（如芽孢等）。抗菌术只要求将有害微生物的数量减少到无害的程度，而并不要求把所有的有害微生物全部杀灭。用于抗菌术的化学药物，称为消毒剂。用物理或化学的方法清除或杀灭一切活的微生物，包括致病性和非致病性的，称为灭菌术。从理论上讲，灭菌的概念是绝对的而不是相对的；但从实际上看来，一些微生物总是以有限的机会得以保留，灭菌术仅要求把微生物存活的概率减少到最低限度。灭菌术本身对各种接受灭菌的物品也有不良的损害作用，如灭菌可以改变药品的成分，故其应用受到一定的限制，且实际上要做到完全无菌是困难的。灭菌术常用的物理方法有热力灭菌、电离辐射灭菌、紫外线灭菌和过滤除菌等，常用的化学药品则有环氧乙烷、甲醛、戊二醛、乙型丙内酯和过氧乙酸等。凡能杀灭繁殖体型微生物及其芽孢的物理因子或药物，均称灭菌剂，所有的灭菌剂应当是优良的消毒剂。

病原微生物广泛存在于空气、地面、墙壁和物品的表面（包括医疗器械）及病员或工作人员的体表，可以通过呼吸道、胃肠道、皮肤黏膜，或经过输血、输液、注射和手术等途径进入人体而引起感染。随着抗生素的普遍应用，使致病菌的耐药性、分布及其流行均有所改动；同时检查技术的改进，也使辨认的菌种增多。金黄色葡萄球菌、表皮葡萄球菌和多种肠道细菌（包括大肠埃希菌、类杆菌、克雷白杆菌、铜绿假单胞菌、链球菌、肠球菌、厌氧球菌和组织毒素梭状芽孢杆菌）都成为切口感染的致病菌，耐药菌株也增多。因此，实施无菌术防止手术切口感染，是降低手术感染率的基本措施，抗生素的使用并不能代替这一原则。

抗菌技术的产生和采用大大促进了外科学的发展，而抗生素的确是防治感染的一种有力措施。但在抗生素时代的今天，尚有不少外科医生不重视手术无菌技术，过分依赖抗生素的作用，甚至滥用抗生素，常常导致产生多种抗药性菌株，其结果是医源性伤口感染率、肺炎及败血症发生率等显著上升。同时部分医生夸大抗生素的治疗效果，并作为弥补无菌术或手术上缺陷的一种手段。因此，这种错误观念如不彻底纠正，必将阻碍外科学的进一步发展。

用于无菌术中的一切操作规则和管理制度不容忽视，它们与抗菌术和灭菌术具有同等重要的地位，是无菌术中不可缺少的组成部分。

第一节　外科灭菌和消毒法

一、热力灭菌和消毒法

（一）热力杀灭微生物的机制

热力是最古老、也是最有效的消毒灭菌法，可以杀灭各种微生物，但不同种类的微生物对热的耐受力不尽相同。如细菌繁殖体、真菌和酵母菌在湿热80℃历时5～10分钟可被杀死，而真菌孢子比其菌丝体耐热力强，于100℃历时30分钟才能杀灭。细菌芽孢的抗热力要比繁殖体强得多，如炭疽杆菌的繁殖体在80℃只能耐受2～3分钟，而其芽孢在湿热120℃历时10分钟才能杀灭。为了达到热力灭菌的目的，必须对不同抵抗力微生物的热力致死温度和时间有所了解。

热力杀灭微生物的基本原理是破坏微生物的蛋白质、核酸、细胞壁和细胞膜，从而导致其死亡。其中干热和湿热破坏蛋白质的机制是不同的，干热主要是通过氧化作用灭活微生物，而湿热使微生物的蛋白质凝固以致其死亡。在干热灭菌时，干燥的细胞不具备生命的功能，缺水更使酶无活力和内源性分解代谢停止，微生物死亡时仍无蛋白凝固的发生，死亡是由于氧化作用所致。湿热使蛋白质分子运动加速，互相撞击，肽链断裂，暴露于分子表面的疏水基结合成为较大的聚合体而发生凝固和沉淀。蛋白质凝固变性所需的温度随其含水量而异，含水量越多，凝固所需的温度越低。

影响热力灭活微生物的外界因素很多。研究证明，溶液的类型、pH、缓冲成分、氯化钠和阳离子等对热力消毒均有一定的影响。如pH < 6.0或> 8.0时，某些微生物对热的抵抗力降低；磷酸盐缓冲能降低芽孢对湿热的抵抗力；微生物在高浓度的氯化钠内加热，其抗热力降低；灭菌环境的相对湿度可决定微生物的含水量，相对湿度越高，微生物的灭活率越大。此外，气压直接影响着水及蒸汽的温度，气压越高，水的沸点越高，当然微生物的灭活率越大。表1-1提示不同温度下干、湿热灭菌所需的时间。

表1-1　不同温度下干、湿热灭菌所需的时间

灭菌方法	温度（℃）	所需时间（分钟）
干热	160	60
	170	40
	180	20
湿热（饱和蒸汽）	121	15
	126	10
	134	3

（二）干热消毒和灭菌

1. 火焰烧灼　可以直接灭菌，其温度很高，效果可靠，外科手术器械急用时可予烧灼灭菌，但器械易遭破坏。

2. 干烤　干烤灭菌是在烤箱内进行的，适用于玻璃制品、金属制品、陶瓷制品以及不能用高压蒸汽灭菌的吸收性明胶海绵和油剂等物品，因为这些物品在高温下不会损坏、变质和蒸发，但不适用于纤维织物和塑料制品等灭菌。表1-2提示一些物品采用干热灭菌所需的温度和时间。对导热性差的物品，适当延长高温的维持时间；对有机物品，温度不宜过高，因为超过170℃就会炭化。

表 1-2　部分物品干热灭菌所需的温度和时间

物品	温度（℃）	所需时间（分钟）
眼科器械、锋利的刀剪	150	60
注射油剂	150	120
甘油、液状石蜡	150	120
	150	60
凡士林、粉剂	150	60
试管、吸管、注射剂	160	60
	180	30
装在金属筒内的吸管	160	120

使用烤箱灭菌时，器械应先洗净，待完全干燥后再干烤。灭菌时间应从烤箱内达到所要求的温度时算起。物品包装不宜过大，粉剂和油剂不宜太厚，以利热力穿透；物品之间留有空隙，以利于热空气对流。打开烤箱前待温度降至 40℃以下，以防炸裂。

3. 红外线辐射灭菌　红外线有较好的热效应，以 1 ~ 10μm 波长者最强，其灭菌所需温度和时间与用于热烤箱相同，可用于医疗器械的灭菌，但目前更多应用于注射器和安瓿的灭菌。

（三）湿热消毒和灭菌

1. 煮沸　消毒实用、简便而经济。适用于金属器械、玻璃、搪瓷以及橡胶类等物品的消毒。橡皮、丝线及电木类物品可待水沸后放入，煮沸 10 分钟；金属及搪瓷类物品在水沸后放入，煮沸 15 分钟；玻璃类物品可先放入冷水或温水，待水沸后煮沸 20 分钟。上述物品在水中煮沸至 100℃，维持 10 ~ 20 分钟，一般的细菌可被杀灭，但其芽孢至少需煮沸 1 小时，而有的甚至需数小时才能将其杀灭。煮沸消毒时，在水中加入增效剂可以提高煮沸消毒的效果。如在煮沸金属器械时加入碳酸氢钠，使成 1% 碱性溶液，可提高沸点至 105℃，消毒时间缩短至 10 分钟，还可防止器械生锈。同样，0.2% 甲醛、0.01% 氯化汞和 0.5% 肥皂水（指加入后的浓度）均可作为煮沸消毒的增效剂，选用时应注意其对物品的腐蚀性。

锐利刀剪煮沸后，其锋利性易受损害，最好采用干热烤箱灭菌。疑有芽孢菌污染的器械，改用高压蒸汽灭菌。

煮沸消毒时注意事项：①先洗净物品，易损坏的物品用纱布包好，放入水中，以免沸腾时互相碰撞。水面应高于物品，加盖。自水沸腾时开始计算时间。如中途加入其他物品，重新计算时间；②消毒注射器时，应拔出内芯，针筒和内芯分别用纱布包好；③接触肝炎患者的刀剪器械，应煮沸 30 分钟；④高原地区气压低，沸点也低，一般海拔高度每增高 300m，应延长消毒时间 2 分钟。故可改用压力锅 [其蒸汽压力可达 1.3kgf/cm² （ 1.21 × 10²kPa ）] 进行煮沸消毒，其中最高温度可达 124℃左右，10 分钟后即可达到消毒目的。

2. 低温蒸汽消毒　随着医学科学的不断发展，越来越多的医疗器械选用了不耐高温（121℃和 134℃）的材质，从而灭菌方法不能选用高温高压蒸汽灭菌法，只能选用低温灭菌法。低温灭菌方法很多，在这几年中也发生了变化，由传统的化学消毒剂浸泡、熏蒸等方法发展到环氧乙烷（EO）、低温蒸汽甲醛灭菌（LTSF）和过氧化氢等离子（plasma）等，目前已广泛用于怕高热器材的消毒，如各种内镜、塑料制品、橡胶制品、麻醉面罩和毛毡等。其原理是将蒸汽输入预先抽真空的高压锅内，温度的高低则取决于气压的大小。饱和蒸汽的温度和气压的关系见图 1-1。因此，可以通过控制高压锅内的压力来精确地控制高压锅内蒸汽的温度。

低气压和低温度的蒸汽比相同温度的水有更大的消毒作用，这是因为蒸汽在凝结时释放出潜热，加强了消毒作用，而同样温度的水则没有潜热。例如 80℃的低温蒸汽，可以迅速杀灭非芽孢微生物，但对怕热物品无明显损害。如在通人蒸汽之前加入甲醛，更可用以杀灭芽孢。

如低温蒸汽甲醛灭菌设备与预真空压力蒸汽灭菌器相似，采用预真空或脉动真空程序和甲醛气体与蒸汽输送混合程序，在 73 ~ 83℃负压蒸汽下进行灭菌，不同于甲醛熏蒸，利用专门的设备精确控制甲醛加入的剂量、温度、湿度、作用时间、作用压力与作用状态，已作为常见的低温灭菌方法之一。它操作方便，容易掌握；周转时间快，1 个周期 4 ~ 6 小时，作用速度能满足器材周转；容易穿透包装至深处，特别是管腔，灭菌效果佳，能杀灭所有微生物，包括芽孢；对器材的包装、功能无损害；对人安全无害，无残留物质污染环境；操作简易，短期培训即可掌握；运行成本低；监测方便，灭菌的物品质量得到了保证，降低医院感染率，满足了临床对灭菌物品的要求。

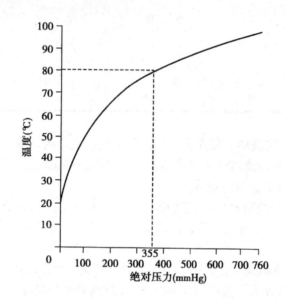

图 1-1　饱和蒸汽的温度和气压的关系（1mmHg ＝ 0.1333kPa）

3. 高压蒸汽灭菌　高压灭菌器有两大类：一种是较为先进的程控预真空压力蒸汽灭菌器，国外发达国家多已采用。灭菌器装有抽气机，用以通入蒸汽前先抽真空，便于蒸汽穿透。它具有灭菌时间短和损害物品轻微的优点，在物品安放拥挤和重叠情况下仍能达到灭菌，甚至有盖容器内的物品也可灭菌。整个灭菌过程采用程序控制，既节省人力又稳定可靠。国内最近投产 JWZK-12A 型程控预真空压力蒸汽灭菌柜，性能良好。灭菌时最低真空度为 8.0kPa（60mmHg），最高温度为 132 ~ 136℃。

另一种是目前广泛使用的下排气式高压灭菌器，其下部设有排气孔，用以排出内部的冷空气。分有手提式、立式和卧式等类型。手提式是小型灭菌器，全重 12kg 左右。立式是老式高压锅，使用时需加水 16L 左右。至于卧式高压灭菌器可处理大量物品，最为常用。结构上有单扉式和双扉式两种。后者有前、后两个门，分别供放入和取出物品之用。灭菌室由两层壁组成，中有夹套，蒸汽进入灭菌室内，积聚而产生压力。蒸汽的压力增高，温度也随之增高。蒸汽压达 103.95 ~ 137.29kPa（1.06 ~ 1.40kgf/cm²）时，温度上升至 121 ~ 126℃，维持 30 分钟，能杀灭包括耐热的细菌芽孢在内的一切微生物，达到灭菌目的。

（1）适用范围：适用于各种布类、敷料、被服、金属器械和搪瓷用品的灭菌。对注射器及易破碎的玻璃用品，宜用干热灭菌。油脂、蜡、凡士林、软膏和滑石粉等不易被蒸汽穿透的物品灭菌效果差，以用于热灭菌为妥。一切不能耐受高温、高压和潮气的物品，如吸收性明胶海绵、塑料制品、橡胶和精密仪器等，可用环氧乙烷等消毒。

（2）使用方法：灭菌物品均须适当包装，以防取出后污染。物品包装不宜过大，每件不宜超过 30cm×30cm×50cm，各包件之间留有空隙，以利于蒸汽流通。瓶、罐、器皿应去盖后侧放。灭菌开始时，先关闭器门，使蒸汽进入夹套，在达到所需的控制压力后，旋开冷凝阀少许，使冷凝水和空气从灭菌室内排出。再开放总阀，使蒸汽进入灭菌室。在灭菌室温度表达到所需温度时开始计算灭菌时间，不同物品灭菌所需时间见表 1-3。

到达灭菌所需时间后,应即熄火或关切进气阀,逐渐开放排气阀,缓缓放出蒸汽,使室内压力下降至0。灭菌物品为敷料包、器械、金属用具等，可采用快速排气法。如灭菌物品是瓶装药液，不宜减压过快，以免药液沸腾或喷出瓶外。将门打开，再等 10 ~ 15 分钟后取出已灭菌的物品，利用余热和蒸发作用来烤干物品包裹。

表1-3　高压蒸汽灭菌所需的时间、温度和压力

物品种类	所需时间 （min）	蒸汽压力 kPa（kgf/cm²）	表压 kPa（lb/in²）	饱和蒸汽相对温度 （℃）
橡胶类	15	103.95 ~ 107.87（1.06 ~ 1.10）	103 ~ 110（15 ~ 16）	121
敷料类	30 ~ 45	103.95 ~ 136.93（1.06 ~ 1.40）	103 ~ 137（15 ~ 20）	121 ~ 126
器械类	10	103.95 ~ 136.93（1.06 ~ 1.40）	103 ~ 137（15 ~ 20）	121 ~ 126
器皿类	15	103.95 ~ 136.93（1.06 ~ 1.40）	103 ~ 137（15 ~ 20）	121 ~ 126
瓶装溶液类	20 ~ 40	103.95 ~ 136.93（1.06 ~ 1.40）	103 ~ 137（15 ~ 20）	121 ~ 126

（3）高压蒸汽灭菌效果的测定

1）热电偶测试法：使用时将热电偶的热敏电极插入物品包内，通过电流的变化反应测出作用温度，可从温度记录仪描出的记录纸上观察整个灭菌过程中的温度曲线。新式高压蒸汽灭菌器都带有热电偶和温度记录仪的装置。

2）留点温度计测试法：留点温度计的最高温度指示为160℃，使用时先将其水银柱甩到50℃以下，放在灭菌物品内，灭菌完毕后方可取出观察温度计数，是其缺点。

3）化学指示剂测试法：将一些熔点接近于高压灭菌所需温度的化学物质晶体粉末装入小玻璃管内，在火上封闭管口，做成指示管。灭菌时将指示管放人物品内，灭菌完毕取出指示管，如其中化学物质已经熔化，说明灭菌室内的温度达到了指示管所指示的温度。常用化学物质的熔点为：安息香酸酚，110℃；安替比林，111 ~ 113℃；乙酰苯胺，113 ~ 115℃；琥珀酸酐，118 ~ 120℃；苯甲酸，121 ~ 123℃；芪（二苯乙烯），124℃；硫黄粉的熔点为121℃，但国内多数医院所用的硫黄熔点为114 ~ 116℃，最低者仅111.2℃，可见硫黄熔点法判断高压灭菌的效果是不可靠的。

1982 年上海市卫生防疫站研制了一种变色管，在 2% 琼脂内加入 1% NTC（新三氮四氯），趁热吸取 1mL 左右置入耐高压小玻璃管内，封口备用。使用时将其放人物品最难达到灭菌的部位。当灭菌室内压力达到6.8kg（15lb），温度达到（120±1）℃并维持 15 分钟后，指示管内无色琼脂变为紫蓝色物质。若灭菌温度和时间未达到要求，则不会变色。

4）微生物学测试法：国际通用的热力灭菌试验代表菌株为脂肪嗜热杆菌芽孢，煮沸100℃致死时间为 300 分钟；高压蒸汽121℃致死时间是 12 分钟，132℃为 2 分钟；干热160℃致死时间为 30 分钟，180℃为 5 分钟。制成菌片，套入小封套，置入灭菌物品内部。灭菌完毕后，取出菌片，接种于溴甲酚紫蛋白胨液体培养管内，56℃下培养 24 ~ 48 小时，观察结果。培养后颜色不变，液体不混浊，说明芽孢已被杀灭，达到了灭菌要求。若变成黄色，液体混浊，说明芽孢未被杀灭，灭菌失败。

5）纸片测试法：现多采用 Attest TM 生物指示剂。高压蒸汽灭菌所用生物指示剂是以脂肪嗜热杆菌芽孢制备，干热灭菌和环氧乙烷灭菌所用生物指示剂则是以枯草杆菌黑色变种芽孢制备。

二、紫外线辐射消毒法

紫外线属电磁波辐射，其波长范围约为 328 ~ 210nm 之间，其最大杀菌作用为 240 ~ 280nm。现代水银蒸汽灯发射的紫外线 90% 以上的波长在 253.7nm。紫外线所释放的能量是低的，所以它的穿透能力较弱，杀菌力不及其他辐射。具有灭菌作用的紫外线主要作用于微生物的 DNA，使 1 条 DNA 链上的相邻胸腺嘧啶键结合成二聚体而成为一种特殊的连接，使微生物 DNA 失去转化能力而死亡。

临床上采用紫外线灯对空气进行消毒。在室内有人的情况下，为防止损害人的健康，灯的功率平均

每立方米不超过 1W。一般在每 10 ~ 15m² 面积的室内安装 30W 紫外线灯管 1 支，每日照射 3 ~ 4 次，每次照射 2 小时，间隔 1 小时，并通风，以减少臭氧，经照射，空气中微生物可减少 50% ~ 70%。在无人的室内，灯的功率可增加到每立方米为 2 ~ 2.5W，照射 1 小时以上。紫外线强度和杀菌效能主要有四种方法：硅锌矿石荧光法，紫外线辐射仪测定，紫外线摄谱仪法和平皿培养对比法。

紫外线用于污染表面的消毒时，灯管距污染表面不宜超过 1m，所需时间约 30 分钟左右，消毒有效区为灯管周围 1.5 ~ 2.0m 处。

三、微波灭菌法

研究表明微波灭菌与其热效应和非热效应相关，后者包括电磁场效应、量子效应和超电导作用。微波的热效应是指当微波通过介质时，使极性分子旋转摆动，离子及带电粒子也作来回运动产热，从而使细胞内分子结构发生变化而死亡。但其热效应的消毒作用必须在一定含水量条件才能显示出来。微波灭菌作用迅速、所需温度低（100℃）、物品表面受热均匀，为灭菌提供了新的途径，有着广泛的应用前景，现已用于食品、注射用水和安瓿及口腔科器械的灭菌。

四、电离辐射灭菌法

利用 γ 射线、伦琴射线或电子辐射能穿透物品，杀灭微生物的低温灭菌方法，称之为电离辐射灭菌。电离辐射灭菌的辐射源分两类：放射性核素 60 钴 γ 辐射装置源和粒子加速器。电离辐射灭菌法的灭菌作用除与射线激发电子直接作用于微生物 DNA 外，尚与射线引起细胞内水解离产生的自由基 OH 间接作用于 DNA 有关。如图 1-2 所示，灭菌彻底，无残留毒性，保留时间长、破坏性小。适用于不耐热物品的灭菌，如手术缝线、器械、辅料、一次性塑料制品、人造血管和人工瓣膜及药物的灭菌。电离辐射灭菌将是 20 世纪 90 年代后工业发达国家中最为常用的灭菌方法。

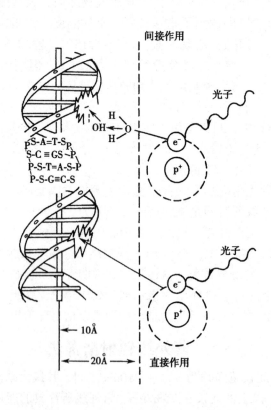

图 1-2　电离辐射对 DNA 分子的直接 和间接作用（示意图）

五、化学药品消毒法

（一）醛类消毒剂

1. 甲醛　通过阻抑细菌核蛋白的合成而抑制细胞分裂，并通过竞争反应阻止甲硫氨酸的合成导致微生物的死亡，且能破坏细菌的毒素。甲醛对细菌繁殖体、芽孢、分枝杆菌、真菌和病毒等各种微生物都有高效的杀灭作用，对肉毒杆菌毒素和葡萄球菌肠毒素亦有破坏作用，用 50g/L 甲醛水溶液作用 30 分钟可将其完全破坏。含 37% ~ 40% 甲醛水溶液（福尔马林），能杀灭细菌、病毒、真菌和芽孢。10% 甲醛溶液可用作外科器械的消毒，浸泡 1 ~ 2 小时后，用水充分冲洗。

甲醛气体熏蒸有两种用途：一是在一般性密封的情况下消毒病室，用量为甲醛溶液 18 ~ 20mL/m³，加热水 10mL/m³，用氧化剂（高锰酸钾 9 ~ 10g/m³ 或漂白粉 12 ~ 16g/m³）使其气化。甲醛溶液的用量可依室内物品多少做适当调整。密闭消毒 4 ~ 6 小时后，通风换气。二是用密闭的甲醛气体消毒间（或消毒箱）处理怕热、怕湿和易腐蚀的受污染物品。甲醛溶液的用量为 80mL/m³，加热水 40mL/m³、高锰酸钾 40g/m³ 或漂白粉 60g/m³。密封消毒 4 ~ 6 小时，如为芽孢菌，延长为 12 ~ 24 小时。

2. 戊二醛　杀菌谱广，高效，快速，刺激性和腐蚀性小，被誉为继甲醇、环氯乙烷之后的第三代消毒剂。自发现戊二醛有明显的杀芽孢活性以来，许多科学家对其理化特性、杀菌活性、杀菌机制和毒性进行了广泛而深入的研究，研究表明戊二醛具有杀菌谱广、高效、刺激性小、腐蚀性弱、低毒安全、易溶于水和稳定性好等优点。由于戊二醛类消毒剂价格低廉和独特的优点，作为一种高效消毒剂和灭菌剂已在国内医院广泛应用于内镜等不耐热易腐蚀的医疗器械灭菌；其杀菌作用主要依赖其分子结构中的两个自由丙醛作用于微生物的蛋白质及其他成分。

市售品为 25% ~ 50% 酸性溶液，性质稳定。用时加水稀释成 2% 溶液。如加碳酸氢钠使成碱性溶液（pH 为 7.5 ~ 8.5），则杀菌力增强，但稳定性差，贮存不超过 3 天，宜现用现配。常用 2% 碱性戊二醛浸泡 10 ~ 30 分钟（一般病菌和真菌为 5 分钟，结核菌和病毒为 10 分钟，芽孢菌为 30 分钟），可达到消毒目的。但当其含量下降到 1.98% ± 0.01% 时，灭菌剂已失去有效杀菌及抑菌能力，通过对手术室使用中戊二醛 pH 监测发现，戊二醛被激活后 pH 保持在 7.30 ~ 7.60 之间，具有强大的灭菌活性。通过 2 个周期悬液定量杀菌试验，证实戊二醛对大肠埃希菌（大肠杆菌）及金黄色葡萄球菌有较好的杀灭作用，当使用至第 32 天时，戊二醛已不能有效杀灭白念珠菌，却仍可对大肠埃希菌及金黄色葡萄球菌进行有效杀灭。因此，手术室使用中戊二醛消毒时限应为 32 天。

（二）烷基化气体消毒剂

本类消毒剂是一类主要通过对微生物的蛋白质、DNA 和 RNA 的烷基化作用而将微生物灭活的消毒剂，杀菌谱广，杀菌力强，其杀灭细菌繁殖体和芽孢所需的时间非常接近。环氧乙烷是其中一个代表，环氧乙烷穿透力强，不损坏物品，消毒后迅速挥发，不留毒性。适用于怕热、怕潮的精密器械和电子仪器，以及照相机、软片、书籍的消毒。

环氧乙烷为易挥发和易燃液体，遇明火燃烧爆炸，如与二氧化碳或氟利昂混合，则失去爆炸性。本品须装在密封容器或药瓶中。先将物品放入丁基橡胶尼龙布袋（84cm × 52cm）中，挤出空气，扎紧袋口，将袋底部胶管与药瓶接通，开放通气阀，并将药瓶置于温水盆中，促其气化。待尼龙布袋鼓足气体后，关闭阀门，隔 10 分钟再加药 1 次，两次计加药 50 ~ 60mL。取下药瓶，用塑料塞塞住通气胶管口，在室温放置 8 小时，打开尼龙布袋，取出消毒物品，通风 1 小时，让环氧乙烷挥发后即可使用。

环氧乙烷用量一般为 1.5mL/L（1335mg/L），在 15℃ 消毒 16 ~ 24 小时，在 25 ~ 30℃ 消毒 2 小时。

本品应放阴凉、通风、无火电源处，轻取轻放，贮存温度不可超过 35℃。本品对皮肤、黏膜刺激性强，吸入可损害呼吸道。

（三）含氯消毒剂

含氯消毒剂的杀菌机制包括次氯酸的氧化作用、新生氧作用和氯化作用，其中以次氯酸的氧化作用最为重要。漂白粉是此类消毒剂的杰出代表。适用于食具、便器、痰盂、粪、尿及生活污水等的消毒。通常加水配成 20% 澄清液备用。临用时再稀释成 0.2% ~ 0.5% 澄清液。加入硼酸、碳酸氢钠配制成达金溶液（Daking solution）、优索儿（EUSOL）可用于切口冲洗，尤其是已化脓切口。

（四）过氧化物类消毒剂

本类消毒剂杀菌能力较强，易溶于水，使用方便，可分解成无毒成分。其中过氧乙酸杀菌谱广、高效，快速。市售品为20%或40%溶液，消毒皮肤及手时用0.1%～0.2%溶液，浸泡1～2分钟；黏膜消毒用0.02%溶液；物品消毒用0.042%～0.2%溶液，浸泡20～30分钟；杀芽孢菌用1%溶液，浸泡30分钟。空气消毒用20%溶液（0.75g/m³），在密闭室内加热蒸发1小时，保持室温18℃以上、相对湿度70%～90%。污水消毒用100mg/L，1小时后排放。高浓度过氧乙酸（指>20%）有毒性，易燃易爆，并有腐蚀性。

（五）醇类消毒剂

醇类消毒剂的杀菌作用机制主要为变性作用，干扰微生物代谢和溶解作用。醇类可作为增效剂，协同其他化学消毒剂杀菌。乙醇能迅速杀灭多种细菌及真菌，对芽孢菌无效，对病毒作用甚差。皮肤消毒用70%（W/W）乙醇擦拭。本品不宜用作外科手术器械的消毒。

（六）酚类消毒剂

酚作为原生质的毒素，能穿透和破坏细胞壁，进而凝集沉淀微生物蛋白质而致死亡，而低浓度的酚和高分子酚的衍生物则能灭活细菌的主要酶系统而致细菌死亡。

1. 苯酚（石炭酸）　由于对组织的强力腐蚀性和刺激性，苯酚已很少用作消毒剂，仅供术中破坏囊壁上皮和涂抹阑尾残端之用。

2. 煤酚　皂溶液能杀灭多种细菌，包括铜绿假单胞菌（绿脓杆菌）及结核分枝杆菌，但对芽孢菌作用弱。擦抹家具、门窗及地面用2%～5%溶液；消毒器械用20%～30%溶液，浸泡15～30分钟，用水洗净后再使用。因酚类可污染水源，已逐被其他消毒剂所替代。

酚类消毒剂被卤化后能增强杀菌作用，其中六氯酚是国外医院中用得较多的一种皮肤消毒剂。

（七）季铵盐类消毒剂

季铵盐类消毒剂是一类人工合成的表面活性剂或洗净剂，可改变细胞的渗透性，使菌体破裂；又具有良好的表面活性作用，聚集于菌体表面，影响其新陈代谢；还可灭活细菌体内多种酶系统。本类包括苯扎溴铵溶液（新洁尔灭）、度米芬和消毒净等品种，以前两者使用较多。能杀灭多种细菌及真菌，但对革兰阴性杆菌及肠道病毒作用弱，且对结核分枝杆菌及芽孢菌无效。性质稳定，无刺激性。

苯扎溴铵溶液和度米芬消毒创面及黏膜用0.01%～0.05%溶液，消毒皮肤用0.02%～0.1%溶液；消毒手用0.1%溶液，浸泡5分钟；冲洗阴道、膀胱用（1：10 000）～（1：20 000）的水溶液。消毒刀片、剪刀、缝针用0.01%溶液，如在1000mL苯扎溴铵溶液中加医用亚硝酸钠5g，配成防锈苯扎溴铵溶液，更有防止金属器械生锈的作用。药液宜每周更换1次，注意勿与肥皂溶液混合，以免减弱消毒效果。

（八）碘及其他含碘消毒剂

碘元素可直接卤化菌体蛋白，产生沉淀，使微生物死亡，结合碘由于其渗透性能加强了含碘消毒剂的杀菌效果。

1. 碘酊　常用为2%～2.5%碘酊。用于消毒皮肤，待干后再用70%酒精擦除。会阴、阴囊和口腔黏膜处禁用。

2. 碘附（iodophor）　是碘与表面活性剂的不定型结合物，表面活性剂起载体与助溶的作用，碘附在溶液中逐渐释出碘，以保持较长时间的杀菌作用. 一般可持续4小时。

聚维酮碘（PVP-I）是通过聚维酮与碘结合而制成，具有一般碘制剂的杀菌能力，易溶于水。含有效碘1%的水溶液可用于皮肤的消毒，含有效碘0.05%～0.15%的水溶液用作黏膜的消毒。用含有效碘0.75%的肥皂制剂可用作术者手臂以及手术区皮肤的消毒。

近期已用固相法制成固体碘附，含有效碘20%，加入稳定剂和增效剂，大大加强其杀菌能力，且便于储存和运输。

（九）其他制剂

1. 器械消毒溶液　由苯酚 20g、甘油 226mL、95% 酒精 26mL、碳酸氢钠 10g，加蒸馏水至 1000mL 配成，用作消毒锐利手术器械，浸泡 15 分钟。

2. 氯己定（洗必泰，双氯苯双胍己烷）　是广谱消毒剂。能迅速吸附于细胞表面，破坏细胞膜，并能抑制细菌脱氢酶的活性，杀灭革兰阳性和阴性细菌繁殖体和真菌，但对结核分枝杆菌和芽孢菌仅有抑制作用。本品为白色粉末，难溶于水，多制成盐酸盐、醋酸盐与葡萄糖酸盐使用。病房喷雾消毒用 0.1% 溶液，每日 2 ～ 3 次，每次约数分钟。外科洗手及皮肤消毒用 0.5% 氯己定乙醇擦洗，创面及黏膜冲洗用 0.05% 水溶液。金属器械的消毒用 0.1% 水溶液，浸泡 30 分钟，如加入 0.5% 亚硝酸钠也有防锈作用。

3. 诗乐氏（Swashes）　由双氯苯胍己烷（1% W/V）、戊二醛等制成的一种高效复合刷手液，具有迅速、持久的杀菌效应。可迅速杀灭甲、乙型肝炎病毒，对金黄色葡萄球菌、大肠埃希菌、铜绿假单胞菌和真菌均有极强的杀灭作用。pH 为 6.8 ～ 7.2，无刺激，无毒，可用于手术者手臂消毒，亦可用于手术器械消毒。急用时直接用原液浸泡 2 分钟，平时可稀释至 5 倍，浸泡 5 分钟，用无菌水冲净。

4. 爱护佳（Avagard）　以 1%（W/W）葡萄糖酸氯己定和 61%（W/W）乙醇为主要有效成分的消毒液，可杀灭肠道致病菌、化脓性球菌和致病性酵母菌，适用于手术前医护人员手的消毒。

第二节　手术室的灭菌和消毒

手术室的灭菌和消毒是一个很重要的问题。从手术室的建筑要求、布局以及一些管理制度都要有利于灭菌的实施和巩固。如手术室内要划分无菌区和沾污区，并分别建立感染手术室、无菌手术室和五官科手术室。应采用牢固和耐洗的材料建造室顶和墙壁，以便于清洁；墙角做成弧形，以免灰尘堆积；地面有一定的倾斜度，低处留有排水孔，以便尽快排出冲洗地面的水。限制参观手术人员的数目。凡患有急性感染和上呼吸道感者，不得进入手术室。凡进入手术室的人员，必须换上手术室专用的清洁衣裤、鞋帽和口罩。定期清洁和彻底大扫除制度极为重要。

（一）空气消毒

消除空气中的微生物，可应用紫外线照射、化学药品蒸熏和过滤等方法。

1. 紫外线辐射消毒见前节有关内容。

2. 药物蒸熏消毒

（1）乳酸消毒法：在一般清洁手术后，开窗通风 1 小时，按 100m³ 空间，用 80% 乳酸 120mL 倒入锅内，加等量的水，置于三脚架上，架下点一酒精灯，待蒸发完后熄火，紧闭门窗 30 分钟后再打开通风。在铜绿假单胞菌感染手术后，先用乳酸进行空气消毒，1 ～ 2 小时后进行扫除，用 1：1 000 苯扎溴铵溶液擦洗室内物品，开窗通风 1 小时。

（2）甲醛消毒法：用于破伤风、气性坏疽手术后。按每立方米空间用 40% 甲醛溶液 2mL 和高锰酸钾 1g 计算，将甲醛溶液倒入高锰酸钾内，即产生蒸气，12 小时后开窗通风。

3. 过滤除菌法　空气滤器通常用纤维素酯、玻璃棉、玻璃棉纤维的混合物、含树脂的氟化碳、丙烯酸粘合剂等制成。装有空气调节设备者，空调机的滤过装置要定期做细菌学检查。目前广泛运用各种净化装置，其结构包括污染空气的进入、前置过滤、高效过滤、净化空间和气流排出等程序。净化气流的方向有垂直层流式和水平层流式两种。凡达至 100 级的洁净技术，即允许含尘量为 100 颗／m³（3.5 颗／升），粒径为 0.5μm，才符合空气消毒的要求。

（二）手术器械、用品的消毒和灭菌

见前节有关内容。

（三）感染手术后手套、敷料和器械的处理

见表 1-4 所示。

表1-4 感染手术后手套、敷料和器械的处理

手术种类	手套敷料的处理	机械的处理
化脓性性手术	1：1000 苯扎溴铵浸泡 1～2 小时	1：1000 苯扎溴铵浸泡清洗后煮沸 10 分钟锐利器械可浸泡 1～2 小时
铜绿假单胞菌感染手术	1：1000 苯扎溴铵浸泡 1～3 小时	1：1000 苯扎溴铵浸泡清洗后煮沸 1～2 小时，锐利器械可浸泡 2 小时
破伤风、气性坏疽手术后	1：1000 苯扎溴铵浸泡 4 小时	1：1000 苯扎溴铵浸泡 2 小时，煮沸 20 分钟，锐利器械可浸泡 4 小时
乙型肝炎抗原阳性患者手术后	2% 戊二醛溶液或 2% 过氧乙酸溶液浸泡 1 小时	2% 戊二醛溶液或 2% 过氧乙酸溶液浸泡 1 小时
艾滋病病毒阳性感染手术后	焚烧	高压蒸汽 121℃ 15 分钟，或 126℃ 10 分钟；干热 160℃ 2 小时；煮沸消毒 100℃ 10～30 分钟

微信扫码
◆ 临床科研
◆ 医学前沿
◆ 临床资讯
◆ 临床笔记

第二章

体液与酸碱平衡失调

第一节　体液代谢的失调

体液平衡失调可有三种表现：容量失调、浓度失调和成分失调。容量失调是指等渗性体液的减少或增加，只引起细胞外液量的变化，而细胞内液容量无明显改变。等渗性缺水就是典型的容量失调。浓度失调是指细胞外液中的水分有增加或减少，以致渗透微粒的浓度发生改变，也即是渗透压发生改变。由于钠离子构成细胞外液渗透微粒的 90%，此时发生的浓度失调就表现为低钠血症或高钠血症。细胞外液中其他离子的浓度改变虽也能产生各自的病理生理影响，但因渗透微粒的数量小，不会造成对细胞外液渗透压的明显影响，仅造成成分失调，如低钾血症或高钾血症，低钙血症或高钙血症。广义而言，酸中毒或碱中毒也属于成分失调。

一、水和钠的代谢紊乱

在细胞外液中，水和钠的关系非常密切，故一旦发生代谢紊乱，缺水和失钠常同时存在。不同原因引起的水和钠的代谢紊乱，在缺水和失钠的程度上会有所不同，既可水和钠按比例丧失，也可缺水少于缺钠，或缺水多于缺钠。这些不同缺失的形式所引起的病理生理变化以及临床表现也就各有不同。各种类型水、钠代谢紊乱的特征见表 2-1。

表 2-1　不同类型缺水的特征

缺水类型	丢失成分	典型病例	临床表现	实验室检
等渗性	等比 Na、H_2O	肠瘘	舌干，不渴	血浓缩，血钠正常
低渗性	Na > H_2O	慢性肠梗阻	神志差，不渴	血钠↓
高渗性	H_2O > Na	食管癌梗阻	有口渴	血钠↑

（一）等渗性缺水

等渗性缺水 (isotonic dehydration) 又称急性缺水或混合性缺水。这种缺水在外科患者最易发生，此时水和钠成比例地丧失，因此血清钠仍在正常范围，细胞外液的渗透压也可保持正常。但等渗性缺水可造成细胞外液量（包括循环血量）的迅速减少。由于丧失的液体为等渗，细胞外液的渗透压基本不变，细胞内液并不会代偿性向细胞外间隙转移。因此细胞内液的量一般不发生变化。但如果这种体液丧失持续时间较久，细胞内液也将逐渐外移，随同细胞外液一来治疗等渗性缺水比较理想。目前常用的平衡盐溶液有乳酸钠与复方氯化钠（1.86% 乳酸钠溶液和复方氯化钠溶液之比为 1 ∶ 2）的混合液，以及碳酸氢钠与等渗盐水（1.25% 碳酸氢钠溶液和等渗盐水之比为 1 ∶ 2）的混合液两种。如果单用等渗盐水，因溶液中的 Cl^- 含量比血清 Cl^- 含量高 50mmol/L（Cl^- 含量分别为 154mmol/L 及 103 mmol/L），大量输入后有导致血 Cl^- 过高，引起高氯性酸中毒的危险。

在纠正缺水后，排钾量会有所增加，血清 K^+ 浓度也因细胞外液量的增加而被稀释降低，故应注意预防低钾血症的发生。一般在血容量补充使尿量达 40mL/h 后，补钾即应开始。

（二）低渗性缺水

低渗性缺水（hypotonic dehydration）又称慢性缺水或继发性缺水。此时水和钠同时缺失，但失钠多于缺水，故血清钠低于正常范围，细胞外液呈低渗状态。机体的代偿机制表现为抗利尿激素的分泌减少，使水在肾小管内的再吸收减少，尿量排出增多，从而提高细胞外液的渗透压。但这样会使细胞外液总量更为减少，于是细胞间液进入血液循环，以部分地补偿血容量。为避免循环血量的再减少，机体将不再顾及渗透压的维持。肾素－醛固酮系统发生兴奋，使肾减少排钠，增加 Cl^- 和水的再吸收。血容量下降又会刺激神经垂体，使抗利尿激素分泌增多，水再吸收增加，出现少尿。如血容量继续减少，上述代偿功能无法维持血容量时，将出现休克。

【病因】

主要病因有：①胃肠道消化液持续性丢失，例如反复呕吐、长期胃肠减压引流或慢性肠梗阻，以致大量钠随消化液而排出；②大创面的慢性渗液；③应用排钠利尿剂如氯噻酮、依他尼酸（利尿酸）等时，未注意补给适量的钠盐，以致体内缺钠程度多于缺水；④等渗性缺水治疗时补充水分过多。

【临床表现】

低渗性缺水的临床表现随缺钠程度而不同。一般均无口渴感，常见症状有恶心、呕吐、头晕、视觉模糊、软弱无力、起立时容易晕倒等。当循环血量明显下降时，肾的滤过量相应减少，以致体内代谢产物潴留，可出现神志淡漠、肌痉挛性疼痛、腱反射减弱和昏迷等。

根据缺钠程度，低渗性缺水可分为三度：轻度缺钠者血钠浓度在 135mmol/L 以下，患者感觉疲乏、头晕、手足麻木。尿中 Na^+ 减少。中度缺钠者血钠浓度在 130mmol/L 以下，患者除有上述症状外，尚有恶心、呕吐、脉搏细速，血压不稳定或下降，脉压变小，浅静脉萎陷，视力模糊，站立性晕倒。尿量少，尿中几乎不含钠和氯。重度缺钠者血钠浓度在 120mmol/L 以下，患者神志不清，肌痉挛性抽痛，腱反射减弱或消失；出现木僵，甚至昏迷。常发生休克。

【诊断】

如患者有上述特点的体液丢失病史和临床表现，可初步诊断为低渗性缺水。进一步的检查包括：①尿液检查：尿比重常在 1.010 以下，尿 Na^+ 和 Cl^- 常明显减少；②血钠测定：血钠浓度低于 135mmol/L，表明有低钠血症。血钠浓度越低，病情越重；③红细胞计数、血红蛋白量、血细胞比容及血尿素氮值均有增高。

【治疗】

应积极处理致病原因。针对低渗性缺水时细胞外液缺钠多于缺水的血容量不足的情况，应静脉输注含盐溶液或高渗盐水，以纠正细胞外液的低渗状态和补充血容量。静脉输液原则是：输注速度应先快后慢，总输入量应分次完成。每 8～12 小时根据临床表现及检测资料，包括血 Na^+、Cl^- 浓度、动脉血血气分析和中心静脉压等，随时调整输液计划。低渗性缺水的补钠量可按下列公式计算：

需补充的钠量（mmol）= [血钠的正常值（mmol/L）－ 血钠测得值（mmol/L）]× 体重（kg）× 0.6（女性为 0.5）

举例如下：女性患者，体重 60kg，血钠浓度为 130mmol/L。

补钠量 =（142–130）× 60 × 0.5 = 360mmol。

以 17mmol Na^+ 相当于 1g 钠盐计算，补氯化钠量约为 21g。当天先补 1/2 量，即 10.5g，加每天正常需要量 4.5g，共计 15g。以输注 5% 葡萄糖盐水 1500mL 即可基本完成。此外还应补给日需液体量 2000mL。其余的一半钠，可在第二天补给。必须强调，临床上完全依靠任何公式决定补钠量是不可取的，公式仅作为补钠安全剂量的估计。一般总是先补充缺钠量的一部分，以解除急性症状，使血容量有所纠正。肾功能亦有望得到改善，为进一步的纠正创造条件。如果将计算的补钠总量全部快速输入，可能造成血容量过高，对心功能不全者将非常危险。所以应采取分次纠正并监测临床表现及血钠浓度的方法。

重度缺钠出现休克者，应先补足血容量，以改善微循环和组织器官的灌注。晶体液（复方乳酸氯化钠溶液等渗盐水）和胶体溶液（羟乙基淀粉、右旋糖酐和血浆）都可应用。但晶体液的用量一般要比胶体液用量大 2 ～ 3 倍。然后可静脉滴注高渗盐水（一般为 5% 氯化钠溶液）200 ～ 300mL，尽快纠正血钠过低，以进一步恢复细胞外液量和渗透压，使水从水肿的细胞中外移。但输注高渗盐水时应严格控制滴速，每小时不应超过 100 ～ 150mL，以后根据病情及血钠浓度再调整治疗方案。

在补充血容量和钠盐后，由于机体的代偿调节功能，合并存在的酸中毒常可同时得到纠正，所以不需在一开始就用碱性药物治疗。如经动脉血血气分析测定，酸中毒仍未完全纠正，则可静脉滴注 5% 碳酸氢钠溶液 100 ～ 200mL。以后视病情纠正程度再决定治疗方案。在尿量达到 40mL/h 后，同样要注意钾盐的补充。

（三）高渗性缺水

高渗性缺水（hypertonic dehydration）又称原发性缺水。虽有水和钠的同时丢失，但因缺水更多，故血清钠高于正常范围，细胞外液的渗透压升高。严重的缺水、可使细胞内液移向细胞外间隙，结果导致细胞内、外液量都有减少。最后，由于脑细胞缺水而导致脑功能障碍之严重后果。机体对高渗性缺水的代偿机制是：高渗状态刺激位于视丘下部的口渴中枢，患者感到口渴而饮水，使体内水分增加，以降低细胞外液渗透压。另外，细胞外液的高渗状态可引起抗利尿激素分泌增多，使肾小管对水的再吸收增加，尿量减少，也可使细胞外液的渗透压降低和恢复其容量。如缺水加重致循环血量显著减少，又会引起醛固酮分泌增加，加强对钠和水的再吸收，以维持血容量。

【病因】

主要病因为：①摄入水分不够，如食管癌致吞咽困难，重危患者的给水不足，经鼻胃管或空肠造瘘管给予高浓度肠内营养溶液等；②水分丧失过多，如高热大量出汗（汗中含氯化钠 0.25%）、大面积烧伤暴露疗法、糖尿病未控制致大量尿液排出等。

【临床表现】

缺水程度不同，症状亦不同。可将高渗性缺水分为三度：轻度缺水者除口渴外，无其他症状，缺水量为体重的 2% ～ 4%；中度缺水者有极度口渴。有乏力、尿少和尿比重增高。唇舌干燥，皮肤失去弹性，眼窝下陷。常有烦躁不安，缺水量为体重的 4% ～ 6%；重度缺水者除上述症状外，出现躁狂、幻觉、谵妄，甚至昏迷，缺水量超过体重的 6%。

【诊断】

病史和临床表现有助于高渗性缺水的诊断。实验室检查的异常包括：①尿比重高；②红细胞计数、血红蛋白量、血细胞比容轻度升高；③血钠浓度升高至 150mmol/L 以上。

【治疗】

解除病因同样具有治疗的重要性。无法口服的患者，可静脉滴注 5% 葡萄糖溶液或低渗的 0.45% 氯化钠溶液，补充已丧失的液体。所需补充液体量可先根据临床表现，估计丧失水量占体重的百分比。然后按每丧失体重的 1% 补液 400 ～ 500mL 计算。为避免输入过量而致血容量的过分扩张及水中毒，计算所得的补水量一般可分在两天内补给。治疗 1 天后应监测全身情况及血钠浓度，酌情调整次日的补给量。此外，补液量中还应包括每天正常需要量 2 000mL。

应该注意，高渗性缺水者实际上也有缺钠，只是因为缺水更多，才使血钠浓度升高。如果在纠正时只补给水分，可能后来又会出现低钠血症。如需纠正同时存在的缺钾，可在尿量超过 40mL/h 后补钾。经上述补液治疗后若仍存在酸中毒，可酌情补给碳酸氢钠溶液。

（四）水中毒

水中毒（water intoxication）又称稀释性低钠血症。临床上较少发生，系指机体的摄入水总量超过了排出水量，以致水分在体内潴留，引起血浆渗透压下降和循环血量增多。病因有：①各种原因所致的抗利尿激素分泌过多；②肾功能不全，排尿能力下降；③机体摄入水分过多或接受过多的静脉输液。此时，细胞外液量明显增加，血清钠浓度降低，渗透压亦下降。

【临床表现】

急性水中毒的发病急骤。水过多所致的脑细胞肿胀可造成颅内压增高，引起一系列神经、精神症状，如头痛、嗜睡、躁动、精神紊乱、定向能力失常、谵妄，甚至昏迷。若发生脑疝则出现相应的神经定位体征。慢性水中毒的症状往往被原发疾病的症状所掩盖。可有软弱无力、恶心、呕吐、嗜睡等。体重明显增加，皮肤苍白而湿润。

实验室检查可发现：红细胞计数、血红蛋白量、血细胞比容和血浆蛋白量均降低；血浆渗透压降低，以及红细胞平均容积增加和红细胞平均血红蛋白浓度降低。提示细胞内、外液量均增加。

【治疗】

水中毒一经诊断，应立即停止水分摄入。程度较轻者，在机体排出多余的水分后，水中毒即可解除。程度严重者，除禁水外还需用利尿剂以促进水分的排出。一般可用渗透性利尿剂，如 20% 甘露醇或 25% 山梨醇 200mL 静脉内快速滴注（20 分钟内滴完），可减轻脑细胞水肿和增加水分排出。也可静脉注射祥利尿剂，如呋塞米（速尿）和依他尼酸。

对于水中毒，预防显得更重要。有许多因素容易引起抗利尿激素的分泌过多，例如疼痛、失血、休克、创伤及大手术等。对于这类患者的输液治疗，应注意避免过量。急性肾功能不全和慢性心功能不全者，更应严格限制入水量。

二、体内钾的异常

钾是机体重要的矿物质之一，体内钾总含量的 98% 存在于细胞内，是细胞内最主要的电解质。细胞外液中的钾含量仅是总量的 2%，但却十分重要。正常血钾浓度为 3.5 ~ 5.5mmol/L。钾有许多重要的生理功能：参与、维持细胞的正常代谢，维持细胞内液的渗透压和酸碱平衡，维持神经肌肉组织的兴奋性，以及维持心肌正常功能等。钾的代谢异常有低钾血症（hypokalemia）和高钾血症（hyperkalemia），以前者为常见。

（一）低钾血症

血钾浓度低于 3.5 mmol/L 表示有低钾血症。缺钾或低钾血症的常见原因有：①长期进食不足；②应用呋塞米、依他尼酸等利尿剂，肾小管性酸中毒，急性肾衰竭的多尿期，以及盐皮质激素（醛固酮）过多使肾排出钾过多；③补液患者长期接受不含钾盐的液体，或静脉营养液中钾盐补充不足；④呕吐、持续胃肠减压、肠瘘等，钾从肾外途径丧失；⑤钾向组织内转移，见于大量输注葡萄糖和胰岛素，或代谢性、呼吸性碱中毒者。

【临床表现】

最早的临床表现是肌无力，先是四肢软弱无力，以后可延及躯干和呼吸肌，一旦呼吸肌受累，可致呼吸困难或窒息。还可有弛缓性瘫痪（软瘫）、腱反射减退或消失。患者有厌食、恶心、呕吐和腹胀、肠蠕动消失等肠麻痹表现。心脏受累主要表现为传导阻滞和节律异常。典型的心电图改变为早期出现 T 波降低、变平或倒置，随后出现 ST 段降低、QT 间期延长和 U 波。但并非每个患者都有心电图改变，故不应单凭心电图异常来诊断低钾血症。应该注意，低钾血症的临床表现有时可以很不明显，特别是当患者伴有严重的细胞外液减少时。这时的临床表现主要是缺水、缺钠所致的症状。但当缺水被纠正之后，由于钾浓度被进一步稀释，此时即会出现低钾血症之症状。此外，低钾血症可致代谢性碱中毒，这是由于一方面 K^+ 由细胞内移出，与 Na^+、H^+ 的交换增加（每移出 3 个 K^+，即有 2 个 Na^+ 和 1 个 H^+ 移入细胞内），使细胞外液的 H^+ 浓度降低；另一方面，远曲肾小管 Na^+、K^+ 交换减少，Na^+、H^+ 交换增加，使排 H^+ 增多，这两方面的作用即可使患者发生低钾性碱中毒。此时，尿却呈酸性，即反常性酸性尿。

【诊断】

根据病史和临床表现即可做低钾血症的诊断。血钾浓度低于 3.5mmol/L 有诊断意义。心电图检查可作为辅助性诊断手段。

【治疗】

通过积极处理造成低钾血症的病因，较易纠正低钾血症。临床上判断缺钾的程度很难。虽有根据血清钾测定结果来计算补钾量的方法，但其实用价值很小。通常是采取分次补钾，边治疗边观察的方法。外科的低钾血症者常无法口服钾剂，都需经静脉补给。补钾量可参考血钾浓度降低程度，每天补钾

40 ~ 80mmol 不等。以每克氯化钾相等于 13.4mmol 钾计算，约每天补氯化钾 3 ~ 6g。少数低钾血症患者，上述补钾量往往无法纠正低钾血症，需要增加补充的钾量，每天可能高达 100 ~ 200mmol。静脉补充钾有浓度及速度的限制，每升输液中含钾量不宜超过 40mmol（相当于氯化钾 3g），溶液应缓慢滴注，输入钾量应控制在 20mmol/h 以下。因为细胞外液的钾总量仅 60mmol，如果含钾溶液输入过快，血清钾浓度可能短期内增高许多，将有致命的危险。如果患者伴有休克，应先输给晶体液及胶体液，尽快恢复其血容量。待尿量超过 40mL/h 后，再静脉补充钾。临床上常用的钾制剂是 10% 氯化钾，这种制剂除能补钾外，还有其他作用。如上所述，低钾血症常伴有细胞外液的碱中毒，在补氯化钾后，一起输入的 Cl⁻ 则有助于减轻碱中毒。此外，氯缺乏还会影响肾的保钾能力，所以输注氯化钾，不仅补充了 K⁺，还可增强肾的保钾作用，有利于低钾血症的治疗。由于补钾量是分次给予，因此要完成纠正体内的缺钾，常需连续 3 ~ 5 天的治疗。

（二）高钾血症

血钾浓度超过 5.5mmol/L 即为高钾血症。常见的原因为：①进入体内（或血液内）的钾量太多，如口服或静脉输入氯化钾，使用含钾药物，以及大量输入保存期较久的库血等；②肾排钾功能减退，如急性及慢性肾衰竭；应用保钾利尿剂如螺内酯（安体舒通）、氨苯蝶啶等；以及盐皮质激素不足等；③细胞内钾的移出，如溶血、组织损伤（如挤压综合征），以及酸中毒等。

【临床表现】

高钾血症的临床表现无特异性。可有神志模糊、感觉异常和肢体软弱无力等。严重高钾血症者有微循环障碍之临床表现，如皮肤苍白、发冷、青紫、低血压等。常有心动过缓或心律不齐。最危险的是高钾血症可致心搏骤停。高钾血症，特别是血钾浓度超过 7mmol/L，都会有心电图的异常变化。早期改变为 T 波高而尖，P 波波幅下降，随后出现 QRS 增宽。

【诊断】

有引起高钾血症原因的患者，当出现无法用原发病解释的临床表现时，应考虑到有高钾血症的可能。应立即做血钾浓度测定，血钾超过 5.5mmol/L 即可确诊。心电图有辅助诊断价值。

【治疗】

高钾血症有导致患者心搏突然停止的危险，因此一经诊断，应予积极治疗。首先应立即停用一切含钾的药物或溶液。为降低血钾浓度，可采取下列几项措施：

（1）促使 K⁺ 转入细胞内：①输注碳酸氢钠溶液：先静脉注射 5% 碳酸氢钠溶液 60 ~ 100mL，再继续静脉滴注 100 ~ 200mL。这种高渗性碱性溶液输入后可使血容量增加，不仅可使血清 K⁺ 得到稀释，降低血钾浓度，又能使 K⁺ 移入细胞内或由尿排出。同时，还有助于酸中毒的治疗。注入的 Na⁺ 可使肾远曲小管的 Na⁺、K⁺ 交换增加，使 K⁺ 从尿中排出；②输注葡萄糖溶液及胰岛素：用 25% 葡萄糖溶液 100 ~ 200mL，每 5g 糖加入胰岛素 1U，静脉滴注。可使 K⁺ 转入细胞内，从而暂时降低血钾浓度。必要时，可以每 3 ~ 4 小时重复用药；③对于肾功能不全，不能输液过多者，可用 10% 葡萄糖酸钙 100mL+11.2% 乳酸钠溶液 50mL+25% 葡萄糖溶液 400mL，加入胰岛素 20U，24 小时内缓慢静脉滴入。

（2）阳离子交换树脂的应用：可口服，每次 15g，每日 4 次。可从消化道将钾离子排出。为防止便秘、粪块堵塞，可同时口服山梨醇或甘露醇以导泻。

（3）透析疗法：有腹膜透析和血液透析两种，用于上述治疗仍无法降低血钾浓度或者严重高钾血症患者。

钙与钾有对抗作用，静脉注射 10% 葡萄糖酸钙溶液 20mL 能缓解 K⁺ 对心肌的毒性作用，以对抗心律失常。此法可重复使用。

三、体内钙、镁及磷的异常

（一）体内钙的异常

机体内钙的绝大部分（99%）贮存于骨骼中，细胞外液钙仅是总钙量的 0.1%。血钙浓度为 2.25 ~ 2.75mmol/L，相当恒定。其中的 45% 为离子化钙，它有维持神经肌肉稳定性的作用。不少外科患者可发生不同程度的钙代谢紊乱，特别是发生低钙血症。

1. 低钙血症（hypocalcemia） 可发生在急性重症胰腺炎、坏死性筋膜炎、肾衰竭、消化道瘘和甲状旁腺功能受损的患者。后者是指由于甲状腺切除手术影响了甲状旁腺的血供或甲状旁腺被一并切除，或是颈部放射治疗使甲状旁腺受累。

临床表现与血清钙浓度降低后神经肌肉兴奋性增强有关，有口周和指（趾）尖麻木及针刺感、手足抽搐、腱反射亢进以及 Chvostek 征阳性。血钙浓度低于 2mmol/L 有诊断价值。

应纠治原发疾病。为缓解症状，可用 10% 葡萄糖酸钙 10 ～ 20mL 或 5% 氯化钙 10mL 静脉注射，必要时 8 ～ 12 小时后再重复注射。长期治疗的患者，可逐渐以口服钙剂及维生素 D 替代。

2. 高钙血症（hypercalcemia） 多见于甲状旁腺功能亢进症，如甲状旁腺增生或腺瘤形成者。其次是骨转移性癌，特别是在接受雌激素治疗的乳癌骨转移。

早期症状无特异性，血钙浓度进一步增高时可出现严重头痛、背和四肢疼痛等。在甲状旁腺功能亢进症的病程后期，可致全身性骨质脱钙，发生多发性病理性骨折。

甲状旁腺功能亢进者应接受手术治疗，切除腺瘤或增生的腺组织之后，可彻底治愈。对骨转移性癌患者，可给予低钙饮食，补充水分以利于钙的排泄。静脉注射硫酸钠可能使钙经尿排出增加，但其作用不显著。

（二）体内镁的异常

机体约半数的镁存在于骨骼内，其余几乎都在细胞内，细胞外液中仅有 1%。镁对神经活动的控制、神经肌肉兴奋性的传递、肌肉收缩及心脏激动性等方面均具有重要作用。正常血镁浓度为 0.70 ～ 1.10mmol/L。

1. 镁缺乏（magnesium deficiency） 饥饿、吸收障碍综合征、长时期的胃肠道消化液丧失（如肠瘘），以及长期静脉输液中不含镁等是导致镁缺乏的主要原因。

临床表现与钙缺乏很相似，有肌震颤、手足搐搦及 Chvostek 征阳性等。血清镁浓度与机体镁缺乏不一定相平行，即镁缺乏时血清镁浓度不一定降低，因此凡有诱因，且有症状者，就应疑有镁缺乏。镁负荷试验具有诊断价值。正常人在静脉输注氯化镁或硫酸镁 0.25mmol/kg 后，注入量的 90% 很快从尿中排出。而镁缺乏者则不同，注入量的 40% ～ 80% 被保留在体内，尿镁很少。

治疗上，可按 0.25mmol/（kg·d）的剂量静脉补充镁盐（氯化镁或硫酸镁），60kg 者可补 25% 硫酸镁 15mL。重症者可按 1mmol/（kg·d）补充镁盐。完全纠正镁缺乏需较长时间，因此在解除症状后仍应每天补 25% 硫酸镁 5 ～ 10mL，持续 1 ～ 3 周。

2. 镁过多（magnesium excess） 体内镁过多主要发生在肾功能不全时，偶可见于应用硫酸镁治疗子痫的过程中。烧伤早期、广泛性外伤或外科应激反应、严重细胞外液量不足和严重酸中毒等也可引起血清镁增高。

临床表现有乏力、疲倦、腱反射消失和血压下降等。血镁浓度明显增高时可发生心脏传导障碍，心电图改变与高钾血症相似，可显示 PR 间期延长．QRS 波增宽和 T 波增高。晚期可出现呼吸抑制、嗜睡和昏迷，甚至心搏骤停。

治疗上应经静脉缓慢输注 10% 葡萄糖酸钙（或氯化钙）溶液 10 ～ 20mL 以对抗镁对心脏和肌肉的抑制。同时积极纠正酸中毒和缺水。若疗效不佳，可能需用透析治疗。

（三）体内磷的异常

机体约 85% 的磷存在于骨骼中，细胞外液中含磷仅 2g。正常血清无机磷浓度为 0.96 ～ 1.62mmol/L。磷是核酸及磷脂的基本成分、高能磷酸键的成分之一，磷还参与蛋白质的磷酸化、参与细胞膜的组成，以及参与酸碱平衡等。

1. 低磷血症（hypophosphatemia） 其病因有：甲状旁腺功能亢进症、严重烧伤或感染；大量葡萄糖及胰岛素输入使磷进入细胞内；以及长期肠外营养未补充磷制剂者。此时血清无机磷浓度 < 0.96mmol/L。低磷血症的发生率并不低，往往因具特异性的临床表现而常被忽略。低磷血症可有神经肌肉症状，如头晕、厌食、肌无力等。重症者可有抽搐、精神错乱、昏迷，甚至可因呼吸肌无力而危及生命。

采取预防措施很重要。长期静脉输液者应在溶液中常规添加磷 10mmol/d，可补充 10% 甘油磷酸钠

10mL。对甲状旁腺功能亢进者，针对病因的手术治疗可使低磷血症得到纠正。

2. 高磷血症（hyperphosphatemia） 临床上很少见。可发生在急性肾衰竭、甲状旁腺功能低下等。此时血清无机磷浓度 > 1.62mmol/L。

由于高磷血症常继发性低钙血症，患者出现的是低钙的一系列临床表现。还可因异位钙化而出现肾功能受损表现。

治疗方面，除对原发病作防治外，可针对低钙血症进行治疗。急性肾衰竭伴明显高磷血症者，必要时可做透析治疗。

第二节　酸碱平衡的失调

临床上，许多外科疾病状态下机体会出现酸碱平衡失调。原发性的酸碱平衡失调可分为代谢性酸中毒、代谢性碱中毒、呼吸性酸中毒和呼吸性碱中毒四种，有时可同时存在两种以上的原发性酸碱失调，此即为混合型酸碱平衡失调。当任何一种酸碱失调发生之后，机体都会通过代偿机制以减轻酸碱紊乱，尽量使体液的 pH 恢复至正常范围。机体的这种代偿，可根据其纠正程度分为部分代偿、代偿及过度代偿。实际上，机体很难做到完全的代偿。

根据酸碱平衡公式（HandersonHasselbach 方程式），正常动脉血的 pH 为：$pH = 6.1 + \log HCO_3^- / (0.03 \times PaCO_2) = 6.1 + \log 24 / (0.03 \times 40) = 6.1 + \log 20/1 = 7.40$。

从上述公式可见，pH、HCO_3^- 及 $PaCO_2$ 是反映机体酸碱平衡的三大基本要素。其中，HCO_3^- 反映代谢性因素，HCO_3^- 的原发性减少或增加，可引起代谢性酸中毒或代谢性碱中毒。$PaCO_2$ 反映呼吸性因素，$PaCO_2$ 的原发性增加或减少，则引起呼吸性酸中毒或呼吸性碱中毒。

一、代谢性酸中毒

代谢性酸中毒（metabolic acidosis）是临床上最常见类型的酸碱平衡失调。由于酸性物质的积聚或产生过多，或 HCO_3^- 丢失过多，即可引起代谢性酸中毒。

【病因】

1. 碱性物质丢失过多 多见于腹泻、肠瘘、胆瘘和胰瘘等。经粪便、消化液丢失的 HCO_3^- 超过血浆中的含量。应用碳酸酐酶抑制剂（如乙酰唑胺），可使肾小管排 H^+ 及重吸收 HCO_3^- 减少，导致酸中毒。

2. 酸性物质产生过多 失血性及感染性休克致急性循环衰竭、组织缺血缺氧，可使丙酮酸及乳酸大量产生，发生乳酸性酸中毒，这在外科很常见。糖尿病或长期不能进食，体内脂肪分解过多，可形成大量酮体，引起酮体酸中毒。抽搐、心搏骤停等也能同样引起体内有机酸的过多形成。为某些治疗的需要，应用氯化铵、盐酸精氨酸或盐酸过多，以致血中 Cl^- 增多，HCO_3^- 减少，也可引起酸中毒。

3. 肾功能不全 由于肾小管功能障碍，内生性 H^+ 不能排出体外，或 HCO_3^- 吸收减少，均可致酸中毒。其中，远曲小管性酸中毒系泌 H^+ 功能障碍所致，而近曲小管性酸中毒则是 HCO_3^- 再吸收功能障碍所致。

上述任何原因所致的酸中毒均直接或间接地使 HCO_3^- 减少，血浆中 HCO_3^- 相对过多，机体则很快会出现代偿反应。H^+ 浓度的增高刺激呼吸中枢，使呼吸加深加快，加速 CO_2 的呼出，使 $PaCO_2$ 降低，HCO_3^- / H_2CO_3 的比值重新接近 20：1 而保持血 pH 在正常范围，此即为代偿性代谢性酸中毒。与此同时，肾小管上皮细胞中的碳酸酐酶和谷氨酰胺酶活性开始增高，增加 H^+ 和 NH_3 的生成。H^+ 与 NH_3 形成 NH_4^+ 后排出，使 H^+ 的排出增加。另外，$NaHCO_3$ 的再吸收亦增加。但是，机体的这些代偿机制作用有限，如果病因持续存在，超过了机体的代偿能力，则会产生失代偿性代谢性酸中毒。

【临床表现】

轻度代谢性酸中毒可无明显症状。重症患者可有疲乏、眩晕、嗜睡，可有感觉迟钝或烦躁。最明显的表现是呼吸变得又深又快，呼吸肌收缩明显。呼吸频率有时可高达每分钟 40～50 次。呼出气带有酮味。患者面颊潮红，心率加快，血压常偏低。可出现腱反射减弱或消失、神志不清或昏迷。患者常可伴有缺水的症状。代谢性酸中毒可降低心肌收缩力和周围血管对儿茶酚胺的敏感性，患者容易发生心律不齐、急性肾功能不全和休克，一旦产生则很难纠治。

【诊断】

根据患者有严重腹泻、肠瘘或休克等的病史，又有深而快的呼吸，即应怀疑有代谢性酸中毒。作血气分析可以明确诊断，并可了解代偿情况和酸中毒的严重程度。此时血液 pH 和 HCO_3^- 明显下降。代偿期的血 pH 可在正常范围，但 HCO_3^-、BE（碱剩余）和 $PaCO_2$ 均有一定程度的降低。如无条件进行此项测定，可做二氧化碳结合力测定（正常值为 25mmol/L）。在除外呼吸因素之后，二氧化碳结合力的下降也可确定酸中毒之诊断和大致判定酸中毒的程度。

【治疗】

病因治疗应放在代谢性酸中毒治疗的首位。由于机体可加快肺部通气以排出更多 CO_2，又能通过肾排出 H^+、保留 Na^+ 及 HCO_3^-，即具有一定的调节酸碱平衡的能力。因此只要能消除病因，再辅以补充液体、纠正缺水，则较轻的代谢性酸中毒（血浆 HCO_3^- 为 16 ~ 18mmol/L）常可自行纠正，不必应用碱性药物。低血容量性休克可伴有代谢性酸中毒，经补液、输血以纠正休克之后，轻度的代谢性酸中毒也随之可被纠正。对这类患者不宜过早使用碱剂，否则反而可能造成代谢性碱中毒。

对血浆 HCO_3^- 低于 10mmol/L 的重症酸中毒患者，应立即输液和用碱剂进行治疗。常用的碱性药物是碳酸氢钠溶液。该溶液进入体液后即离解为 Na^+ 和 HCO_3^-。HCO_3^- 与体液中的 H^+ 化合成 H_2CO_3，再离解为 H_2O 及 CO_2，CO_2 则自肺部排出，从而减少体内 H^+，使酸中毒得以改善。Na^+ 留于体内则可提高细胞外液渗透压和增加血容量。5% 碳酸氢钠每 100mL 含有 Na^+ 和 HCO_3^- 各 60mmol。临床上是根据酸中毒严重程度，补给 5% $NaHCO_3$ 溶液的首次剂量可 100 ~ 250mL 不等。在用后 2 ~ 4 小时复查动脉血血气分析及血浆电解质浓度，根据测定结果再决定是否需继续输给及输给用量。边治疗边观察，逐步纠正酸中毒，是治疗的原则。5%$NaHCO_3$ 溶液为高渗性，过快输入可致高钠血症，使血渗透压升高，应注意避免。在酸中毒时，离子化的 Ca^{2+} 增多，故即使患者有低钙血症，也可以不出现手足抽搐。但在酸中毒被纠正之后，离子化的 Ca^{2+} 减少，便会发生手足抽搐。应及时静脉注射葡萄糖酸钙以控制症状。过快地纠正酸中毒还能引起大量 K^+ 转移至细胞内，引起低钾血症，也要注意防治。

二、代谢性碱中毒

体内 H^+ 丢失或 HCO_3^- 增多可引起代谢性碱中毒（metabolic alkalosis）。

【病因】

代谢性碱中毒主要病因有：

1. **胃液丧失过多**　这是外科患者发生代谢性碱中毒的最常见的原因。酸性胃液大量丢失，例如严重呕吐、长期胃肠减压等，可丧失大量的 H^+ 及 Cl^-。肠液中的 HCO_3^- 未能被胃液的 H^+ 所中和，HCO_3^- 被重吸收入血，使血浆 HCO_3^- 增高。另外，胃液中 Cl^- 的丢失使肾近曲小管的 Cl^- 减少，为维持离子平衡，代偿性地重吸收 HCO_3^- 增加，导致碱中毒。大量胃液的丧失也丢失了 Na^+，在代偿过程中，K^+ 和 Na^+ 的交换、H^+ 和 Na^+ 的交换增加，即保留了 Na^+，但排出了 K^+ 及 H^+，造成低钾血症和碱中毒。

2. **碱性物质摄入过多**　长期服用碱性药物，可中和胃内的盐酸，使肠液中的 HCO_3^- 没有足够的 H^+ 来中和，以致 HCO_3^- 被重吸收入血。以往常用碳酸氢钠治疗溃疡病，可致碱中毒，目前此法已基本不用。大量输注库存血，抗凝剂入血后可转化成 HCO_3^-，致碱中毒。

3. **缺钾**　由于长期摄入不足或消化液大量丢失，可致低钾血症。此时 K^+ 从细胞内移至细胞外，每 3 个 K^+ 从细胞内释出，就有 2 个 Na^+ 和 1 个 H^+ 进入细胞内，引起细胞内的酸中毒和细胞外的碱中毒。同时，在血容量不足的情况下，机体为了保存 Na^+，经远曲小管排出的 H^+ 及 K^+ 则增加，HCO_3^- 的回吸收也增加，更加重了细胞外液的碱中毒及低钾血症，此时可出现反常性的酸性尿。

4. **利尿剂的作用**　呋塞米、依他尼酸等能抑制近曲小管对 Na^+ 和 Cl^- 的再吸收，而并不影响远曲小管内 Na^+ 与 H^+ 的交换。因此，随尿排出的 Cl^- 比 Na^+ 多，回入血液的 Na^+ 和 HCO_3^- 增多，发生低氯性碱中毒。

机体对代谢性碱中毒的代偿过程表现为：受血浆 H^+ 浓度下降的影响，呼吸中枢抑制，呼吸变浅变慢，CO_2 排出减少，使 $PaCO_2$ 升高，HCO_3^-/H_2CO_3 的比值可望接近 20 : 1 而保持 pH 在正常范围内。肾的代偿是肾小管上皮细胞中的碳酸酐酶和谷氨酰胺酶活性降低，使 H^+ 排泌和 NH_3 生成减少。HCO_3^- 的再吸收减少，经尿排出增多，从而使血 HCO_3^- 减少。代谢性碱中毒时，氧合血红蛋白解离曲线左移，使氧不易从氧合血红蛋白中释出。此时尽管患者的血氧含量和氧饱和度均正常，但组织仍然存在缺氧。因此，应该认识到积极纠治碱中毒的重要性。

【临床表现】

代谢性碱中毒一般无明显症状，有时可有呼吸变浅变慢，或精神神经方面的异常，如嗜睡、精神错乱或谵妄等。可以有低钾血症和缺水的临床表现。严重时可因脑和其他器官的代谢障碍而发生昏迷。

【诊断】

根据病史可做出初步诊断。血气分析可确定诊断及其严重程度，代偿期血液 pH 可基本正常，但 HCO_3^- 和 BE（碱剩余）均有一定程度的增高。失代偿时血液 pH 和 HCO_3^- 明显增高，$PaCO_2$ 正常。可伴有低氯血症和低钾血症。

【治疗】

首先应积极治疗原发疾病。对丧失胃液所致的代谢性碱中毒，可输注等渗盐水或葡萄糖盐水，既恢复了细胞外液量，又补充 Cl^-，经过这种治疗即可将轻症低氯性碱中毒纠正。必要时可补充盐酸精氨酸，既可补充 Cl^-，又可中和过多的 HCO_3^-。另外，碱中毒时几乎都同时存在低钾血症，故须同时补给氯化钾。补 K^+ 之后可纠正细胞内、外离子的异常交换，终止从尿中继续排 H^+，将利于加速碱中毒的纠正。但应在患者尿量超过 40mL/h 才可开始补 K^+。

治疗严重碱中毒时（血浆 HCO_3^- 为 45 ~ 50mmol/L，pH > 7.65），为迅速中和细胞外液中过多的 HCO_3^-，可应用稀释的盐酸溶液。0.1mol/L 或 0.2mol/L 的盐酸用于治疗重症、顽固性代谢性碱中毒是很有效的，也很安全。具体方法是：将 1mol/L 盐酸 150mL 溶入生理盐水 1000mL 或 5% 葡萄糖溶液 1000mL 中（盐酸浓度成为 0.15mol/L），经中心静脉导管缓慢滴入（25 ~ 50mL/h）。切忌将该溶液经周围静脉输入，因一旦溶液渗漏会发生软组织坏死的严重后果。每 4 ~ 6 小时监测血气分析及血电解质，必要时第 2 天可重复治疗。纠正碱中毒不宜过于迅速，一般也不要求完全纠正。关键是解除病因（如完全性幽门梗阻），碱中毒就很容易彻底治愈。

三、呼吸性酸中毒

呼吸性酸中毒（respiratory acidosis）系指肺泡通气及换气功能减弱，不能充分排出体内生成的 CO_2，以致血液 $PaCO_2$ 增高，引起高碳酸血症。

【病因】

常见原因有全身麻醉过深、镇静剂过量、中枢神经系统损伤、气胸、急性肺水肿和呼吸机使用不当等。上述原因均可明显影响呼吸，通气不足，引起急性高碳酸血症。另外，肺组织广泛纤维化、重度肺气肿等慢性阻塞性肺部疾患，有换气功能障碍或肺泡通气 - 灌流比例失调，都可引起 CO_2 在体内潴留，导致高碳酸血症。外科患者如果合并存在这些肺部慢性疾病，在手术后更容易产生呼吸性酸中毒。术后由于痰液引流不畅、肺不张，或有胸腔积液、肺炎，加上切口疼痛、腹胀等因素，均可使换气量减少。

机体对呼吸性酸中毒的代偿可通过血液的缓冲系统，血液中的 H_2CO_3 与 Na_2HPO_4 结合，形成 $NaHCO_3$ 和 NaH_2PO_4，后者从尿中排出，使 H_2CO_3 减少，HCO_3^- 增多。但这种代偿性作用较弱。还可以通过肾代偿，肾小管上皮细胞中的碳酸酐酶和谷氨酰胺酶活性增高，使 H^+ 和 NH_3 的生成增加。H^+ 与 Na^+ 交换，H^+ 与 NH_3 形成 NH_4^+，H^+ 排出增加，$NaHCO_3$ 的再吸收增加。但这种代偿过程很慢。总之，机体对呼吸性酸中毒的代偿能力有限。

【临床表现】

患者可有胸闷、呼吸困难、躁动不安等，因换气不足致缺氧，可有头痛、发绀。随酸中毒加重，可有血压下降、谵妄、昏迷等。脑缺氧可致脑水肿、脑疝，甚至呼吸骤停。

【诊断】

患者有呼吸功能受影响的病史，又出现上述症状，即应怀疑有呼吸性酸中毒。动脉血血气分析显示 pH 明显下降，$PaCO_2$ 增高，血浆 HCO_3^- 可正常。慢性呼吸性酸中毒时，血 pH 下降不明显，$PaCO_2$ 增高，血 HCO_3^- 亦有增高。

【治疗】

机体对呼吸性酸中毒的代偿能力较差，而且常合并存在缺氧，对机体的危害性极大，因此除需尽快治疗原发病因之外，还须采取积极措施改善患者的通气功能。做气管插管或气管切开术并使用呼吸机，能有效地改善机体的通气及换气功能。应注意调整呼吸机的潮气量及呼吸频率，保证足够的有效通气量。既可将潴留体内的 CO_2 迅速排出，又可纠正缺氧状态。一般将吸入氧气浓度调节在 0.6 ~ 0.7 之间，可供给足够 O_2，且较长时间吸入也不会发生氧中毒。

引起慢性呼吸性酸中毒的疾病大多很难治愈。针对性地采取控制感染、扩张小支气管、促进排痰等措施，可改善换气功能和减轻酸中毒程度。患者耐受手术的能力很差，手术后很容易发生呼吸衰竭，此时所引发的呼吸性酸中毒很难治疗。

四、呼吸性碱中毒

呼吸性碱中毒（respiratory alkalosis）是由于肺泡通气过度，体内生成的 CO_2 排出过多，以致血 $PaCO_2$ 降低，最终引起低碳酸血症，血 pH 上升。

【病因】

引起通气过度的原因很多，例如癔症、忧虑、疼痛、发热、创伤、中枢神经系统疾病、低氧血症、肝衰竭，以及呼吸机辅助通气过度等。

$PaCO_2$ 的降低，机体的代偿可起初虽可抑制呼吸中枢，使呼吸变浅变慢，CO_2 排出减少，血中 H_2CO_3 代偿性增高。但这种代偿很难维持下去，因这样可导致机体缺氧。肾的代偿作用表现为肾小管上皮细胞分泌 H^+ 减少，以及 HCO_3^- 的再吸收减少，排出增多，使血中 HCO_3^- 降低，HCO_3^-/H_2CO_3 比值接近于正常，尽量维持 pH 在正常范围之内。

【临床表现】

多数患者有呼吸急促的表现。引起呼吸性碱中毒之后，患者可有眩晕，手、足和口周麻木和针刺感，肌震颤及手足搐搦。患者常有心率加快。危重患者发生急性呼吸性碱中毒常提示预后不良，或将发生急性呼吸窘迫综合征。

【诊断】

结合病史和临床表现，可做出诊断。此时血 pH 增高，$PaCO_2$ 和 HCO_3^- 下降。

【治疗】

治疗上同样应首先积极治疗原发疾病。用纸袋罩住口鼻，增加呼吸道无效腔，可减少 CO_2 的呼出，以提高血 $PaCO_2$。虽采用吸入含 5%CO_2 的氧气有治疗作用，但这种气源不容易获得，实用价值小。如系呼吸机使用不当所造成的通气过度，应调整呼吸频率及潮气量。危重患者或中枢神经系统病变所致的呼吸急促，可用药物阻断其自主呼吸，由呼吸机进行适当的辅助呼吸。

微信扫码
◆临床科研
◆医学前沿
◆临床资讯
◆临床笔记

第三章

感染

第一节　外科感染的一般概念

医学科学的发展包括抗菌术和无菌术的发明、外科技术的改进及预防性抗生素的应用。随着对外科感染认识的不断深入及其治疗观念的不断更新，外科技术和抗菌药物不断取得重大进展。当今外科感染和手术后感染并发症仍然严重威胁外科患者的生命，感染所致的死亡率及后遗症发生率并未下降，伴随而来的细菌耐药发生率亦随之增高，感染的治疗越来越复杂，也越来越棘手，有时甚至束手无策，因此针对外科感染的治疗仍是一项长期艰巨的工作。

【外科感染的定义】

外科感染的一般定义是指需要用手术方法（包括切开引流、异物去除、肠道渗漏修补等）治疗感染性疾病或在创伤、烧伤、器械检查、插管、手术后发生的感染并发症，如今外科感染包括的范围较以前更为扩大，凡是外科患者在住院期间以及在诊疗过程中所发生的感染，特别是在重症监护室（ICU）中所可能发生的感染均属于外科感染研究的范畴。

外科感染往往具有以下特点：①病变多呈局灶性，容易集中在局部；②多为几种细菌的混合感染，即使在开始时是由单一细菌引起，随着病情的发展常转为混合感染，常为几种厌氧菌与需氧菌的混合感染；③局部症状较明显且突出；④以内源性感染为主，致病菌大部分来自自身皮肤，鼻咽腔、肠道、泌尿生殖道的正常菌群。一般而言，外科感染如不解除其机械性或解剖性问题，单纯应用抗菌药物往往难以根治。此外，随着病因学、微生物学的发展，有些习惯上沿用的名称已显得不够恰当：譬如从前常将外科感染分为特异性和非特异性感染两大类，非特异性感染是指常见的葡萄球菌、链球菌、大肠埃希菌等致病菌引起的疖痈、丹毒、急性乳腺炎等化脓性感染，而结核病、破伤风和气性坏疽等感染则常被称为特异性感染。实际上，现已明确结核病也是由结核分枝杆菌引起的急性或慢性感染，而破伤风和气性坏疽亦是由厌氧菌引起的外科感染。因此，比较合理的分类方法是分成需氧菌性外科感染和厌氧菌性外科感染两大类；又譬如气性坏疽这一名称也不够确切，应改称梭状芽孢杆菌性肌坏死更为合理，因为产气的软组织感染很多，包括梭状芽孢杆菌性蜂窝织炎以及其他厌氧菌引起的软组织感染，坏死性筋膜炎等也有组织坏死和皮下气体形成。

【外科感染的分类】

（一）根据致病菌的来源分类

外科感染通常可分为外源性感染和内源性感染两大类。

外源性感染的致病菌系来自周围环境，而内源性感染的致病菌在多数情况下是患者自身的正常菌群，少数来自周围患者或医护人员的正常菌群或带菌者。外源性感染，例如疖、痈、丹毒、蜂窝织炎、急性乳腺炎的致病菌通常是葡萄球菌或链球菌，在致病菌群种类及其侵入的门户方式，随着时间的推移也不断有所变化。50多年前，溶血性链球菌是引起外科病室中各种感染并发症的主要致病菌，但自从磺胺药和青霉素发明以来，金黄色葡萄球菌逐渐成为外科感染的主要致病菌。在近数十年来，革兰阴性菌感染的发病率明显上升，目前假单胞菌、克雷白杆菌和沙雷杆菌已上升为外科感染的重要致病菌。

新的损伤性外科技术和机械设备也为这些致病菌提供了侵入的门户。此外，免疫抑制剂、化疗药物、激素的广泛应用常使外科患者的免疫功能发生抑制或缺陷，从而为各种外源性和内源性细菌感染提供合适的条件，甚至有些非致病性细菌也可在这些免疫功能抑制或缺陷的患者中引起严重的感染，在开展新诊疗技术的过程中应注意这一问题并加以防范。

不论是外源性或内源性感染，都涉及感染源、传播途径和易感部位三个环节。关于感染源，皮肤、口腔、肠道和泌尿道是四个重要的贮菌库；传播途径即生态环境的改变是发生外科感染的基础；外科手术、慢性病变以及各种治疗和诊断操作都可把贮菌库内的微生物带到易感部位。在正常情况下，正常菌群是不易转移定植于病灶部位的，因为它不能适应新部位的生物物理、生物化学环境，而且由于原籍菌的生物拮抗作用使其更无立足之地，但在适当的环境及各种因素影响下，病菌仍有可能在易感部位滋生，这些因素包括抗生素过度使用、核素、激素和外科手术等，最显著的例子是在创伤和休克后发生的肠道菌丛移位，肠道内的细菌可移位至肠系膜淋巴结及肝脏，甚至全身血液中。

（二）根据感染源的不同部位分类

外科感染可分为以下四类：

1. 口腔和上呼吸道菌群　引起的感染如脑脓肿、硬膜外脓肿、耳鼻咽喉感染、胸部感染，包括肺脓肿、脓胸。这些感染大多由厌氧菌引起，因为这些栖息地厌氧菌与需氧菌的比例为 10∶1。

2. 肠道正常菌群　引起的感染如腹腔内感染、腹膜炎、肠间脓肿、膈下脓肿、肝脓肿、胆道感染以及腹部手术后感染，约 50%～100% 由厌氧菌引起，因为肠道内厌氧菌与需氧菌的比例为（1000∶1）～（10 000∶1）。

3. 泌尿生殖道正常菌群　引起的感染如尿路感染，包括膀胱炎、肾盂肾炎、肾脓肿、肾周围炎；妇科感染包括盆腔炎、盆腔脓肿、子宫内膜炎、输卵管炎、妇科手术后感染，60%～90% 与厌氧菌有关。

4. 皮肤正常菌群　引起的感染如皮肤和软组织感染。皮肤的正常菌群主要是葡萄球菌、丙酸杆菌、消化球菌、真杆菌、棒状杆菌和双叉杆菌等，特别是表皮葡萄球菌与厌氧棒状杆菌，两者大约各占一半，它们的生态平衡具有防止皮肤感染的作用。当皮肤正常菌群发生生态失调（dysbiosis）时，口腔、肠道和泌尿道的正常菌群可随时在皮肤或软组织定植而引起感染。上半身的外科感染多半来自口腔细菌，下半身的外科感染则多半来自肠道细菌。

传统的医学教学强调感染的一元论，即一菌致一病，一药治一菌。这种单纯的一元论仅适用于一般内科感染的初期，例如球菌性肺炎、链球菌性咽炎。相反，现今外科感染的致病菌常为多菌性，涉及需氧菌和厌氧菌，通常为内源性机会菌。患者的免疫功能缺损包括表皮缺损，常是造成感染的主要原因。从前外科感染主要是由外源性细菌（葡萄球菌、溶血性链球菌、结核菌、沙门杆菌）引起，近几十年来人与致病菌之间的生态学发生了改变，需要对机体的正常菌丛有所了解，才能基本了解很多临床上常见的外科感染及菌群的变迁，当宿主与细菌的生态平衡被某些因素（器械操作、人工脏器移植）打破时，这些平时无害的细菌就会产生致病作用而引起感染；局部环境的改变，也可使本来在原位无害的细菌产生致病性，也可使细菌从原位转移至异位繁殖而引起感染；抗菌药物的应用也可打破这种生态平衡，将有些常住的微生物消灭，却为另一些常住微生物打开感染的门户（机会菌感染）。

（三）根据病程长短分类

按发病时间的长短分为急性、亚急性和慢性感染。病程不足 3 周者称为急性感染，超过 2 个月者称为慢性感染，而介于上述两者之间则称为亚急性感染。

（四）按发病机制分类

按其主要发病机制可分为原发感染、二重感染、机会性感染以及医院内获得性感染等。

【常见的三种感染】

1. 腹部手术后切口感染　仍是外科医师感到非常棘手的难题，手术后切口感染不仅延长了住院日期，增加患者的痛苦，也使患者和社会的经济负担明显增加，有些还可造成不良后遗症。

手术后切口感染除与手术时细菌污染有关外，还与其他的因素如细菌的数量和毒性、机体的免疫防御功能、切口局部的血供、存在坏死组织有关，这些因素均与切口感染有关。为了预防切口感染，除了严格的无菌操作、提高手术技能外，还必须在围术期采取一定的措施。

抗生素可以预防感染的发生，但它不是万能的，预防性应用抗生素必须严格掌握其指征，杜绝滥用，否则不仅造成浪费，更重要的易增加耐药株的产生。必须从严格掌握无菌操作人手，并注意手术前和手术中影响切口愈合的易感因素，积极预防防治（表3-1，表3-2）。

2. 免疫功能缺陷患者中的外科感染　免疫功能缺陷可能是先天性，但绝大多数是获得性，是由于创伤、异物、营养不良、肿瘤、病原体感染、使用免疫抑制性药物所致。中性粒细胞、T淋巴细胞或B淋巴细胞缺乏使患者容易受到各种致病菌的侵犯而发生感染。中性粒细胞缺乏的患者特别容易发生革兰阴性肠道菌和葡萄球菌感染；B淋巴细胞缺乏和低球蛋白血症患者容易发生肺炎球菌或嗜血杆菌等包膜菌感染；而T淋巴细胞缺乏的患者则很易发生细胞内细菌（分枝杆菌、李斯特菌、军团杆菌）、真菌（念珠菌、隐球菌和曲霉菌）、原虫（卡氏肺囊虫）和病毒（巨细胞病菌、单纯疱疹病毒）感染。

很多机会菌通常并不致病，但在免疫功能缺陷患者中却易引起感染。免疫功能缺陷患者常同时遭受多种机会菌的侵袭，普通细菌在免疫功能缺陷患者中引起的感染常会产生非同寻常的临床表现。因此，在治疗前应设法确定患者的免疫状态，是否为免疫功能异常或缺陷者，需采取相应的预防治疗措施。

表 3-1　手术前影响切口感染的因素

增加感染的因素	降低感染的因素
手术前长期住院	抗菌肥皂淋浴
皮肤或鼻咽部有致病菌	全身抗生素预防疗法
远隔部位有炎症	结肠手术前肠道准备
休克、低血容量和灌流不足	皮肤备皮剪毛、不剃毛
营养不良	组织灌洗充分
长期酗酒	严格无菌原则
老年人	白细胞 $< 1 \times 10^9/L$ 时
输注中性粒细胞	
皮肤类固醇疗法	
皮肤无反应性	
细胞毒药物	
放射疗法	
肥胖症	
晚期癌肿	
局部血液供应不足	
糖尿病、肝硬化	
再次手术	
邻近造瘘口	

表 3-2　术中影响切口感染的因素

增加感染的因素	降低感染的因素
异物	单丝缝线
坏死组织	延迟缝合
缺血组织	围术期合理应用抗生素

增加感染的因素	降低感染的因素
局部或全身血管收缩	局部组织 PO_2 高
手术室工作人员有炎症	伤口包扎过紧
血肿	封闭式负压引流

（1）免疫功能缺陷患者常分为下列几类：

1）先天性细胞免疫或体液免疫缺陷，或两者都有缺陷，这类患者大多是儿童。

2）恶性肿瘤患者，或正在接受抗肿瘤药物治疗者。

3）接受免疫抑制疗法，包括皮质类固醇、免疫抑制剂或放射疗法的恶性肿瘤和脏器移植患者。

4）患者中性粒细胞计数 $< 0.5 \times 10^9/L$、中性粒细胞的吞噬功能异常或吞噬后细胞内杀菌功能异常如慢性肉芽肿病。

5）绝大多数患者虽非典型的免疫功能缺陷者，其免疫功能在脾切除术后，或伴发糖尿病等慢性消耗性疾病，或外科手术操作，或静脉内高营养，或烧伤，或大剂量广谱抗生素所致损害。

6）各种后天获得性免疫功能缺陷症，最显著的例子是艾滋病（AIDS），是由于 HIV 病毒引起的 T 淋巴细胞功能严重缺陷。近年来 AIDS 发病率迅速上升并有蔓延的趋势，此病往往通过不洁性交、注射毒品和血液制品传播，该类患者对各种机会菌感染特别敏感，死亡率极高。

（2）在免疫功能缺陷患者中造成感染的病因有：

1）细菌：任何致病菌均可引起感染，甚至平时非侵入性条件致病菌包括假单胞菌属、沙雷杆菌属、变形杆菌属、普鲁菲登菌属和诺卡菌属等革兰阴性菌也可引起严重感染，这些细菌很多来源于医院内环境，且常对一般抗菌药具有耐药性。

2）真菌：念珠菌属、曲菌属、隐球菌属、毛霉菌属等均能在免疫功能抑制的患者体内产生感染，最常见的是念珠菌病，常在接受大剂量广谱抗生素的患者身上发生。

3）病毒：最常见的是巨细胞病毒，但带状疱疹病毒和单纯疱疹病毒也很重要，甚至牛痘病毒也可在免疫功能缺陷患者中引起严重感染。

4）原虫卡氏肺囊虫：是很多免疫功能缺陷患者发生肺炎的重要病因，鼠弓形虫也可致病，治疗效果较佳。

（3）必须全面分析，包括下列步骤：

1）仔细复习患者最近的免疫状态，既往病史及从前的抗菌药治疗和所有的培养报告。

2）送细菌、真菌、病毒等培养。

3）考虑做必要的真菌、病毒和原虫的血清学试验。

4）特殊诊断措施：包括肺活检或经支气管活检以证实卡氏肺囊虫，用免疫方法（单克隆抗体或免疫荧光）做 T 淋巴细胞亚群的定量计数。

5）确诊感染发生部位是浅表性抑或全身性，特别注意口腔、肺、尿路、肛周区、穿刺或留置导管处和皮肤软组织部位的感染。

（4）治疗：治疗时必须避免降低患者的免疫功能，防止病情进一步恶化，且尽量不改变患者的正常菌群。采用一般措施改进患者的免疫防御功能，纠正电解质紊乱，供应足够热量，暂时调整脏器移植患者的免疫抑制剂用量，修正癌症患者的化疗方案或停用化疗。如 B 淋巴细胞缺乏，可定期注射免疫球蛋白，中性粒细胞降低时可肌注粒细胞集落刺激因子（G-CSF），同时挑选敏感的抗菌药物。有些病例有多种感染因素存在，需联合应用多种抗菌药。免疫功能缺陷患者如发现有肺部浸润，需迅速联合应用多种抗生素，包括氨基糖苷类、头孢菌素类抗生素，甚至复方磺胺甲硝唑（复方新诺明）以治疗可能的卡氏肺囊虫病，如怀疑全身性念珠菌病，需及时开始应用两性霉素 B，不可盲目等待确诊而耽搁治疗。

3. 医院内感染（nosocomial　infection）　又名医院内获得性感染，顾名思义是指患者在住院期间获得的感染，如果住院期间内获得的感染而在出院后才发病者仍作医院感染计；反之住院前获得的感染、潜伏期内在住院期间内发病者不能列为医院内感染。医院工作人员在医院内获得的感染也属医院内感染。国外资料显示在医院内获得性感染的发病率为3%～7%。通过大组和多中心调查，一个比较现实的估计：清洁伤口感染率为5%～10%，清洁－污染伤口感染率远比估计的高，约为22%～25%，重症监护室的感染发生率高达44.8%。除了偶在医院内传播的病毒感染外，比较常见的医院内感染是患者在住院期间通过各种诊疗操作而由常见的致病菌引起的感染。

下列情况可诊断为医院内感染：有明确潜伏期的感染，入院时间超过平均潜伏期后发生的感染；对于无明确潜伏期感染，规定入院48小时后发生的感染；本次感染与上次住院直接相关；在原有感染的基础上出现其他部位新的感染，或在原感染已知病原体基础上又分离出新的病原体；由于诊疗操作激活的潜在感染；医务人员在医院工作期间获得的感染。

引起医院内感染的原因主要有：①很多住院患者的免疫功能缺陷，可以是先天性，但绝大多数是获得性。由于抗肿瘤药物、维持移植脏器不受排斥或抑制自身免疫过程而采用的免疫抑制剂，婴儿和老人特别容易发生医院内感染；②近年来很多疾病采用损伤性技术作为诊断、监测和治疗的方法，例如血管造影、静脉内或动脉内留置导管、静脉内高营养、泌尿道留置导管、气管内留置导管和喷雾治疗以及各种引流管和短路术；③重症监护病房内所用的各种器材本身也可构成感染的来源和媒介，例如被污染的静脉输液或其容器、辅助呼吸器和湿化装置、塑料导管等；④应用大剂量广谱抗生素后可出现耐药菌株，易引起医院内感染，这类医院内感染又称机会菌感染，治疗常十分棘手和困难。

医院内感染的好发部位是泌尿道、手术切口、呼吸道或放置减张缝线或引流管的皮肤处。腹腔感染和大面积深度烧伤感染是外科严重医院内感染的两种典型表现，细菌数量多、毒性强、倍增时间短。绝大多数的医院感染均由革兰阴性菌、葡萄球菌或真菌引起，主要为肠杆菌科细菌和假单胞菌，大肠埃希菌和脆弱类杆菌是腹腔感染中最常见的致病菌，此外不要忽视厌氧菌的作用，因其产生的短链脂肪酸在脓肿形成的酸性条件下，可以遏制吞噬细胞杀灭厌氧菌和需氧菌，在混合性感染中这种作用尤为有害。通常好发于中性粒细胞计数为（0.5～1）×10^9/L的癌症患者中，易产生败血症，但细菌侵入的门户常不清楚。细胞免疫明显受抑制的患者也可在医院内发生病毒感染，例如带状疱疹病毒、巨细胞病毒和肝炎病毒等引起的感染，其他机会菌如军团杆菌、诺卡菌以及卡氏肺囊虫等也可引起感染。

降低医院内感染的发生，关键是预防，建立控制医院内感染的组织机构，包括建立医院内感染的管理体系，加强宣传教育工作，并制定严格的报告和规章制度，同时健全医院内感染的管理监测网络，定期采样抽查，尽早发现问题并提出防治措施。对高危患者应密切注意监测，并有一套完善的现代化诊疗计划。对医务人员应经常进行教育及培训，使他们注意可能的感染源。对医院内的高危地区，包括手术室、重症监护室、候诊室、血液透析室等应特别加强检查和监督。

第二节　外科感染的发病机制

感染是致病菌与宿主防御机制之间发生的复杂反应过程，并未因抗生素的不断更新而彻底解决，相反由于外科手术范围的扩大、手术难度的提高、各种新诊疗手段的应用和耐药菌株的产生反而有增加的趋势（医院内感染和医源性感染）。

【病因学】

外科感染过程涉及致病菌、环境条件以及宿主免疫防御机制的相互作用，如三者处于相对平衡状态，发生感染的机会极小。倘若失去这种平衡，例如细菌的数量或毒力增加；环境条件有利于细菌的侵入和繁殖；宿主的免疫防御功能缺陷或被抑制，则不可避免地会引起感染的发生。Altemier曾对创口感染的危险提出下列公式：创口感染的危险＝污染细菌数×毒性／宿主抵抗力。显然，创口污染细菌越多，毒力越大，宿主抵抗力越弱，则创口感染的危险性越大，反之亦然。

（一）细菌因素

在外科感染的发生和发展过程中，致病菌无疑起着主导作用，其中细菌的数量和毒性尤为重要。致病菌数量越多，毒力越强，发生感染的机会则越大。一般而言，伤口细菌数超过 105/g 组织，就有发生感染的可能；细菌的毒力指细菌侵袭组织的能力而言，不同菌种和菌株具有不同的毒力。因此，在一般情况下，有些细菌致病，有些则不致病或仅条件致病。

细菌侵袭力、毒力因子和毒素等代表它的致病性质和能力。侵袭力指侵入机体并在体内增殖和扩散的能力，包括：①黏附：依靠黏附或黏附因子，能识别宿主细胞表面特定的受体，黏附过程具有高度特异性；②侵袭：包括多种代表细菌毒力的侵袭方式、重组细胞骨架和启动细胞信号、分泌侵袭性酶类；③降解组织细胞和破坏宿主屏障。

临床资料证明，革兰阳性菌脓毒症的发生至 20 世纪 90 年代已达脓毒症的 40% 以上，其中金黄色葡萄球菌感染居首位，它常与革兰阴性菌脓毒症同时发生，产生协同作用。金黄色葡萄球菌的致病成分较革兰阴性菌更为复杂，包括细胞壁成分如肽聚糖和磷壁酸，两者为单核/巨噬细胞和淋巴细胞的强烈刺激因子，可诱导肿瘤坏死因子（TNF-α）、白介素（IL）、γ 干扰素（INF-γ）和一氧化氮等炎症介质的合成和释放，其能力为革兰阴性菌脂多糖的 100 ~ 10 000 倍。金黄色葡萄球菌的胞外酶和外毒素，如肠毒素和中毒性休克毒素均属多肽类蛋白质超抗原（SAg），具有强烈的抗原刺激能力，以淋巴细胞为主要靶细胞，与淋巴细胞的抗原受体结合，释放大量促炎症因子，如 TNF-α、IFN-γ。此外，中毒性休克毒素也可刺激单核/巨噬细胞，释放促炎症因子，直接抑制心肌功能。当肠毒素和脂多糖共同作用时，可使 TNF、TFN-α 和 IL-6 等炎症介质的水平更高，持续时间更长，而使各自的致死剂量降低 100 倍。

细菌侵袭组织的能力主要决定于细菌产生的各种毒素和酶。金黄色葡萄球菌能产生凝固酶、溶血素、坏死毒素和杀白细胞素；溶血性链球菌能产生溶血素 O 和 S、透明质酸酶、链激酶和脱氧核糖核酸酶，这几种毒素是链球菌感染迅速扩散和脓液稀薄的原因。革兰阴性杆菌所产生的内毒素，具有复杂的生物活性，是引起补体激活和感染性休克的物质基础。梭状芽孢杆菌能产生各种外毒素，包括痉挛毒素、溶血毒素、神经毒素等。厌氧性类杆菌也能产生内毒素。凡毒性较强的细菌容易产生严重的外科感染。

近来发现胃肠道是 SIRS 的枢纽器官和炎性介质扩增器。除了外源性细菌感染外，胃肠道内细菌被认为是内在感染的来源，发生感染后可出现低灌注、再灌注损伤以及外科饥饿所致肠黏膜营养匮乏。造成肠道屏障功能及黏膜免疫系统削弱，肠黏膜通透性增加而发生肠道内毒素及细菌移位，其所产生的外源性介质可经门静脉入肝，刺激肝血窦内皮细胞和库普弗细胞，促使内生性炎性介质的释放而引发 SIRS。

（二）环境条件

外科感染的产生与局部环境条件有很大关系。局部组织缺血缺氧，灌注压低，局部伤口中存在异物、坏死组织、空腔、血肿和渗液均有利于细菌的滋生繁殖。众所周知，厌氧菌的滋生繁殖依赖于组织的氧化还原电位差（Eh）。Eh 降低有利于厌氧菌的滋生繁殖。厌氧菌菌血症较需氧菌者少见，仅占 20%，这可能与血液氧含量高而厌氧菌不易在血中繁殖有关。某些代谢障碍，例如糖尿病、尿毒症、皮质类固醇疗法和免疫抑制疗法等均能引起血管反应缺陷、白细胞趋化和吞噬功能降低，从而有利于感染的发生。

（三）宿主因素

宿主的免疫防御功能对于感染的发生也有重要影响。营养不良、慢性肝肾疾病、糖尿病等均会严重影响宿主的免疫防御功能。营养不良和肝硬化能降低抗体、补体和各种免疫球蛋白及纤维连接素的合成。抗体、补体和免疫球蛋白等是调理素的组成部分。调理素缺乏直接影响细菌的吞噬，因为中性粒细胞、吞噬细胞和单核-吞噬细胞系统只有在调理素作用充分时才能发挥其吞噬功能。单核-吞噬细胞上 CD14 特异表达异常以及血清中 CD14 的浓度异常对感染的诊断及预后判断有临床价值。Saba 等证明，纤维连接素降低也会严重影响单核-吞噬细胞系统的功能。低蛋白血症和补体 C3 缺乏常能诱发外科感染。此外，转铁蛋白也十分重要，它和乳铁蛋白一样能结合铁，而铁是细菌滋生繁殖所必需。当体内摄入铁过多，或溶血反应而使血清铁升高时，铁可能被细菌利用而有利于感染的发生和扩散。

中性粒细胞是主要的吞噬细胞之一，中性粒细胞减少或功能异常使感染发生的机会大大增加。某些药物或放射疗法可引起中性粒细胞数量减少，而中性粒细胞功能异常则可因乙醇、泼尼松、阿司匹林等引起。类固醇、奎宁衍生物可抑制白细胞的脱粒，从而干扰白细胞的杀菌作用。有些先天性遗传性疾病如慢性肉芽肿病，DiGorge 综合征可使白细胞的过氧化氢、髓过氧化物酶的杀菌系统失效。因此，这类先天性疾病患者常易并发严重外科感染。

细胞因子 TNF-α、IL-1、IL-8 是重要的促炎细胞因子。TNF 能活化内皮细胞，激活中性粒细胞、促进其沿血管内皮聚集并从内皮细胞间游出，刺激单核 – 吞噬细胞生成细胞因子。在启动宿主应答反应、诱导急性炎症中 TNF-α 起到关键作用。IL-1 主要激活巨噬细胞和内皮细胞，而 IL-8 是中性粒细胞的趋化因子，可促进炎症反应。

花生四烯酸代谢包括前列环素、血栓素、白三烯等。前列环素由巨噬细胞、内皮细胞生成，可使血管扩张、血管壁通透性增高。血栓素使血小板聚集、微血管收缩、促使微血栓形成。花生四烯酸以脂氧化酶作用生成白三烯，可激活白细胞、收缩平滑肌，其中 LTB 有很强的中性粒细胞趋化作用。血小板活化因子 PAF 可激活血小板，释放组胺、5-HT 等，是很强的促炎介质。组织损伤后可激活 Ig、补体、吞噬细胞、凝血因子、激肽与纤溶系统。补体激活是感染后的早期改变，SIRS 患者血浆中常有 C3a、C5a 等活化补体片段，除了促使肥大细胞释放组胺外，C3a、C5a 有很强的趋化作用。凝血因子Ⅻa 激活后可分解激肽，后者具有活化白细胞、扩张血管及增加血管通透性的作用。

炎症是机体对微生物的侵入做出的重要防御反应，但对外界刺激反应过度可对自身机体造成损害。炎症受到机体抗炎机制的调控，炎症细胞的激活有着明显的自限性，如内毒素刺激在细胞水平上有负反馈自我调节作用；炎症细胞生成的某些介质，如 IL-10、IL-4 具有抗炎作用。促炎效应与抗炎效应两者之间可以发挥协调、平衡或是相互拮抗的作用。在促炎反应占主导时表现为 SIRS，而当抗炎反应占主导时表现为免疫抑制。SIRS 也会出现在感染经治疗后情况基本稳定、又再次遭遇较轻打击之后，原发性损伤使机体处于炎症细胞易被激惹的致敏状态，而再次感染打击即使较轻微，也可以造成机体很强烈的全身应激反应。

【病理生理学】

外科感染的病理生理过程主要包括两方面：

（一）局部炎症反应

外科患者的伤口、腹腔、肺部或人体任何部位发生感染时，局部发生微生物侵入并不断繁殖，局部炎症反应的激活而形成临床感染。病菌繁殖过程中产生的多种酶及毒素，可以激活凝血、补体、激肽系统以及血小板和巨噬细胞等，导致炎症介质如补体活化成分、缓激肽、肿瘤坏死因子 –α（TNF-α）、白介素 –1、血小板活化因子（PAF）、血栓素（TxA）等的生成及释放，并引发相应的效应症状，出现炎症的特征性表现：红、肿、热、痛等。炎症介质可引起血管通透性增加及血管扩张，使得病变区域的血流增加；炎症反应产生的趋化因子吸引吞噬细胞进入感染部位；白细胞与血管内皮细胞以黏附分子结合而附壁，内皮细胞收缩使血管内皮间隙增大，有利于吞噬的移行，促使吞噬细胞进入感染区域以清除感染病原菌；中性粒细胞主要发挥吞噬作用，单核，吞噬细胞通过释放促炎细胞因子协助炎症及吞噬过程。局部炎症反应的作用是使入侵的病原微生物局限化并最终被清除。

总之，血管壁通透性增加是由于激肽、血管活性胺以及前列腺素（PG）等引起。炎性渗液中的前列腺素是中性粒细胞在吞噬细菌时释放的，PGE_1 和 PGE_2 均可使血管通透性增加。白细胞浸润则主要由于 C3a 和 C5a 的趋化作用引起，而组织损害则是由于中性粒细胞释放的溶酶体酶和各种蛋白酶所致。

（二）全身炎症反应

感染所致的全身性炎症反应与局部感染的激发途径相似，只是炎症反应的激活更为普遍，而且缺乏局部反应中明确的定向病灶，具有瀑布效应。病菌及其产物逃脱局部防御进入循环系统，导致血管内补体及凝血因子的激活，肥大细胞激活释出的组胺、5-HT 而导致血管扩张及通透性增高。局部炎症严重时，可以释放出大量 TNF 等促炎因子，使循环系统内的巨噬细胞、中性粒细胞被激活，而且远处的巨噬细胞，如肺泡巨噬细胞、肝内库普弗细胞亦被激活，引起全身播散性炎症细胞活化。由于全身炎症的启动，导致全身血管扩张、血流增加（高血流动力学状态）以及全身水肿。炎症反应生成的趋化因子促使白细胞／内皮细胞相互反应及移行，全身促炎细胞因子级链反应，刺激中性粒细胞释放溶酶体酶，并爆发生成氧自由基，其目的在于杀死吞噬的细菌及分解坏死组织，但同时也引起微血管内皮及血管周围部位的损伤。微循环的炎症性损伤可引起血小板聚集及血管收缩，最终导致微循环障碍及组织破坏。坏死的组织又可引发局灶性炎症反应，并扩展到全身，如此恶性循环形成全身炎症反应（SIRS）介导的组织特异性破坏是多器官功能障碍发生发展的直接机制。

所有炎症介质均处于相互调控及平衡状态中。当病原菌被控制或全身炎症反应减轻时，其释放的炎症介质将被迅速灭活或被破坏，同时限速机制也控制着炎症介质的生化反应速度，机体本身通过复杂的内在调控机制使机体处于动态平衡中。

第三节　皮肤和软组织坏死性感染

近几十年来的临床实践证明，外科感染的发病率有增长的趋势，各种感染仍是外科手术后常见的并发症，其中皮肤和软组织坏死性感染的死亡率很高，可达 30%，其临床特点是组织广泛坏死，病情发展迅速，曾有不同名称，如细菌协同性坏死、链球菌坏死、气性坏疽、坏死性蜂窝织炎、坏死性筋膜炎和坏死性脓皮病等。

一、链球菌坏死

急性链球菌性皮肤坏死是由 β 溶血性链球菌引起，曾被称为坏死性丹毒。自从青霉素问世以后，这种感染已极罕见。偶尔可发生于四肢的手术切口，但也可无明显外伤史。由于皮肤的供应动脉因感染而发生血栓形成，皮肤常发生大片坏死，如皮肤的感觉神经也被破坏则可出现皮肤感觉障碍。Meleney 认为，这种感染属于 Shwartzman 过敏反应。炎症部位的皮肤红肿、疼痛，伴畏寒、发热、脉搏细速和疲倦乏力。2 ～ 4 天后皮肤色泽暗红，出现水疱，内含血性浆液和细菌，接着坏死干结，外貌酷似烧伤的焦痂，但不累及肌肉和骨骼。坏死的皮肤在 2 ～ 3 周后脱落，形成溃疡，其边缘潜行。皮下组织肿胀剧烈，筋膜间隙压力逐增，必须迅速切开筋膜，解除压迫，才能避免肌肉坏死。

链球菌皮肤坏死必须与丹毒、蜂窝织炎和梭状芽孢杆菌性肌坏死鉴别。可用细针穿刺水疱抽取脓液做革兰染色，如见 β 溶血性链球菌则诊断即可明确。皮下组织中无气体或恶臭脓液。治疗方法是早期手术，将潜行皮肤彻底切开，切除坏死组织，敞开伤口，用生理盐水溶液反复冲洗，每日调换敷料。有的需多次手术，才能将坏死组织彻底清除。手术前后应注射大剂量青霉素。

二、坏死性筋膜炎

坏死性筋膜炎是一种较少见的严重软组织感染，病理变化限于皮下及筋膜，其下面的肌肉大多正常。病情进展迅速。早期常表现为病灶部位的疼痛，往往呈剧痛，伴发热，局部红肿与一般的软组织感染不同，皮肤往往发生连续性色斑变化，由紫红变为蓝灰色斑点，在发病的 3 ～ 5 天内出现出血性大疱，如不及时治疗可导致皮肤坏死。患者有明显中毒症状如寒战、高热或低血压的表现。它与链球菌坏死不同，常是多种细菌的混合感染。Rea 和 Wyrick 证实，致病菌包括革兰阳性的溶血性链球菌、金黄色葡萄球菌、革兰阴性菌和厌氧菌。以往由于厌氧菌培养技术落后，常不能发现厌氧菌，但近年来证实类杆菌、消化链球菌和肠球菌等厌氧菌常是本病的致病菌之一，但很少是单纯厌氧菌感染。Guiliano 报道 16 例坏死性筋膜炎，共培养出 75 种细菌，15 例至少培养出一种兼性链球菌、10 例类杆菌、8 例消化链球菌。不少资料均证明，坏死性筋膜炎常是需氧菌和厌氧菌的协同作用，兼性菌先消耗了感染组织中的氧气，降低了组织的氧化还原电位差（Eh），细菌产生的酶使 H_2O_2 分解，从而有利于厌氧菌的滋长和繁殖。

根据病情，坏死性筋膜炎可分为两种类型：一种是致病菌通过创伤或原发病灶扩散，使病情突然恶化，软组织迅速坏死。另一种病情发展较慢，以蜂窝织炎为主，皮肤有多发性溃疡，脓液稀薄奇臭，呈洗碗水样，溃疡周围皮肤有广泛潜行，且有捻发音，局部感觉麻木或疼痛，这些特点非一般蜂窝织炎所有。患者常有明显毒血症，出现寒战、高热和低血压。皮下组织广泛坏死时可出现低钙血症。

坏死性筋膜炎治疗的关键是早期彻底清创手术，充分切开潜行皮缘，切除坏死组织，包括坏死的皮下脂肪组织或浅筋膜，但皮肤通常可以保留。伤口敞开，用3% 过氧化氢或 1 ∶ 5 000 高锰酸钾溶液冲洗，用纱布疏松填塞，或插数根聚乙烯导管在术后进行灌洗。Baxter 建议用含新霉素 100mg/L 和多黏菌素 B100mg/L 的生理盐水冲洗，也有人建议用羧苄西林（羧苄青霉素）或 0.5% 甲硝唑溶液冲洗。术后勤换药以加速坏死组织脱落，发现有坏死组织需再次清创。换药时应重复细菌培养以早期发现继发性细菌例如绿脓假单胞菌、黏质沙雷菌或念珠菌。

坏死性筋膜炎的致病菌包括肠杆菌属、肠球菌属、厌氧性链球菌和类杆菌属，应联合全身用药，采用氨苄西林（氨苄青霉素）以控制肠球菌和厌氧性消化链球菌，氨基糖苷类抗生素以控制肠杆菌属，克林霉素（氯林可霉素）以控制脆弱类杆菌。头孢噻吩，头孢羟羧氧酰胺或头孢氨噻的抗菌谱较广，既能对付需氧菌又能控制厌氧菌。氯霉素的抗菌谱也较广，对脆弱类杆菌也有效，但它是抑菌药且有抑制骨髓的潜在毒性，脆弱类杆菌偶尔也对它产生耐药性，故在危重患者或免疫功能缺陷的患者中最好不用。甲硝唑对脆弱类杆菌高度有效，长期应用也无毒性. 故常可联合应用甲硝唑和氨基糖苷类抗生素。

细菌学检查对诊断具有特别重要意义，尤其是伤口脓液的涂片检查。坏死性感染的鉴别诊断可见表 3-3。

表 3-3 皮下组织和皮肤坏死性感染的鉴别诊断

	诱因	疼痛	毒性症状	发热	捻发音	外观	病因学
细胞协同性坏死	切口感染；引流窦道	剧烈	轻微	低热或无	无	中央不规则坏死溃疡，周围皮肤暗红和红斑	微嗜气链球菌加金黄色葡萄球菌（或变形杆菌）
坏死性筋膜炎	伤口感染、会阴部感染、糖尿病、药物依赖	不等	明显	中度	常有	多个或单个皮肤坏死，皮肤沿筋膜平面广泛潜行	常为需氧和厌氧菌混合感染
链球菌性坏死	偶尔糖尿病或黏液水肿，腹部手术后	剧烈	明显	高热	无	皮下组织有广泛潜行，有大水疱和坏死，表面皮肤似烧伤	主要是 A 组链球菌
气性坏疽	深达软组织的局部创伤	剧烈	非常显著	中度或高度	常有	皮肤显著肿胀，黄褐色，棕色水疱，紫黑色坏死，流浆液血性脓液	产气杆菌（偶尔是其他梭状芽孢杆菌）
坏死性皮肤黏膜霉菌病	糖尿病，皮质类固醇疗法	剧烈	不等	低热	无	中央皮肤黑色坏死，边缘紫黑色隆起	根霉菌毛霉菌犁头霉菌
菌病症坏死性蜂窝织炎	烧伤、免疫抑制、癌肿化疗	轻度	明显	高热	无	中央黑色坏死干痂，周围红斑，与压疮相似，开始为血性大疱	绿脓假单胞菌金黄色葡萄球菌
坏死性脓皮病	溃疡性结肠炎、类风湿关节炎	中度	轻微	低热	无	开始时大炮、脓疱或红色结节，以后变成多个较深溃疡，常融合，通常发生于下肢或腹部	非原发感染，继发与多种细菌

三、细菌协同性坏死

细菌协调性坏死又称进行性协同性坏死，主要是指多种细菌协同参与的导致皮肤及皮下组织炎症及坏死，感染很少扩展至筋膜，致病菌与坏死性筋膜炎相似。在炎灶周围常可发现微嗜气非溶血性链球菌，而在中央坏死区则为金黄色葡萄球菌。此外，还有专性厌氧菌、变形杆菌、肠杆菌、绿脓假单胞菌和梭状芽孢杆菌，为一个感染病灶中两种或两种以上的细菌相互作用，致使毒力进一步增强，而参与的菌株在单独存在时并不能引发相同的症状。

本病多发于腹部或胸部手术切口，特别是腹内脓肿或脓胸引流术后，偶尔也可发生于结肠造瘘口或回肠造瘘口附近或轻微外伤处。主要症状是伤口剧烈疼痛和压痛，常在受伤后 2 周出现。炎症区域的中央紫红硬结，四周潮红，逐渐向外扩展。紫红硬结区坏死后形成溃疡，周围有潜行性皮缘，常伴有散在的卫星状小溃疡或窦道，病变通常局限于皮下脂肪的上 1/3。全身中毒症状有时较为严重，协调性坏死性蜂窝织炎炎症发展迅速，病情凶险，短时间内可出现休克、DIC、MOF 甚至死亡。

治疗方法是广泛切除坏死组织，静脉滴注有效抗生素，局部用氧化锌油膏。

四、非梭状芽孢杆菌性肌坏死

肌坏死系由厌氧性链球菌或多种厌氧菌的协同作用引起，分别称为厌氧性链球菌性肌坏死和协同性厌氧菌性肌坏死。发病率低，即使在战时也极少见。诱因与梭状芽孢杆菌性肌坏死（气性坏疽）相同，但前者潜伏期较长，通常为 3 ~ 4 天，病情也较轻。受伤部位肿胀，多侵犯皮肤、皮下组织、肌肉和筋膜。疼痛并非初发症状，伤口溢出浆液性脓液，炎症组织中可有气体，但不广泛，如果没有肌肉坏疽，有时被归类为坏死性筋膜炎，但有时出现肌坏疽，则被称为协同性肌坏死性蜂窝织炎。毒血症出现较晚，大多在临终前出现。治疗方法是广泛扩创，并静脉滴注大剂量青霉素或头孢菌素。如脓液培养出脆弱类杆菌，则可联合应用氨基糖苷类抗生素和甲硝唑；如培养为 MASA，静滴万古霉素 1g，每 12 小时 1 次。

五、弧菌性软组织坏死性感染

Raland（1970）首先报道由海水弧菌引起的软组织感染，嗣后美国、欧洲、澳大利亚和日本等沿海城市均陆续有病例报道，迄今文献报道已有 500 余例。

海水弧菌包括很多种，主要分为五群：副溶血性弧菌，溶藻性弧菌（V.alginolyticus），伤口弧菌（V.vulnificus），梅契尼柯夫弧菌（V.Mechnikov）（CDC 肠群 16），F 群弧菌（CDC EF-6）。副溶血性弧菌是胃肠炎的致病菌之一，但很少引起软组织感染和败血症。溶藻性弧菌偶尔引起伤口感染、中耳炎和脓毒症。梅契尼柯夫弧菌与人类疾病无关。F 群弧菌的致病作用尚不能肯定，伤口弧菌过去曾被称为乳糖阳性海水弧菌，最近发现它是人类的致病菌之一，它对氯化钠的耐受性较副溶血性弧菌差。它不能使蔗糖发酵，又不能产生乙酰甲基原醇（Proskauer 反应），故可与溶藻性弧菌区别。乳糖阳性弧菌（伤口弧菌）对乳糖的发酵作用有时可延迟 3 ~ 7 天或较微弱，故从前报道的乳糖阴性弧菌感染可能实际上是乳糖阳性弧菌引起。

上述五群嗜盐性弧菌生活于海水和海洋鱼、蟹、贝壳和甲壳类动物中，通常引起胃肠道感染，也可引起肠道外感染。最近证明，这些弧菌能直接通过皮肤破口侵入引起软组织感染或经血液循环（败血症）播散至软组织而引起坏死性感染。

【发病机制】

进食过污染了海水弧菌的生牡蛎、鱼、蟹后，弧菌可先引起胃肠炎，再穿过黏膜通过血流播散而引起软组织感染。另一途径是人在涉水和游泳时，弧菌可通过细微的伤口或皮肤溃疡侵入。海水弧菌是短小、弯曲如弧状的革兰阴性菌，菌体一端大多有单鞭毛，运动活泼，能产生内毒素，感染后即引起明显的毒血症和低血压。皮下组织中的血管常有透壁坏死性血管炎和血栓形成，以致真皮、皮下组织和脂肪常发生广泛坏死，坏死偶可累及肌肉。

【临床表现】

患者常有酗酒、肝硬化、血红蛋白沉着症、接受类固醇治疗、多发性骨髓瘤或白细胞减少症等慢性病病史。潜伏期较短，通常为数小时至数天，可表现为原发性败血症、创伤部位感染和急性胃肠炎三种临床表现，往往出现畏寒、高热，热度可高达 40℃，伴恶心、呕吐，但不一定有腹泻。四肢皮肤可出现红斑或瘀斑，继而出现大小水疱，水疱溃破后形成坏死性溃疡；皮下组织和脂肪也可发生广泛坏死。患者四肢肿痛剧烈，有明显毒血症和低血压，病情发展迅速，白细胞可升高至（20 ~ 40）×10^9/L，若白细胞降低至（2 ~ 3）×10^9/L 则预后恶劣。

【诊断】

好发于海滨和沿海城市地区，特别在夏季旅游季节。渔民或与海水及海洋生物接触较多者如发生严重软组织感染时，应怀疑本病，可抽血和取脓液或水疱内容物送弧菌培养。如有弧菌生长，则诊断即可确定。

【治疗】

关键是早期诊断和及时抢救。首先是大量静脉输液以纠正低血压；抗生素应首选头孢曲松 1～2g iv qd+ 多西环素，或米诺环素 100mg iv，或 po bid；次选环丙沙星 750mg po bid 或 400mg iv bid。Joseph 等报道，嗜盐性弧菌常对氨苄西林产生耐药性。伤口弧菌对青霉素敏感。副溶血性和溶藻性弧菌可产生 β 酰胺酶，故应采用氯霉素或红霉素、林可霉素。

手术清创是治疗的关键，必须彻底切除坏死组织，有时需多次反复清创，必要时甚至截肢以抢救生命。原发性败血症型的死亡率可高达 40% 以上。

六、炭疽

炭疽是炭疽杆菌引起的人兽共患性急性外科感染，又称恶性脓疱病。多见于牛、马和羊等草食动物。人类的炭疽是由接触有病的家畜或污染的皮毛而获得，临床特征主要为皮肤坏死、溃疡、焦痂和周围组织广泛水肿及毒血症，可因败血症致死亡。本病多见于农牧民，屠宰、皮革和毛纺业的工人、兽医及被恐怖分子所引发。

【病因和发病机制】

炭疽杆菌是粗大无鞭毛的革兰阳性需氧性杆菌，细菌外表有一层荚膜，在外界环境不利于细菌生长时形成芽孢，芽孢有强大的抵抗力，可对抗干燥、热、紫外线、γ 线照射和许多消毒剂。病畜口鼻的分泌物可污染牧场，接触含有炭疽杆菌芽孢的泥土、污物、病畜或其皮毛产品即可传染。炭疽杆菌的荚膜和毒素与致病性有关，荚膜具有抗原性，并有对抗吞噬细胞的作用。炭疽杆菌的外毒素编码 Px01 有三种成分：①水肿因子；②保护性抗原；③致死因子，形成水肿毒和致死素，前者引起本病的水肿特点，后者诱发巨噬细胞分泌 TNF-a 和 IL-β，介导休克的发生。炭疽包膜编码有 Px02，可抑制免疫细胞吞噬。炭疽杆菌和毒素可从局部病灶侵入血流，引起严重的败血症和毒血症，毒素能改变毛细血管的通透性，引起水肿、出血和血栓形成，并能损伤白细胞。致病菌通常经过皮肤小裂伤侵入体内，经 2～7 日的潜伏期，局部出现小丘疹，随即增大、化脓和破溃（恶性脓疱），中心有棕黑色焦痂，其色如炭，故名炭疽。吸入炭疽芽孢或进食病畜的奶和肉也可引起肺或肠道炭疽病。

【临床表现】

潜伏期通常为 2～7 日，短的仅数小时，症状和病程与炭疽杆菌传人途径有关。临床上分为皮肤炭疽、肺炭疽和肠炭疽三种类型。常并发败血症、胸膜炎、脑膜炎、心肌炎或中毒性休克。

（一）皮肤炭疽（恶性脓疱症）

较多见，占 90%～95%，可分为炭疽痈和恶性水肿两型，常见于脸面、颈项、手臂等暴露部位，由小擦伤或割伤污染炭疽杆菌开始，炭疽杆菌在局部繁殖，先形成一个无痛性丘疹；第 2 日顶部形成水疱，周围水肿硬结；第 3～4 日水疱溃破，中心区出现坏死，水肿区扩大，坏死区的四周出现成群小水疱；第 5～7 日坏死区形成凹陷的黑色干痂，周围水肿，病灶常能自行愈合。黑痂坏死区坚实、疼痛不明显、溃疡不化脓为其特点。细菌可沿淋巴管扩散至区域淋巴结和血液引起败血症和毒血症。患者畏寒发热头痛、脉速、呕吐、吐泡沫血痰，并有全身毒性症状，如不及时治疗易致命。

（二）肺炭疽

占 2.5%～5.0%，吸入炭疽杆菌芽孢，即被肺泡内吞噬细胞所吞噬，再通过淋巴管至纵隔淋巴结，在该处发芽滋长、繁殖，引起出血性纵隔炎。起病急，发展迅速，出现非典型性肺炎症状。患者先有感冒样症状，然后在缓解后再突然起病，畏寒、发热、胸痛、气急、吐泡沫血痰、呼吸困难、发绀，常有胸腔积液。痰中可见大量炭疽杆菌。X 线摄片显示纵隔阴影增宽，患者常在数天内因毒素抑制呼吸中枢以及肺部毛细血管栓塞而死于呼吸循环衰竭，且可并发出血性脑膜炎。

（三）肠炭疽

极少见，占 2.5%～5.0%。由于进食病畜的肉引起，潜伏期 2～5 天。患者主诉腹痛、呕吐、腹泻，粪便呈水样浆液或血性，腹胀甚至有腹水。腹部有压痛。小肠黏膜有多发脓疱，穿孔后引起腹膜炎。严重病例可在 1～3 日内死于严重毒血症和休克。

【诊断】

患者大多是农牧民或制革工人，黑色的焦痂是皮肤炭疽的特征。有关人群发生呼吸道感染时，尤其当症状与体征不相称时应提高警惕，需想到肺炭疽可能。脓疱内容物、痰、脑脊液、骨髓、受累的淋巴结、血和粪便的涂片检查或细菌培养可见典型的具有荚膜的大杆菌。白细胞计数不升高。热沉淀试验（Ascoli 试验）：滴注病畜内脏的悬浮过滤液于患者的血清上可形成一个混浊环，诊断即可明确。

【治疗】

建议首选环丙沙星 500mg po bid 或左氧氟沙星 500mg iv 或 po qd（体重 < 50kg 及儿童环丙沙星 30mg/（kg·d）po q12h 或左氧氟沙星 8mg/（kg·d）po q12h，治疗 7～10 天），也可选择多西环素 100mg po bid。当上述药物有禁忌时，可选择阿莫西林或青霉素，青霉素成人 1000 万 U/d 静脉滴注，小儿 10 万 U/（kg·d），儿童 50 万 U/（kg·d）。对青霉素过敏者改用红霉素或四环素。

局部病灶用 1∶2000 高锰酸钾液洗涤，敷以四环素软膏，也可以青霉素 1000 U/mL 湿敷，严禁挤压，禁做手术，以防造成败血症。

【预防】

总的原则是处理好病畜和防止接触感染，具体措施包括：①消灭牲畜的炭疽病。凡与病畜接触过的牲畜须行预防接种。病畜应隔离，畜尸以及病畜粪便和垫草应焚毁。畜舍应使用 20% 漂白粉溶液消毒。②患者应隔离，分泌物、排泄物、患者居室和用具须用 20% 漂白粉溶液消毒，患者用过的敷料或食物和垃圾应焚毁。接触者应密切观察 8 日。③畜产品加工厂的工作人员应穿工作服，戴口罩，工作后要洗手，皮肤破损时应立即用 2%～5% 碘酊消毒。对兽医、饲养员、畜产品加工人员应预防接种炭疽杆菌减毒活菌苗，效果约 92%，每年需强化 1 次，可采用皮上划痕接种法。接种后一般无副作用，每年接种 1～2 次。明矾沉淀的炭疽杆菌培养滤液也可用作预防接种或肌内注射，也有效果。

第四节　厌氧菌感染

厌氧菌感染近年来已受到外科医师的重视，在外科感染中厌氧菌的检出率至少在 50% 以上。有资料显示，厌氧菌在腹部感染中的检出率为 60.67%，在阑尾脓肿、阑尾切除术后切口化脓中占 70.58%。厌氧菌不仅可引起严重的胸腹部感染和脓肿，而且很多严重的软组织坏死性感染几乎都与厌氧菌有关。

【发病机制】

厌氧菌是人体内主要的正常菌群（表 3-4）。类杆菌属在口腔、肠道、泌尿道、女性生殖道最多；梭形杆菌主要存在于上呼吸道和口腔；消化球菌和消化链球菌存在于肠道、口腔、阴道和皮肤；丙酸杆菌常存在于皮肤、上呼吸道和阴道；韦永球菌则存在于口腔、上呼吸道、阴道和肠道。由于厌氧菌是人体内的常驻菌群，因此，厌氧菌感染绝大多数属内源性，这些细菌是一种条件致病菌，必须在全身或局部抵抗力下降时才能发生侵入和感染（表 3-5）。

表 3-4　主要厌氧菌的分布部位

	口腔	结肠	阴道	皮肤	土壤
梭状芽孢杆菌属	±	+ +	±	○	+
类杆菌属	+ +	+ +	+	○	○
梭形杆菌属	+ +	+ +	±	○	○
消化链球菌属	+ +	+ +	−	±	○
放线菌属	+ +	±	○	○	○
韦永球菌属	+ +	+	+	○	○

	口腔	结肠	阴道	皮肤	土壤
丙酸杆菌属	±	+	+	+ +	○

表 3-5　诱发厌氧菌感染的情况

1.　全身情况
　　糖尿病、低球蛋白血症、脾切除、皮质类固醇
　　免疫抑制剂、胶原病、白细胞减少症、细胞病毒药物
2.　氧化还原电位差（Eh）降低
　　组织缺氧、异物、外周血供应不足
　　组织坏死、钙盐、需氧菌感染、烧伤
3.　恶性肿瘤
　　结肠子官、肺、白血病
4.　手术前肠道灭菌准备
5.　胃肠道和女性盆腔手术
6.　胃肠道创伤
7.　人和动物咬伤
8.　不适当地长期使用某些抗生素

全身性因素包括恶性肿瘤、白血病、糖尿病、白细胞减少症、丙种球蛋白降低、应用免疫抑制剂或细胞毒药物、脾切除术后、胶原病等，手术创伤、营养不良、组织缺氧、组织破坏、异物、外周血管闭塞、需氧菌感染等使局部氧化还原电位差（Eh）降低的因素，均有利于厌氧菌的滋长和感染。

常见外科厌氧菌感染部位如下：口腔感染、腹膜炎、腹内脓肿、阑尾炎、憩室炎、肛旁脓肿，直肠周围脓肿、脑脓肿、肺脓肿、肝脓肿和盆腔感染等；女性生殖道的厌氧菌感染常发生于难产和非法流产，因产道组织的破坏和出血有利于厌氧菌的滋长，病情凶险，往往合并附近血管的血栓性静脉炎；在皮肤和软组织感染中，有一种厌氧菌和需氧菌的协同性感染，如坏死性筋膜炎，虽不多见，但一旦发生，可引起大片筋膜和皮肤坏死，病情发展迅速。

【临床表现】

不同的厌氧菌可能具有不同的特征，许多厌氧菌在感染局部产生气体，如产气荚膜梭状芽孢杆菌感染时，极易引起气性坏疽；大肠埃希菌常伴有特殊的臭味；放线菌感染时，渗出物有硫黄颗粒；产黑色素类杆菌感染时，血性渗出物常为黑色渗液。

除了高热常伴有如下特征：

（一）内源性

除破伤风和气性坏疽为外源性感染外，无芽孢厌氧菌感染均为内源性。常见者为脆弱和其他类杆菌、梭形杆菌、梭形荚膜产气杆菌、消化链球菌和消化球菌、真杆菌等。Moore、Cato 和 Holdeman 证明从临床感染标本分离出来的 40 种厌氧菌，除 3 ~ 4 种外均存在于正常的肠道内；当全身或局部情况改变时，它们才发生侵入和引起感染。我们所收集腹部感染 100 份标本中，厌氧菌阳性率为 60.67%；其中革兰阴性杆菌 42 株，占厌氧菌的 61.76%。在 42 株革兰阴性杆菌中类杆菌 35 株，占 83.33%，其中脆弱类杆菌 32 株，又占类杆菌的 91.42%；另有韦永球菌 8 株，革兰阳性梭状芽孢杆菌 7 株，真杆菌 6 株，革兰阳性球菌 5 株。显然绝大多数的厌氧菌感染的致病菌均为内源性。

（二）多菌性

外科感染中的厌氧菌常与其他细菌同时存在，主要厌氧菌为脆弱类杆菌、梭形芽孢杆菌、厌氧球菌；主要需氧菌以大肠埃希菌、克雷伯菌属、铜绿假单胞菌为常见。根据我们的经验，如不做厌氧菌培养，则有半数以上（60.67%）的病原菌不能被及时发现，特别是 12.36% 的病例是单独厌氧菌感染，易被误诊为无菌性脓肿。由于厌氧菌感染常为多菌性，不仅细菌协同现象值得注意，而且厌氧菌中最多见的脆弱类杆菌能产生 β 内酰胺酶，它能显著降低病灶中青霉素的浓度并将其灭活，选用抗生素治疗时必须加以考虑。

（三）脓液腐臭和产气性

厌氧菌感染的脓液具有特殊的腐臭味，以往常被认为是大肠埃希菌的特征。现已证明，大肠埃希菌产生的脓液并无臭味，恶臭的脓液实际上是厌氧菌引起。

厌氧菌中的产气荚膜杆菌所引起的气性坏疽，其特征是在肌肉和皮下组织内有气体，但产气的外科细菌性感染并不一定就是气性坏疽。实际上，类杆菌和消化链球菌感染时，组织中也常有气体产生。因此，凡是伤口的脓液腐臭或组织中有气体存在，均应首先考虑厌氧菌感染的可能性。

（四）缓发性

无芽孢厌氧菌的生长通常比较缓慢，因此出现临床症状有时较晚。厌氧菌引起的切口感染甚至在拆线后数天才发现明显的脓液。此外，厌氧菌培养往往需要 3 ~ 7 天始有细菌生长。因此，外科感染患者的脓液除送需氧菌和厌氧菌培养外，常规做革兰染色检查对于迅速确诊也有裨益。倘若革兰涂片证明有菌而需氧菌培养阴性时，就应高度怀疑为厌氧菌感染，应毫不迟疑地采取措施治疗厌氧菌，不必等待培养结果。

【治疗】

（一）扩创和通畅引流

厌氧菌感染病灶常伴有广泛地组织坏死，必须彻底切除，因坏死组织能降低局部 Eh，有利于厌氧菌的繁殖，这是治疗厌氧菌感染的先决条件，必须创造不利于厌氧菌生长繁殖的环境。产气荚膜杆菌性肌炎（即气性坏疽）时肌肉广泛坏死，也必须切除，严重的甚至需要截肢。坏死性筋膜炎是较少见的厌氧菌感染，筋膜和皮肤常有广泛坏死，如不彻底切除，常难以控制感染的扩散而导致死亡。

（二）抗生素疗法

厌氧菌对氨基糖苷类抗生素常有抗药性。大多数厌氧菌，除脆弱类杆菌外，均对青霉素敏感。林可霉素的抗菌谱与青霉素相仿，在患者对青霉素过敏时可选用。氯霉素几乎对所有的厌氧菌包括脆弱类杆菌在内均有效，但缺点是有骨髓抑制的危险性。厌氧菌对四环素、红霉素和氯霉素的敏感性有差异，且在治疗过程中迅速产生抗药性，克林霉素对厌氧菌感染的疗效优于林可霉素，但它和林可霉素一样，有时会引起致命的假膜性结肠炎。在目前的抗菌药中，疗效最好的首推甲硝唑，对所有的厌氧菌包括脆弱类杆菌有效。Sharp 等（1977）发现甲硝唑的疗效优于克林霉素和林可霉素，此药价格便宜，即使长期使用也无严重并发症。甲硝唑不仅可口服（500mg，每日 3 次），还可灌肠（每次 1 ~ 2g），或静脉制剂 0.5% 静滴 100mL 每日 2 ~ 3 次。

前已述及，厌氧菌与需氧菌之间伴有协同作用，因此在治疗厌氧菌感染时须兼顾使用对需氧菌和厌氧菌敏感的药物。头孢西丁（cefoxitin）对类杆菌属有效，但疗效不如克林霉素、氯霉素或甲硝唑。头孢孟多是一种静脉用头孢菌素，抗菌谱较广，对革兰阳性和革兰阴性的需氧菌和厌氧菌均有效。

第三代头孢菌素，如头孢羟羧氧酰胺（moxalactam）、头孢哌酮（cefoperazone）和头孢噻肟（cefotaxime），对需氧菌和厌氧菌均有效，对所有的厌氧菌均有极强的杀菌力。必须选择对厌氧菌敏感的抗生素（表 3-6）。

表 3-6 厌氧菌对抗生素的敏感性

S 示 80% 以上菌株敏感；S-R 示 30% ～ 80% 敏感；R 示 30% 以下敏感。* 示可产生耐药

	膈上感染			膈上 / 膈下感染		膈下感染	
	俊杆菌属	产黑类杆菌	消化球菌	消化链球菌	放线菌属	脆弱类杆菌	梭状芽孢杆菌
林可霉素	S*	S	S*	S	S	S	S-R
氯霉素	S	S	S	S	S	S	S
甲硝唑	S	S	S	S-R	R	S	S
青霉素	S	S*	S	S	S	R	S
头孢唑林	S	S*	S	S	S	R	S
头孢西丁	S	S	S	S	S	S	S-R

续 表

	膈上感染		膈上/膈下感染			膈下感染	
	俊杆菌属	产黑类杆菌	消化球菌	消化链球菌	放线菌属	脆弱类杆菌	梭状芽孢杆菌
拉氧头孢钠	S	S	S	S	S	S	S-R
延安培南	S	S	S	S	S	S	S
大环内酯类	R	S	S	S	S	R	S-R

（三）高压氧疗法

高压氧能提高组织的氧张力，抑制厌氧菌的繁殖，这一疗法是梭形芽孢杆菌感染治疗中的一个重要方面，但对于无芽孢厌氧菌感染究竟有多少价值，不少人表示怀疑。总之，这种疗法尚需积累资料才能定论。

（四）过氧化氢局部应用

过氧化氢是治疗厌氧菌感染伤口的一种有效药物，它所释放的新生氧能杀死厌氧菌。过氧化锌糊剂则可用于治疗某些厌氧菌感染，特别是 Meleney 溃疡。

第五节 梭状芽孢杆菌感染

本节重点介绍下列在外科临床中遇到的四种梭状芽孢杆菌感染

一、破伤风

破伤风是一种梭状芽孢杆菌感染，以牙关紧闭、全身性肌肉痉挛和强直为其特征。在我国农村和偏僻地区仍时有发生，全世界每年可能有 30 万 ~ 50 万例发病，死亡率约为 45%。

【病因和发病机制】

破伤风是由侵入伤口的破伤风杆菌所产生的外毒素引起。破伤风杆菌是一种长 2 ~ 3 μm 的革兰阳性厌氧性梭状芽孢杆菌，芽孢位于菌体的一端，形如鼓槌状。菌体易被杀灭，但芽孢的抵抗力很强，须煮沸 30 分钟、高压蒸汽 10 分钟或浸于 50% 苯酚中 10 ~ 12 小时始可将其消灭。

破伤风杆菌在自然界分布甚广，存于灰尘、土壤、人和动物的粪便中，但必须通过皮肤或黏膜的伤口才能侵入人体，并在缺氧的环境下生长繁殖后才能致病。伤口内有破伤风杆菌或其芽孢并不一定发病，因为破伤风杆菌属于专性厌氧菌，它的滋长和繁殖需要无氧的环境，极少量的氧就能使破伤风芽孢不能滋长。破伤风杆菌的芽孢能在人体内生存数月至数年，后来可因轻微损伤使局部情况有利于它发芽滋长时引起疾病。破伤风多发生在损伤后，如战伤和其他各种创伤，锈钉、木刺和污秽的擦伤均可导致破伤风的发生，轻微损伤即使不引起显著的局部缺氧，也会因并发其他细菌感染而使组织的氧化还原电位差（Eh）降低而使破伤风杆菌的芽孢发芽滋长并产生外毒素。曾有报道小腿溃疡、疖、甲沟炎和打针拔牙后发生破伤风。也可发生于烧伤、冻伤以及虫、蛇咬伤等。新生儿破伤风是旧法接生后脐带残端感染以及母亲未行主动免疫所致。流产后和产褥期破伤风是因产道接触污染的器械和操作引起。择期性手术后或摘除陈旧的金属异物后偶尔也会发生破伤风。10% ~ 20% 的病例并无损伤史和明显的伤口存在，称为隐源性破伤风（cryptogenic tetanus）。

破伤风的症状和体征是由于破伤风杆菌的外毒素引起。外毒素有两种：主要是痉挛毒素。它是分子量 145 000 的蛋白质，以二聚体（dimer）形式存在，毒力很强，130 μg 的纯毒素就足以致命，对神经有特别亲和力，是引起肌肉紧张、痉挛的直接原因。其次是溶血毒素，仅引起局部组织坏死和心肌损害。对毒素传导的途径和作用的部位，取决于创伤部位、毒素量及机体免疫状态。毒素在局部厌氧环境产生后向周围组织扩散，当毒素接触到运动神经末梢时，与其神经节苷脂结合并沿着与神经电位相反的方向传递。若创伤发生在四肢及躯干，毒素易经神经前根、前角进入脊髓节段，最终进入大脑；若创伤发生于头颈部，则可直接通过运动神经进入脑神经核；若毒素量过大，部分毒素经血液循环作用于肌肉组织并同运动神经末梢接触而发生作用。外毒素作用于神经元突触前膜并与脑糖质形成复合物，复合物与神经节苷脂结合并被引导入神经细胞，最终使神经突触不能释放甘氨酸、γ—羟丁酸等抑制性介质，导致脊髓运动神经元和脑干的广泛失抑制，临床上出现肌痉挛、肌强直等征象。它对交感神经和神经内分泌系统也有影响，可引起高血压、心跳加快、大汗淋漓，外周血管收缩和心律不齐等症状，但破伤风毒素的作用似有自限性并能完全逆转，患者恢复后并无后遗损害。

【临床表现】

潜伏期：长短不一，往往与曾经是否接受过预防注射、创伤的性质和部位，以及伤口早期处理的方式等因素有关。通常是 2 ~ 56 天，但 80% 以上在 14 天内出现症状，偶有短仅 24 小时或长达几个月或数年，或仅在摘除遗留多年的子弹时才发生症状。潜伏期越短，预后越恶劣，在损伤后 2 ~ 3 天内发病者，死亡率接近 100%。

前驱期：有乏力、头晕、头痛、兴奋和烦躁不安等非特征性症状，但最常见特征性症状是下颌紧张、张口不便、吞咽困难、咬肌和颈项部腹背部肌肉紧张或酸痛等。

发作期：通常在出现最初症状后 24 ~ 72 小时发生反射性肌肉痉挛，间歇的时间越短，预后越为恶劣。肌肉痉挛是由于外周的传人刺激突然增强，使肌肉强直和收缩。最初累及咬肌，以后顺序是脸面、颈项、背、腹、四肢，最后是膈肌、肋间肌。随着疾病的进展，轻微的刺激也能引起强烈的持续性痉挛。咽喉肌和呼吸肌的强直性收缩可造成呼吸困难，引起缺氧和中枢神经系统不可逆性损害和死亡。

咬肌痉挛引起牙关紧锁。肌肉群的持续收缩形成特征性苦笑面容，患者蹙眉、口角歪斜。颈部肌肉群的持续性收缩使颈项强直。咽喉部肌肉痉挛引起吞咽和呼吸困难。腹背肌肉同时收缩引起角弓反张。任何轻微的刺激，如声、光、振动、饮水、注射等均可诱发强烈的阵发性痉挛。痉挛发作时，患者满身大汗、面唇发绀、呼吸急促、表情十分痛苦，流涎或口吐白沫，牙齿有摩擦声，头频频后仰，手足搐搦不止。发作可持续数秒或数分钟不等，间歇期长短不一。病情严重时，发作频繁。在两次发作期间肌肉紧张始终存在。但患者神志始终清楚，感觉也无异常，常有低热、出汗、心跳加快和腱反射亢进。

痉挛发作通常在 3 天内达到高峰，在 5 ~ 7 天保持稳定，10 天以后痉挛发作次数逐渐减少，程度减轻，间歇期延长，同时全身肌肉的持续收缩也逐渐减轻和缓解，在 1 ~ 2 周后消失。病程一般为 3 ~ 4 周，严重的可在 6 周以上。在破伤风痊愈后的一个较长时间内，某些肌群仍可有紧张和反射亢进现象。

破伤风绝大多数表现为全身型，但也偶有局限型者，例如肌肉抽搐、痉挛仅限于创伤或感染部位，或仅有伤肢的肌肉强直。局限型破伤风的病情往往较轻。

【并发症】

肺不张和肺炎是最常见的并发症，可由于长期卧床、吞咽困难和误吸引起。咽喉肌或呼吸肌痉挛也可引起通气不足和肺不张。有时尚可出现呼吸窒息。50% ~ 70% 患者死亡的原因是肺炎。突然和强烈的肌肉痉挛可引起肌肉撕裂、出血、骨折、脱位和舌咬伤等。交感神经兴奋可引起心血管并发症，例如高血压、心搏加速、心律不齐。心肌炎可引起肺水肿和低血压。胃肠道并发症，包括胃黏膜糜烂和麻痹性肠梗阻。

【诊断】

主要根据病史和临床症状，通过详问病史，尤其是近期的外伤且有伤口非正规处理的病史，出现典型的临床表现如牙关紧锁、颈项强直、角弓反张、阵发性全身肌肉痉挛的发作等，诊断一般无困难。早期仅有某些前驱期症状时诊断比较困难，此时应提高警惕，对患者进行密切观察，以免耽误诊断，并需与下列疾病鉴别：

1. 低钙性搐搦　主要影响上肢，血清钙较低，钙剂注射能缓解手足搐搦。

2. 狂犬病　潜伏期较长，早期有流涎、吞咽困难和吞咽肌痉挛症状，但很少出现牙关紧闭。脑脊液中淋巴细胞增高。

3. 士的宁中毒和吩噻嗪、甲氧氯普胺（灭吐灵）引起的张力障碍（dystonic）　表现症状与破伤风很相像，称为假性破伤风，在痉挛间歇期肌肉松弛，在停药后 24 ~ 48 小时症状消失，而破伤风的痉挛和肌紧张较持续。

4. 急性癔症和精神病　有时很难与早期或轻度破伤风鉴别，必须仔细观察。

【预防】

破伤风是一种可以预防的疾病，有效的预防措施如下。

（一）主动免疫法

是预防破伤风的有效方法。母亲主动免疫后，甚至可以预防新生儿破伤风，因为抗体可通过胎盘屏障。注射破伤风类毒素可使人体产生抗体——抗毒素，从而达到免疫的目的。在计划免疫注射中，2 个月 ~ 6 岁的儿童应注射白喉，破伤风类毒素和百日咳疫苗（DPT）。出生后 2 ~ 3 个月注射第 1 针，间隔 4 ~ 8 周注射第 2、3 针，1 年后再注射第 4 针。学龄儿童和成人则应注射 3 针破伤风和白喉类毒素（Td），注射第 1 针后 4 ~ 8 周注射第 2 针，6 个月 ~ 1 年后注射第 3 针。以后每隔 10 年强化注射 1 针，每次 0.5mL。这样能使人体获得足够的免疫力。一般于首次注射后 10 日即可产生免疫力。凡接受过此种全程注射者，以后一旦受伤，只需再肌内注射 0.5mL 类毒素，即可于 3 ~ 7 日内产生强有力的免疫抗体，不需再注射破伤风抗毒血清。主动免疫法很少产生副作用，偶尔在强化注射时引起局部肿胀、淋巴结肿大和低热。

（二）被动免疫法

一般适用于未接受过主动免疫注射而有下列情况之一的患者：①污染明显的伤口；②严重的开放性损伤，如开放性颅脑损伤、开放性骨折、烧伤；③受伤后伤口未经及时清创，或处理不恰当者，于伤后 24 小时内，皮下或肌内注射破伤风抗毒血清。抗毒血清有两种：

1. 破伤风抗毒血清（TAT）　是目前最常用的，剂量为 1500 国际单位（IU），皮下或肌内注射。凡伤口大、污染重或受伤已超过 24 小时或有糖尿病患者，剂量须加倍。注射抗毒血清后，血液内抗体可迅速上升，但仅能维持 5 ~ 7 日。破伤风的潜伏期较长，对污染严重的创伤应根据情况，在 1 周后重复注射 1 次，或每周 1 次直至伤口基本愈合为止。儿童剂量和成人相同。破伤风抗毒血清制剂，注射前必须常规作过敏试验。试验阳性者，必须用脱敏法进行注射。

过敏试验：抽 0.1mL 抗毒血清加 0.9mL 等渗盐水稀释，然后用稀释液 0.05 ~ 0.1mL 于前臂屈侧皮内注射，另侧前臂注入同量等渗盐水做对照，观察 15 ~ 30 分钟。若注射抗毒血清处出现超过 1cm 的红肿硬块或伪足，则为阳性。

脱敏注射法：将所需注射的抗毒血清用等渗盐水稀释 10 倍后分数次作皮下注射。首次剂量为 1mL，以后依次为 2mL、3mL、4mL，每次间隔 30 分钟，直到全量注射完毕。但此法仍可能引起过敏反应，最好改用 TIG。

2. 人体破伤风免疫球蛋白（TIG）　由人体血浆中免疫球蛋白提纯而成，剂量为 250U，深部肌内注射。病情需要时剂量加倍，儿童与成人剂量相同。此药优点是无血清反应，故可不做过敏试验。半衰期长达 30 天，免疫功效比 TAT 大 10 倍以上，是一种理想的破伤风抗毒素，但目前应用不多。

伤口处理：伤口的正确处理也很重要。对战伤、污染严重及有泥土和其他异物的伤口，清创必须彻底，包括清除所有坏死和无活力的组织，去除异物，敞开无效腔。如组织毁损较多，污染严重，彻底清创有困难者，应将伤口完全敞开，不予缝合，用氧化剂如 3% 过氧化氢或 1：5000 高锰酸钾浸透的敷料覆盖并经常更换，并应注射青霉素，预防感染。

【治疗】

应采取综合措施，原则包括：①保持呼吸道通畅及预防并发症；②控制和解除肌肉痉挛；③尽快中和游离毒素；④消除毒素来源等。破伤风的预后除与治疗是否及时、正确有密切关系外，还与患者的年龄、曾否接受破伤风类毒素注射、创伤的性质和部位、潜伏期的长短、阵发性痉挛发生的早晚等有关。轻型破伤风的潜伏期多在 14 天以上，发作期超过 6 天。通常有牙关紧锁，但无吞咽困难，全身痉挛短暂而轻。中型破伤风潜伏期、发作期均较短，患者有明显牙关紧锁并有吞咽困难和全身痉挛，但痉挛时呼吸和通气尚可。重型破伤风潜伏期短，发作期在 72 小时以内，患者有牙关紧锁、吞咽困难、肌肉强直以及持续性全身痉挛。凡年龄在 50 岁以上的患者均属于重型破伤风。

（一）保持呼吸道通畅

病情严重的破伤风患者早期应紧急行气管切开术，以排除气管内分泌物，维持良好的通气功能，预防或减少肺部并发症，它是抢救破伤风成功的关键措施之一。气管切开后，应经常注意吸去分泌物，清洁导管，吸入雾化气体和定期滴入抗生素溶液。

患者应置于监护室，由专人进行医疗和护理。反复的咽部痉挛和持续的肌肉收缩常造成体内严重消耗，应给予高碳水化合物、高蛋白、高热量、高营养饮食，大量维生素 B 和 C，以及足够的水分和电解质，并注意纠正酸碱平衡失调，必要时输血或血浆。如患者不能进食，可予静脉高营养或鼻饲。

加强护理十分重要。应将患者安置于单人暗室，以免光线、声音等外来刺激引起痉挛。创伤部位应予隔离，用过的敷料和换药用具均应严格灭菌。细心护理是减少和早期发现并发症、降低死亡率的重要措施之一。要严密观察病情变化，特别注意有无喉痉挛或窒息，保持呼吸道通畅。痉挛时要保护患者，以防发生损伤。保持大小便通畅。定期测量血压、脉搏和呼吸，记录体温和出入液量等。病情进入缓解期后，仍有突然发生呼吸停止的可能，故仍应密切观察，不能松懈。

（二）控制并解除肌肉痉挛

控制并解除肌肉痉挛是综合治疗的中心环节，目的是使患者镇静，减少对外界刺激的敏感性而控制或减轻痉挛。在整个治疗过程中如能控制痉挛的发作，大部分患者能获得治愈。

1. 地西泮　地西泮作用于脊髓的上行性网状激活系统和杏仁核，有镇静、抗惊厥作用，且能阻断外毒素对神经系统的作用。成人每日剂量 20mg/（kg·d）CIV（40～120mg），对治疗破伤风十分有效。其优点是作用迅速，能解除肌肉强直，并有明显的镇静作用而不抑制呼吸。在中型破伤风患者中，单用地西泮能降低氧耗量；在重型破伤风患者中，与其他药物如硫酸镁联合应用能显著降低死亡率。也可用咪达唑仑消除反射性痉挛。

2. 氯丙嗪　每日静脉滴注 200～300mg，能减轻肌肉强直和减少痉挛的发作。

3. 其他　10% 水合氯醛 10mL 口服或 30mL 灌肠，每 4～6 小时 1 次；2%～5% 副醛 4～8mL 静脉注射，也可与巴比妥联合应用。苯巴比妥口服或肌内注射 0.1g，每 4～6 小时 1 次，可治疗轻型破伤风患者。痉挛严重时，可静脉注射硫苯妥钠 0.1～0.2g（加入 25% 葡萄糖溶液 20mL 内），或 0.5～1g 加入 5% 葡萄糖溶液 1 000mL 中，以每分钟 20～25 滴的速度静脉滴注，但这种方法会使患者神志不清并抑制呼吸。重型破伤风患者常需应用肌肉松弛剂，如左旋筒箭毒碱、氯化琥珀酰胆碱、溴己氨胆碱（氨酰胆碱）、戈拉碘铵（弛肌碘）、粉肌松（汉肌松）等。一般均需静脉给药，解痉效果甚好，但同时可引起呼吸肌麻痹，故这种方法只能在具备气管插管控制呼吸的设备和人员时应用。

（三）中和游离毒素

TAT 应用原则上是小剂量，大量资料证明大剂量并不能明显降低死亡率，还可能产生毒副作用，在清创和注射大剂量青霉素后，分别按重型、中型和轻型患者给静脉注射精制破伤风抗毒血清 10 万、7 万和 5 万 IU，肌内注射法血中浓度在 6 小时后才逐渐上升，故应以静脉滴注为主。但静脉使用药物不能有效地透过血-脑屏障，故应配合鞘内注射。抗毒血清只能中和游离的毒素，不能中和已与中枢神经结合的毒素，故不能减轻已经发生的症状。使用前必须做血清皮内试验，并应尽早应用。通常可用 TAT1 万～2 万 IU，加入 5% 葡萄糖液 500mL 缓慢静滴，每日 1 次，以不超过 6 日为宜。

关于破伤风抗毒血清的鞘内注射，优点是剂量小而有效，且能缩短疗程。Sanders 统计鞘内注射病死率为 8%，对照组为 20%。鞘内注射破伤风抗毒血清 5 000～10 000IU，如同时注射泼尼松龙 12.5mg，可减少这种注射所引起的炎症和水肿反应。

人体破伤风免疫球蛋白（TIG）的疗效远远超过破伤风抗毒血清，且无过敏反应的危险，其半衰期为 25 天，故只需一次肌注 3 000～6 000U。因其可引起高血压，不可静脉注射，如症状持续 2 周以上可再肌注 3 000U。TIG 和泼尼松龙的混合液可鞘内注射，成人剂量 TIC 500～1 000U，加泼尼松龙 12.5mg。在无抗毒血清或 TAT 过敏又无 TIG 时，可抽取已获主动免疫且血型相同者的血液 200～400mL（血浆较好）输给患者，也有一定疗效。

（四）消除毒素来源

伤口处理的目的是改变局部环境，使它不适于破伤风杆菌的生长繁殖，以杜绝毒素来源。在伤口周围浸润注射 TIG 1 000U 或 1 000 ~ 3 000IU 抗毒血清以中和伤口周围的游离毒素，以免清创时释放入血，应在免疫治疗后 1 小时进行，以便清创时可能释出的大量外毒素及时得到中和。清除坏死组织和异物，用大量氧化剂，如 3% 过氧化氢或 0.1% 过锰酸钾溶液冲洗和湿敷伤口。伤口有积脓或引流不畅者，应敞开伤口，用氧化剂湿敷。注射青霉素 300 万 U iv q4h 或多西环素 100mg iv q12h 或甲硝唑 1g iv q12h，以杀灭破伤风杆菌，并能预防肺炎等并发症。如伤口已经愈合，一般不需进行清创。

二、梭状芽孢杆菌性肌坏死

又称气性坏疽，是一种迅速发展的严重急性感染。肌肉广泛坏死，可有气体或无气体产生，伴严重的毒血症，通常发生于开放性骨折、臀部或大腿部肌肉广泛性挫裂伤、存有无效腔和异物或伴有血管损伤的血供不良的伤口，偶尔也可发生于择期性手术，尤其是截肢、结肠和胆囊手术及髋关节再建手术后。肌注肾上腺素后局部偶尔也会引起此种感染。

【病因】

主要由产气荚膜杆菌引起，包括魏氏杆菌（70% ~ 80%）、恶性水肿杆菌（40%）、败血杆菌（20%）和溶组织杆菌以及产气芽孢杆菌等。也可与其他化脓性细菌混合，引起混合性感染。

泥土或肠道中的产气荚膜杆菌污染伤口后，并不一定致病。如全身或局部条件适合，细菌就在局部生长繁殖并分泌多种外毒素和酶。外毒素共有 α、β、γ 等 12 种，主要是 α 毒素，这是一种致命的坏死性溶血毒素，属于一种卵磷脂酶，能裂解卵磷脂与神经磷脂或脂蛋白复合物，破坏多种细胞的细胞膜，引起病理改变，如破坏红细胞膜引起溶血，破坏血管内皮细胞，引起血管通透性改变和组织水肿，破坏其他组织细胞引起坏死。某些菌株也可产生胶原酶、透明质酸酶、溶纤维酶和脱氧核糖核酸酶等，造成局部组织广泛坏死和严重毒血症，但细菌一般不侵入血流，这些酶有强大的分解糖和蛋白质的作用。糖类分解后可产生大量气体，蛋白质分解和明胶液化后则产生气味恶臭的硫化氢。各种毒素和大量气体的积聚可引起血栓形成、溶血、血液循环障碍。由于局部缺血，吞噬细胞和抗体不能到达坏死组织，加上各种毒素的作用，伤口内的组织，尤其是肌肉，进一步坏死和腐化，更利于细菌的繁殖，使病变更为恶化。大量的组织坏死和外毒素的吸收可引起严重的毒血症。有些毒素可直接侵犯心、肝和肾，造成局灶性坏死和多脏器功能衰竭。

【临床表现】

潜伏期一般为 1 ~ 4 天，但也可短至 6 小时，长至 3 ~ 6 周，多数在伤后 3 天内发病。

局部表现：伤部剧痛为最早出现的症状，由于气体和液体迅速浸润组织而致压力增高所引起，呈胀裂样剧痛，一般止痛药不能控制。伤口周围水肿，皮肤苍白、紧张和发亮，随后很快转为紫红色，最后变成灰黑色，并出现大、小水疱，内有暗红色液体，伤口内可流出带有恶臭的浆液性或血性液体。由于气体积聚在组织间隙内，轻压伤口周围皮肤可闻捻发音。压迫伤口边缘，可见气泡和血性液体从伤口溢出。伤口内肌肉肿胀，色暗红，失去弹性，刀割时不收缩，也不出血。由于血管内血栓形成和淋巴回流障碍，有时整个肢体发生水肿、变色、厥冷和坏死。全身表现：主要是由外毒素引起的严重毒血症。在伤部剧痛和肿胀后不久，患者就出现极度软弱、表情淡漠、烦躁不安，并有恐惧感，但神志清醒，也可发生谵妄。面色苍白，出冷汗，脉搏 100 ~ 120 次／分。体温通常不超过 38.3℃，甚至正常，偶尔高热可达 40℃ 以上。呼吸急促，贫血明显。晚期出现黄疸和血压下降，严重病例可发生多脏器功能衰竭。实验室检查：由于溶血毒素的作用，红细胞计数可迅速降至（1 ~ 2）×10^{12}/L，血红蛋白下降 30% ~ 40%，白细胞计数一般不超过（12 ~ 15）×10^9/L。伤口渗液涂片检查可见大量革兰阳性粗大杆菌，但白细胞很少。

【诊断】

早期诊断和及时治疗非常重要，是保存伤肢和挽救生命的关键。由于病变进展非常迅速，耽误诊断 24 小时就足以致命。凡创伤或手术后或骨折上石膏绷带后，伤口突然有剧烈的胀裂样疼痛，局部迅速肿胀，且有明显的中毒症状时，就应高度怀疑梭状芽孢杆菌性感染。

伤口周围触诊有捻发音,渗液细菌涂片检查可见革兰阳性粗大杆菌,X线检查发现肌群内有积气阴影,是早期诊断的三项主要依据。伤口渗液细菌培养可肯定诊断,但需时较久,故不宜等待培养结果而耽误及时治疗。

厌氧性链球菌和脆弱类杆菌在感染组织内也可产生气体,故应与梭状芽孢杆菌感染鉴别,前两者虽可出现气肿和捻发音,其至筋膜坏死,但发病较慢,疼痛和全身中毒症状较轻,伤口渗液涂片检查可分别发现链球菌和革兰阴性杆菌。

【治疗】

对已缝合的伤口和石膏绷带包扎的伤口,如疑有梭状芽孢杆菌性肌坏死,应立即拆除缝线和石膏,将伤口完全敞开,并以大量氧化剂冲洗,同时严密观察病情变化。

诊断一经确定,即应紧急手术。手术前准备主要包括静脉滴注青霉素或注射头孢菌素或克林霉素,补液和输血,输血量一般为 400 ~ 800mL。一般采用全身麻醉,不宜用局部麻醉。

手术方法是在病变区域做广泛、多处纵行切开,包括伤口及其周围水肿或皮下气肿区,直达颜色正常、能够出血的健康组织为止。彻底清除已坏死的变色肌肉、异物、碎骨片等。如感染局限于某一筋膜腔,可将受累肌束或肌群从起点到止点全部切除。伤口要敞开,并用大量 3% 过氧化氢或 1∶5 000 过锰酸钾溶液冲洗或湿敷。如整个肢体肌肉都已受累,或伤肢毁损严重,伴粉碎性骨折和大血管损伤,动脉搏动消失,并有严重毒血症时,为了抢救生命,考虑做高位截肢术,残端开放,不予缝合。

术前起就静脉滴注抗生素,首选大剂量青霉素 24 000 万 U/d iv 分次 q4 ~ 6h + 克林霉素 90mg iv q8h,至毒血症和局部情况好转后减量应用。次选头孢曲松 2g iv q12h;如患者对青霉素过敏,可静脉滴注红霉素每日 1g iv q6h(勿推注)。

高压氧疗法可作为手术的辅助疗法,疗效尚有争议,在不能清创或清创不彻底时可考虑。患者在高压氧舱内吸入相当于 3 个大气压的纯氧,能使血液和组织内含氧量较正常大 15 倍,起到抑制厌氧菌生长、繁殖和产生毒素的作用,甚至可能有杀菌作用。治疗方案是:第 1 日 3 次,第 2 和第 3 日各 2 次。3 日内共行 7 次治疗,每次 2 小时,间隔 6 ~ 8 小时。清创手术在第 1 次高压氧舱治疗后进行,切除明显坏死的组织,但不做广泛的清创,以后可根据病情,在每次高压氧治疗后,重复进行。通过这种治疗方法,一般可以避免截肢,根据报道凡能完成最初 48 小时的 5 次高压氧治疗的患者,几乎都能存活。

气性坏疽抗毒血清的防治效果不佳,它只能起到暂时缓解毒血症的作用,而且还有发生过敏反应的危险,现已摒弃不用。

为了防止气性坏疽传播,应将患者隔离,患者用过的一切衣物、敷料、器材应单独收集,进行消毒。煮沸消毒时间应超过 1 小时,最好用高压蒸汽灭菌,以防交叉感染。

三、梭状芽孢杆菌性蜂窝织炎

这是梭状芽孢杆菌和诺氏水肿杆菌引起的急性感染,偶尔也可由产气荚膜杆菌引起。感染主要局限于皮下蜂窝组织,沿筋膜间隙迅速扩散,很少侵犯肌肉。由于邻近血管的血栓形成,可引起大片皮肤、皮下组织和筋膜坏死。

【临床表现】

通常发病缓慢,潜伏期 3 ~ 5 日,患者主诉伤口疼痛,伤口周围肿胀,有捻发音,皮肤很少变色。全身症状较轻,有低热和心搏加快,无严重毒血症。病变可沿浅筋膜表面迅速扩展,但不侵及深部肌肉。

【诊断】

皮下组织常有广泛坏死,病变区域常有气体和浆液性渗液,肌肉通常无坏死。渗液涂片检查如见革兰阳性粗大杆菌,诊断即可明确。梭状芽孢杆菌性肌坏死引起的毒血症较重,以深部肌肉感染和坏死为其特征,故易于鉴别。此外,本病应与坏死性筋膜炎鉴别,后者常为多菌性,通常为链球菌和厌氧性革兰阴性杆菌引起,脓液细菌培养可予以鉴别。

【治疗】

一旦确诊,伤口应即彻底切开引流,切除坏死组织以达到引流通畅和充分减压的目的,伤口敞开,用大量3%过氧化氢溶液冲洗或湿敷。静脉滴注青霉素，也可注射克林霉素或头孢菌素、氯霉素。全身支持疗法与梭状芽孢杆菌性肌坏死的治疗相同。

四、伤口肉毒症

伤口肉毒症是伤口被肉毒梭状芽孢杆菌（clostrid–ium botulinum）污染后所引起的毒血症，它与食物中毒不同，因为后者是由于吞食消毒不严格的被肉毒杆菌污染的罐头食物引起。

【病因和发病机制】

肉毒杆菌是一种粗大的厌氧性革兰阳性杆菌，能产生芽孢，但无荚膜。根据所分泌的外毒素抗原性，可分成A、B、C、D、E、F、G七种类型。人类的致病菌主要是A、B和E型。

伤口肉毒症是近年来报道的一种梭状芽孢杆菌感染，伤口污染肉毒杆菌芽孢后，是否产生临床症状，主要取决于伤口的条件，如局部炎症和坏死降低伤口的氧化还原电位差（Eh），肉毒杆菌就在伤口内滋长繁殖，合成和分泌大量外毒素，引起严重毒血症。肉毒杆菌分泌的外毒素，是一种分子量为900 000的蛋白质，含两种成分，一种能引起血细胞凝集，另一种则是有神经毒作用的多肽，蛋白酶能增大其毒性。肉毒杆菌的外毒素通过血流与外周神经的神经肌肉交接处结合，使外周神经末梢不能释放乙酰胆碱，以致使骨骼肌发生瘫痪，但并不影响神经的传导和肌膜对乙酰胆碱的敏感性。中枢神经系统的胆碱能通道也不受显著影响。

【临床表现】

潜伏期为4～14日，一般为7日。症状与食物中毒相似。除出现胃肠道症状例如呕吐、腹泻、腹痛以外，初起还有复视、畏光、视力模糊和吞咽及发声困难、眼肌麻痹、上睑下垂，接着发生下行性运动神经麻痹，常呈对称性，波及其他脑神经和外周运动神经。严重病例有全身肌无力和呼吸困难。但患者并无感觉障碍，脑脊液也正常。

【诊断】

诊断主要依据病史和临床症状，外伤患者如有下行性运动神经麻痹而又无食物中毒史，应怀疑本病。伤口渗液应送细菌培养，伤口渗液和血清做肉毒杆菌外毒素检测。肌电图单次超大剂量神经刺激后，如肌肉的动作电位振幅降低，有诊断价值。

【治疗】

清除伤口中的异物和坏死组织，使细菌不能滋长繁殖，是治疗伤口肉毒症的根本措施。

诊断明确后，应立即静脉注射三价A–B–E抗毒血清（含A型抗毒素7500U，B型抗毒素5 500U和E型抗毒素8 500U）或多价A–B–E–F抗毒血清，以中和血液循环中的外毒素。注射前常规做皮肤过敏试验。三价A–B–E抗毒血清能降低各型肉毒杆菌症的死亡率和罹病率，副作用的发生率约为26%，急性反应包括荨麻疹、皮疹和过敏反应。

伤口肉毒症的最大危害是呼吸衰竭，故应严密观察患者的呼吸，呼吸困难可迅速发生。如有呼吸困难，需立即施行呼吸支持。B型肉毒杆菌症患者出现复视者是需行呼吸支持的可靠前驱症状。大部分患者需做气管切开术，良好的护理常能使患者恢复而不发生并发症。盐酸胍（guanidine hydrochloride）能促使神经末梢释放乙酰胆碱，每天口服15～50mg/kg，能使2/3的患者症状改善，但对呼吸困难无效。

微信扫码
◆临床科研
◆医学前沿
◆临床资讯
◆临床笔记

第四章

围手术期护理

手术期的处理在外科治疗中占据非常重要的地位。其处理是否及时、恰当，将直接关系到外科治疗的最终结果。合理的围术期处理可能使术后并发症发生率及手术死亡率降到最低程度。未作必要的术前准备而匆忙手术，很容易导致术后各种并发症的发生，甚至使手术失败。同样，术后的密切观察也至关重要，对病情突然变化的及时针对性处理可避免一些严重后果的发生。外科治疗的终点是患者彻底康复，只有做好围术期的处理，才可能达到这个目标。因此，临床外科医师都应该十分重视这项工作。

第一节　术前准备与处理

术前准备最基本的内容是全面了解病情，包括病史、重要器官功能和危险因素的评估，以及完成针对性检查以确立疾病的诊断。无论手术大小，术前都应该认真完成术前小结书写、高年资医师手术审批等规范性步骤。针对手术的特殊准备也应包括在内。此外，术前还应把病情及治疗计划与患者及其家属充分沟通。

（一）术前准备

1. 输血和补液　施行大中手术者，术前应作好血型和交叉配合试验，备好一定数量的血制品。对有水、电解质及酸碱平衡失调和贫血的患者应在术前予以纠正。发热、频繁呕吐、消化道瘘等常有脱水、低钾血症及酸碱失衡，都应检测动脉血气及血电解质浓度，针对性给予补充治疗，待其基本纠正之后再做手术。对于急症患者，也需在患者内环境基本稳定后再行手术。如果一味追求尽早手术，而忽视了内环境的失衡，患者常难以耐受手术创伤，术后很可能会出现器官功能障碍甚至衰竭，导致治疗失败。当存在大动脉出血、开放性气胸等危急病情时，则必须紧急手术。

术前判断患者的血容量状态很重要，可从体征（如皮肤弹性及舌部湿润度等）获得最基本的迹象，每小时尿量也是有价值的指标。重症、复杂患者则需根据中心静脉压 (CVP) 测定值来判断。急性失血的患者，可先给予血浆代用品以快速纠正其低血容量状态。然后，再根据血象检测结果决定是否需要补充血制品。若血红蛋白 < 70g/L，血细胞比容 (Hct) < 30%，应给予浓缩红细胞。老年、心肺功能不良者，补充血制品的指征可放宽，血红蛋白浓度以达到 100g/L 水平为宜。慢性贫血患者由于其对低血红蛋白水平已有耐受性，且其循环血容量已处于相对平衡状态，因此只需小量补充浓缩红细胞以改善贫血状态，若过量补充则反而会有诱发心力衰竭的危险。

2. 营养支持　慢性疾病及恶性肿瘤患者的营养不良发生率较高。营养不良者的免疫功能及组织愈合能力均很差，术后并发症的发生率明显增加。但为改善其营养状态并非易事。存在的病因（如恶性肿瘤、消化道梗阻或瘘）使患者不可能在短期内口服摄入更多的食物。因此，一经诊断有不同程度的营养不良（根据体重变化、血浆白蛋白、前白蛋白水平等），就应实施 2 周左右的肠外营养 (parenteral nutrition，PN) 或肠内营养 (enteral nutrition，EN)。关于营养支持的详细内容，可见第四章。

3. 预防感染　手术前应采取多种措施提高患者的体质，预防感染，如及时处理龋齿或已发现的感染灶、患者在手术前不与罹患感染者接触等。术中严格遵循无菌技术原则，手术操作轻柔，减少组织损伤等都是防止手术野感染的重要环节。下列情况需要应用预防性抗生素：①涉及感染病灶或切口接近感染区域的手术；②肠道手术；③操作时间长、创伤大的手术；④开放性创伤，创面已污染或有广泛软组织损伤，创伤至实施清创的间隔时间较长，或清创所需时间较长以及难以彻底清创者；⑤癌肿手术；⑥涉及大血管的手术；⑦需要植入人工制品的手术；⑧器官移植术。

4. 胃肠道准备　胃肠道手术患者在术前 1 天开始改食流质饮食；各类手术前 12 小时禁食；术前 4 小时停止饮水。这些常规措施可使胃保持空虚，防止麻醉或手术过程中因呕吐而发生呼吸道吸入。有幽门梗阻的患者在术前应行洗胃。施行结直肠手术的患者在术前一天口服泻剂或行清洁灌肠，并从术前 2 ~ 3 天开始口服肠道制菌药物（如卡那霉素、甲硝唑等），以减少肠道菌对手术野的污染。

5. 其他准备　手术前夜可酌情给予镇静剂，以保证良好的睡眠。如发现患者有与疾病无关的体温升高，或妇女月经来潮等情况，应延迟手术日期。患者在进手术室前应排尽尿液。估计手术时间长或是盆腔手术，应留置导尿管。由于疾病原因或手术需要，可在术前放置胃管。术前应取下患者的可活动义齿，以免麻醉或手术过程中脱落或造成误咽、误吸。手术区域的皮肤毛发一般不作常规剃除，位于头皮、腋部、会阴部的备皮范围以不影响手术操作为度。备皮宜在送手术室之前进行，避免因过早剃毛所致的皮肤微小破损而留存潜在的感染灶，可减少术后感染的发生。

（二）患者的心理及生理准备

患者及其家属对手术的认识不一。有些患者认为手术很简单，以往健康状态又很好，因此对可能发生的并发症或意外毫无思想准备。更多的患者及家属则是对手术有明显的恐惧、焦虑情绪。这两种思想状态都应在术前予以纠正，既不能太乐观，也不要过分紧张。医务人员应从关怀、鼓励出发，就病情、施行手术的必要性及可能取得的效果，手术的危险性及可能发生的并发症，术后恢复过程和预后，以及清醒状态下施行手术因体位造成的不适等，以恰当的言语和安慰的口气对患者做适度的解释，使患者能以正确的心态配合手术和术后治疗。同时，也应就疾病的诊断、手术的必要性及手术方式，术中和术后可能出现的不良反应、并发症及意外情况，术后治疗及预后估计等方面，向患者家属和（或）单位负责人做详细介绍和解释，取得他们的信任和同意，协助做好患者的心理准备工作，配合整个治疗过程顺利进行。应履行书面知情同意手续，包括手术知情同意书、麻醉知情同意书、输血治疗同意书等，由患者本人或法律上有责任的亲属（或监护人）签署。遇到为挽救生命的紧急手术而家属来不及赶到时，必须在病历中有病情、紧急手术指征、上级医师的决定等的详细记录。特殊情况下，需在术前向科室主任、医院相关部门汇报、备案。

术前与患者充分沟通的内容还包括：正确对待术后创口疼痛，理解术后早期下床活动的可能性及重要性；强调术后咳痰的重要性，并训练正确的咳痰方法等。术前两周起应停止吸烟。让患者术前做好在病床上解大小便的训练。

第二节　术后准备与处理

手术后处理是围术期的一个重要阶段，是连接手术与术后康复之间的桥梁。术后处理得当，能减轻手术应激、减少并发症的发生。及时发现异常情况，并作积极处理，可使病情转危为安。

（一）术后医嘱及术后病程记录

术后应立即完成术后医嘱及术后病程记录这两项医疗文件，特别是术后病程记录不能忽略。病情变化存在不可预见性，一旦术后发生病情突变，在场的急救医师唯有从术后病程记录中得知手术名称、术中发现及手术过程等信息，作为实施急救的重要参考资料。术后医嘱应很完整，包括生命体征监测、吸氧、静脉输液、抗生素及其他药物的应用，以及伤口护理，各种管道、插管、引流物的处理等。

（二）卧位

术后卧式的选择是根据麻醉方式、患者状态、原发病的性质、术式等因素而定。除非有禁忌，全身麻醉尚未清醒的患者应平卧，头转向一侧，使口腔内分泌物或呕吐物易于流出，避免吸入气管。蛛网膜下腔阻滞的患者应平卧或头低卧位 12 小时，以防止因脑脊液外渗而致头痛。

颅脑手术后，如无休克或昏迷，可取 15° ~ 30° 头高脚低斜坡卧位。施行颈、胸手术后，多采用高半坐位卧式，以便于呼吸及有效引流。腹部手术后，多取低半坐位卧式或斜坡卧位，以减少腹壁张力。

脊柱或臀部手术后，可采用俯卧或仰卧位。腹腔内有污染的患者，在病情许可情况下，尽早改为半坐位或头高脚低位。休克患者，应取下肢抬高 15°～20°、头部和躯干抬高 20°～30° 的特殊体位。肥胖患者可取侧卧位，有利于呼吸和静脉回流。

（三）监测

手术后多数患者可返回原病房，需要监护的重症患者可以送进外科重症监测治疗室（intensive careunit，ICU）。常规监测生命体征，包括体温、脉搏、血压、呼吸频率、每小时（或数小时）尿量，记录出入水量。有心、肺疾患或有心肌梗死危险的患者应予无创或有创监测中心静脉压（central venous pressure，CVP）、肺动脉楔压（经 Swan-Ganz 导管）及心电监护，采用经皮氧饱和度监测仪动态观察动脉血氧饱和度。

（四）静脉输液

术后患者应酌情给予一定量的静脉输液。术中经手术野有不少不显性液体丢失，手术创伤又会使组织水肿，大量液体重新分布到第三间隙，可能使有效循环血量减少。患者术后又往往不能立即恢复摄食，因此静脉输液很有必要。术后输液的用量、成分和输注速度，取决于手术的大小、患者器官功能状态和疾病严重程度。肠梗阻、肠穿孔及弥漫性腹膜炎等患者，术后 24 小时内需补给较多的晶体液。休克和脓毒症患者存在毛细血管渗漏现象，血管内水分渗漏至组织间隙后可使血容量不足，而全身则出现组织水肿。此时应在限制晶体液的同时给予适量的胶体液。

（五）预防性抗生素的应用

凡清洁类手术，如甲状腺手术、疝修补术等一般不用抗生素。对于可能有污染的手术，可在手术开始前 1 小时静脉给予一个剂量的广谱抗生素，如胆囊切除术等。胃肠道手术则可在术后第 1 天再加 1 次剂量。只有如器官移植、人工替代物植入等特殊手术，预防性抗生素的使用时限才需延长。至于已有严重污染或已存在感染的病例，抗生素是作为治疗措施，不属预防性使用之列。

（六）引流物的处理

根据治疗的需要，术后患者常需放置引流物。除伤口内放置的引流物外，还有放在体腔内和空腔器官内的引流物（或管）。各种引流物的安放均有一定的适应证和作用。手术后对引流物要予以妥善固定，防止滑脱至体外或滑入伤口、体腔或空腔器官内。连接吸引装置要正确无误，并保持管道畅通。负压吸引装置的吸力要恰当，处理引流物时要严格执行无菌技术。每日需观察引流液的量和性质，并予以记录，以便比较和判断病情的变化。当今，由于手术技巧的熟练、麻醉的进步，手术器械也在不断改进和完善，手术的安全性已大为提高。许多手术已不再常规放置引流物。腹部手术对胃肠道的影响也更小，术后放置胃管也不再作为常规。

（七）饮食

非腹部手术在麻醉作用消退之后，若无腹胀、恶心呕吐，从术后 6 小时就可开始少量饮水，然后较快地改为半流质或普通饮食。腹部手术对胃肠道的影响较大，其中主要是胃及结肠动力的恢复较慢。通常是在术后 2～3 天，待消化道动力恢复之后开始口服摄食。也先从流质饮食开始，逐步改为半流质和普通饮食。一些复杂患者，或存在严重腹膜炎者，肠功能处于障碍甚至衰竭状态，患者的自然摄食需在病情被控制平稳之后。若患者不能正常摄食超过 7 天，则需经静脉给予营养物质的补充。

（八）活动

应鼓励术后早期下床活动，这将有利于增加肺活量，减少肺部并发症，改善全身血液循环，促进切口愈合，减少因静脉血流缓慢并发深静脉血栓形成的发生率。在有良好的镇痛措施、更少导管及引流管的情况下，早期下床活动是完全可能的。早期活动还有利于肠道蠕动和膀胱收缩功能的恢复，减少腹胀和尿潴留的发生。有休克、心力衰竭、严重感染、出血、极度衰弱等情况，以及施行过有特殊固定、制动要求的手术患者，则不宜早期活动。

（九）各种不适的处理

1. 疼痛　在麻醉作用消失后，会出现不同程度的切口疼痛。术后疼痛可使呼吸、循环、胃肠道和骨骼肌功能发生变化，甚至引起并发症。胸部和上腹部的术后疼痛，患者会自觉或不自觉地固定胸肌、腹肌和膈肌，不愿深呼吸，以致容易发生术后肺不张。由于活动减少，可引起静脉淤滞、血栓形成和栓塞。术后疼痛还会致儿茶酚胺和其他应激激素释放，引起血管痉挛、高血压，严重时甚至发生脑卒中或心肌梗死。对术后止痛采取有效的措施，不仅可避免上述各种问题，而且也能让患者早期下床活动。目前常用的措施是经硬膜外导管的镇痛泵药物（芬太尼等）阻滞，药物剂量很小，维持术后1～2天已足够。

2. 呃逆　术后呃逆者并不少见，持续不断的呃逆使患者极为烦恼，影响休息和睡眠。术后8～12小时内发生的呃逆多由于神经刺激反射所致，常可自行停止。术后持续较久的呃逆，要考虑有无胃潴留、胃扩张等。施行上腹部手术后，如果出现顽固性呃逆，要警惕是否有吻合口或十二指肠残端漏，导致膈下感染之可能。此时，应做CT或超声检查以助诊断。一旦明确有膈下积液或感染，需及时做针对性处理。对于一般的术后呃逆者，可采用压迫眶上缘、短时间吸入二氧化碳、抽吸胃内积气、积液，以及给予镇静或解痉药物等措施。不明原因而症状顽固者，可考虑在颈部用0.25%普鲁卡因做膈神经阻滞。

3. 腹胀　腹胀多见于腹部手术后。腹膜后的脊柱手术、肾切除术等也可引起术后腹胀。此时胃肠道功能受抑制，肠腔内积气过多。一般情况下，腹胀在术后2～3天即自行消退，不需特殊处理。如腹胀严重，可给患者放置胃管做持续性胃肠减压，或放置肛管排气减压。芒硝外敷脐部，针刺足三里、气海、大肠俞等穴位，也有减轻腹胀的作用。严重腹胀可因膈肌升高而影响呼吸功能，也可压迫下腔静脉而影响血液回流，会影响胃肠吻合口和腹壁切口的愈合。若术后数日仍有明显腹胀，且无肠鸣音闻及，要怀疑腹膜炎或其他原因所致的肠麻痹。如腹胀伴有阵发性绞痛，又有肠鸣音亢进，甚至有气过水声或金属音，则提示可能存在术后早期粘连性肠梗阻。虽不需要急症手术，但应做针对性的处理。

4. 术后发热　术后1～3天内的发热属机体对手术创伤的应激反应，不需做特殊处理，更不应随意使用抗生素。对热度较高者（39℃），可采取降温措施，如乙醇擦浴、冰袋置于体侧和头部等，以减轻患者的不适。药物降温的常用药是水杨酸盐类或吩噻嗪类药物，前者可使患者大量出汗而降低体温，后者直接作用于下丘脑，使周围血管舒张散热而降低热度。在小儿高热时不宜应用水杨酸盐类退热，以免出汗过多引起虚脱。若患者术后3～4天仍发热不退，则应考虑有感染性并发症的可能。首先应查手术切口有无感染征象；其次应检查有无肺不张或肺炎，或肾盂肾炎、膀胱炎等。必要时需做血、尿检查，超声或CT等可能获得感染灶的证据。应及时作针对性处理。对排除了各种感染可能性之后的高热者，若留有中心静脉营养导管，应怀疑导管性脓毒症之可能，应予立即拔除。

（十）缝线拆除

缝线的拆除时间根据切口部位、局部血液供应情况、患者年龄来决定。一般头、面、颈部在术后3～5天拆线，下腹部、会阴部在术后6～7天拆线，胸部、上腹部、背部、臀部手术7～9天拆线，四肢手术10～12天拆线（近关节处可再适当延长），减张缝线14天拆线。青少年患者可适当缩短拆线时间，年老、营养不良患者则应延迟拆线时间，还可根据患者的实际情况采用间隔拆线。

拆线时应记录切口及愈合情况，各分为三类。切口分为：①清洁切口（Ⅰ类切口）：即指无菌切口，如甲状腺腺叶切除术等；②可能污染切口（Ⅱ类切口）：指手术时可能带有污染的切口，如胃大部切除术等；③污染切口（Ⅲ类切口）：指邻近感染区或组织直接暴露于污染或感染物的切口，如阑尾穿孔的阑尾切除术、肠梗阻的坏死肠段切除术等。切口的三级愈合分别为：①甲级愈合：用"甲"字表示，指愈合优良；②乙级愈合：用"乙"字表示，指愈合处有炎症反应，如红肿、硬结、血肿、积液等，但未化脓；③丙级愈合：用"丙"字表示，指切口化脓，经引流等处理后愈合。应用上述分类分级方法，观察切口愈合情况并做出记录。如甲状腺大部切除术后愈合优良，则记以"Ⅰ／甲"；胃大部切除术切口血肿，则记以"Ⅱ／乙"，余类推。

第三节　加速康复外科与围术期处理

加速康复外科（fast track surgery，FT）是21世纪以来各国外科学者的研究热点之一。FT又称加速术后康复（enhanced recovery after surgery，ERAS），是针对择期手术患者所采取的围术期综合措施。其包含的内容是多方面的，包括麻醉方式、微创技术、镇痛，以及积极的术后康复治疗（早期口服摄食及下床活动）。这些综合措施减轻了应激反应，能有效地保护器官功能，减少并发症、减少医疗费用，显著缩短患者的康复时间。FT 的效果非常显著，2005 年 Nygron 报道了北欧五国采用 FT 的随机对照临床研究。人选的是择期肠切除 451 例，分为对照组及 FT 组。结果显示：两组的 30 天死亡率无差别；平均住院天数分别为 7～9 天及 2 天。显示 FT 组有明显的优势，达到了使患者更早康复的效果。FT 在节约资源、加快康复方面所显示的优势具有积极的意义。FT 的新观念及措施对我们长期以来的围术期传统做法提出了挑战。显然，现在就立即改变我们原来的一系列常规尚为时太早，但这些概念及做法的提出很值得我们反思。学科总是在不断发展和进步，如何借鉴这些新概念，在我们今后的围术期处理中进一步验证其科学性及可行性，这就是本节介绍 FT 的目的。

FT 概念首先是从代谢角度来认识的。应激反应在整个疾病及其治疗过程中的影响非常大，严重应激所伴随的往往是高并发症发生率及康复时间的延长。应激是外界刺激引起机体的一系列神经内分泌反应，通过下丘脑－垂体－肾上腺轴（HPA axis）系统传达信号，导致心血管、呼吸及代谢发生一系列变化，也包括对胃肠功能和免疫功能的影响。已经得到共识的是：努力减轻患者的应激程度是改善患者预后的关键。对疾病本身所引起的应激虽很难控制，但在围术期阶段，已经发现有许多措施能减轻患者的应激程度。例如改变麻醉方式及麻醉药物、预防术中的低体温、烧伤或高危患者应用 β－受体阻滞剂等，都可能减轻患者的应激反应。提倡 FT 实际上就是围绕这一主题的具体体现。

目前关于 FT 的资料，主要是来源于多种择期手术。已报道的 FT 术式有疝修补术、开放性或腹腔镜胆囊或结直肠切除、肺切除术、颈动脉内膜切除术、前列腺切除术、乳房切除术、下肢动脉旁路术、骨关节手术及子宫手术等。病种和术式还在不断增加。我们所收集到的资料几乎都是发表在 2000 年之后，而且包括大量的 RCT、meta 分析资料。多数著作是发表在权威性外科杂志上，可见人们对 FT 的重视程度。

为让读者对 FT 有所了解，将其主要内容予以扼要介绍。

（一）术前准备

FT 观念与传统做法相比，更强调对患者的术前教育，必须全面而详细。除病情、术式、麻醉等常规告知之外，要让患者及其家属充分理解及认知 FT 对其带来的好处，让患者了解术后镇痛与康复的辩证关系，认识到术后主动早期下床活动带来的诸多好处。这种术前充分的思想工作非常重要，可以让患者在术后对各项措施能很好地配合，提高其可行性。

在预防性抗生素方面，FT 学者主张在做切口前 30 分钟给予广谱抗生素的单次静脉注射已足够，应避免滥用。

（二）麻醉及术后镇痛

麻醉及术后镇痛是 FT 的关键环节。恰当的麻醉及镇痛方式不仅可以减轻应激反应，还能使器官功能更早恢复，做到术后早期摄食并下床活动等。手术创伤对机体的刺激是广泛的，可使多种激素分泌增加，包括皮质激素、儿茶酚胺、胰高糖素等，导致高血糖、胰岛素抵抗及负氮平衡等。FT 提倡采用区域性麻醉（硬膜外麻醉、区域阻滞麻醉），全身麻醉仅作为辅助，以保证充分氧供为主要任务。区域性麻醉可阻断手术区域刺激信号的传入，阻止激活下丘脑－垂体－肾上腺轴，从而减轻患者的应激反应。已有报道区域性麻醉与全身麻醉比较，术后并发症发生率可有大幅度的减少（肺炎 30%、呼吸窘迫 40%、肺栓塞 50%、肾衰竭 20%、心肌梗死 30%）。硬膜外麻醉后的肠麻痹时间也比单纯全麻缩短 2 天。区域性麻醉可使术中出血倾向减轻，输血需求也可减少 20%～30%。在 FT 的研究报道中，介绍了许多关于麻醉用药的选择及其剂量，与传统做法有所不同。

在术后镇痛方面，FT 也主张采用硬膜外（布比卡因）持续镇痛 2 天，而不用其他药物的静脉镇痛泵。如果镇痛效果欠佳，可追加剂量，或加口服布洛芬（ibuprofen）、对乙酰氨基酚（acetaminophen，缓释）等，吗啡仅作为最后的用药选择。采用上述镇痛方法之后，加上术前已做了充分的思想工作，患者在术后均能早期（术后 1 天）下床活动。这将减少心血管并发症，术后腹胀可从 3～5 天缩短至 1～2 天。

（三）纠正术后低氧血症

应意识到患者在术后可能存在低氧血症，对其潜在的危险性应保持足够的警惕。严重的低氧血症可能导致心肌缺血、梗死，这种并发症常发生在术后第 2～4 天的晚上。低氧血症还会使伤口的感染机会增加。为此，应该采取积极措施防止术后的低氧血症。主张术后常规给氧 2～4 天（经鼻导管），并非仅是重症患者，凡中等以上手术患者术后都应该如此。

（四）术中保温

手术室内的温度并不适合患者正常体温的维持，患者的体温在术中会逐渐下降。手术结束时患者出现畏寒、发抖的现象在临床上是很常见的。研究已表明患者的低体温可使应激反应增加。2 小时的手术可使患者的中心体温下降 2～4℃。为此，采用暖气床垫以保持患者术中的体温正常，所有静脉用溶液及胸腹腔冲洗液都应接近正常体温，这对复杂大手术者显得尤为重要。有报道：避免患者的低体温可使伤口感染减少 30%。可减少术中出血量，减轻心动过速，还可使氮排出减少（减轻分解代谢）。

（五）胃肠减压

从 FT 角度，尽量减少术后放置鼻胃管也是减轻应激的措施之一。传统的做法是在腹部手术，特别是胃手术后常规放置鼻胃管，实际上许多的鼻胃管放置是多余的。一个 Meta 分析归纳了 26 篇报道共3964 例腹部手术，其中确需放置胃管的患者仅占 1/20。许多作者认为腹部术后常规放置胃管并无益处，只能作为一种治疗手段。另一份 meta 分析总结了 1990 年以来的多篇文章，分别探讨了术后放置鼻胃管的问题，其病例包括胃肠肿瘤切除术、腹腔镜手术、其他腹部大手术，以及外伤性剖腹术等，总数达数千例。资料分析的结论是：腹部术后不需常规放置鼻胃管，以针对性采用为宜。

（六）结直肠术前机械性肠道准备

结直肠手术前的机械性肠道准备（mechanicalbowel preparation，MBP）至今仍然是临床处理的常规。然而 FT 对此提出了挑战，认为 MBP 仅在特殊情况下有必要，大多数患者不必实行术前的 MBP。不主张采用灌肠的理由是可以减少患者的应激反应。有一份 Meta 分析总结 7 个 RCT 研究，结直肠择期手术共1297 例。比较了 MBP 组及非 MBP 组的结果，两组的伤口感染率、腹内感染率、吻合口漏及再手术率均无显著差别，认为术前肠道准备无益。另有报道结直肠手术 380 例，分为 MBP 组及对照组两组。MBP组术前口服泻剂，对照组不服泻剂。两组术前都口服抗生素。直肠手术者术日给予小量生理盐水灌肠，以便于吻合器的应用。比较两组感染并发症、所有并发症及死亡率均无显著差别。MBP 组患者可能有恶心、呕吐，水电解质失衡及脱水，增加了麻醉的复杂性。更有报道 MBP 组由于术前禁食及肠道准备，可使组织脱水，低血容量状态可能会增加麻醉中发生低血压的危险性。多数作者主张凡吻合口距肛门 > 12cm的结直肠择期手术患者，手术前 1 天均可予正常饮食，不必做 MBP。例外的情况是病变距肛门 < 12cm，以及术中拟行结肠镜检查者。

（七）围术期的饮食管理

由于对术后糖代谢紊乱的逐步认识，对围术期的饮食管理也随之受到关注。研究已发现，手术应激可导致术后发生胰岛素抵抗，高糖血症的发生率很高。这种变化类似于 2 型糖尿病，患者的胰岛素敏感性随手术的增大而下降。术后高糖血症危害性的研究报道已引起临床普遍的关注，持续的术后高糖血症可使感染性并发症明显增加，以及炎症反应增强等。进一步的研究发现术前的饥饿状态会加重术后的胰岛素抵抗。如果术前给予适当的食物，则可减轻术后的胰岛素抵抗。以往一直认为术前摄食会增加麻醉、手术时反流误吸的危险性，现研究已证实：术前 2 小时口服糖溶液并不会增加麻醉时的胃容量，流质饮食均能及时从胃排空，因此不会发生麻醉时的误吸。现在提倡在术前晚给予口服 2.5% 糖水（或果汁）800mL，手术前 2～3 小时再口服 400mL（急诊手术及有上消化道症状或胃肠道排空慢者除外），此项措施能降低术后胰岛素抵抗的程度。最近国内少数单位已有类似临床报道。

术后的早期摄食有利于减轻分解代谢及肌萎缩，对预防肠黏膜萎缩有积极意义。自 20 世纪 90 年代以来，对肠黏膜的屏障功能极为重视。肠黏膜的屏障功能障碍并不仅出现在严重病症时，在腹部的常规手术后也可能出现。肠黏膜屏障受损后，肠道内细菌、内毒素移位（bacterial translocation），将导致代谢率增高，引发 SIRS 甚至 MODS。早期摄食是保护肠黏膜屏障的简单而有效的措施。但这需要有麻醉、镇痛措施的保证，以及必要的抗恶心、呕吐药物的应用。患者就可能在术后 6～8 小时开始饮水，术后 1～2天开始进食。

（八）缩短导管留置时间

按照 FT 的观念，要严格掌握各种导管的适应证，留置时间要尽量缩短，不只是为了减少局部刺激，重要的是为患者早期下床活动创造条件。FT 主张不常规放置鼻胃管，以减少肺部并发症。在麻醉、镇痛方法改进后，对排尿功能的影响也可减小到最低程度，能将导尿管更早拔除（低位直肠术后 3 天，一般结肠术后 1 天）。腹部引流管放置的指征也要严格，尽少放置。已经放置的引流管也要尽早（术后 1 天）拔除，可让患者方便地早期下床活动。腹部手术后放置卷烟引流条的做法虽能发挥良好的引流作用，但研究发现凡留置超过 2 天的引流条都会被污染而带菌，成为腹内感染的来源之一。

（九）围术期的容量治疗

围术期的容量治疗应该考虑多方面的情况：因肠道准备后的腹泻，可能导致低血容量；而术中及术后则容易发生输液过多。水、钠超负荷会使胃肠道动力减弱，有报道限制输液的患者术后排气时间可以比对照组提早 2 天，排便时间提早 3 天。输液越多，术后并发症发生率越高。FT 主张限制输液：术前给予平衡盐溶液 1 000mL；术后输液 500 ~ 1 000mL，口服 800mL。术后第 1 天即基本停止静脉输液，开始口服液体和食物。

（十）微创技术

各种外科手术的微创化，包括内镜、介入等技术在临床上已广泛采用，取得良好效果。显然这也是 FT 的重要措施。这方面的内容不再详细叙述。

概括而言，FT 是一个综合工程，需在观念一致的基础上，有麻醉师、外科医师、ICU 医师及护士等多方面的参与和合作，还要有患者及其家属的理解及配合，才可能做到。应该意识到，此举必将会提高外科治疗的整体水平。

第四节　术后并发症的防治

术后并发症的种类很多，有些是各种手术后都可能发生的并发症，如术后出血、切口感染、切口裂开、肺炎、尿路感染等。另一些则是在某些特定手术之后发生的并发症，例如甲状腺切除术后的甲状旁腺功能减退、肠吻合术后的肠瘘等。本节重点介绍前一类的并发症，后一类并发症则会在相关章节内叙述。

（一）术后出血

术中止血不完善、创面渗血未完全控制、原痉挛的小动脉断端舒张、结扎线脱落、凝血障碍等，都是造成术后出血的原因。术后出血可以发生在手术切口、空腔器官或体腔内。腹腔手术后 24 小时之内出现休克，应考虑到有内出血。表现为心搏过速、血压下降、尿排出量减少及外周血管收缩。如果腹内持续大量出血，可致腹围增加。超声检查及腹腔穿刺有助于明确诊断，但穿刺阴性并不能完全排除其可能性。胸腔手术后，胸腔引流管的出血量若超过 100mL/h，就提示有内出血。胸部 X 线片可显示胸腔积液。术后一旦出现循环衰竭，应首先考虑有内出血，但也要作必要的鉴别诊断，例如肺栓塞、心律失常、气胸、心肌梗死和严重的过敏反应等也都可能是循环衰竭的原因。当排除上述因素，又在输给足够晶胶体液后休克征象和监测指标均无好转，或继续加重，或一度好转后又恶化等，则提示确有术后出血，应当迅速再手术止血。

（二）切口并发症

1. 切口血肿　是最常见的并发症，几乎都应归咎于止血技术的缺陷。促成因素包括：药物（阿司匹林或小剂量肝素）、凝血功能障碍、术后剧烈咳嗽，以及血压升高等。表现为切口部位不适、肿胀和边缘隆起、变色，有时经皮肤缝线渗出血液。甲状腺、甲状旁腺或颈动脉术后引起的颈部血肿特别危险，迅速扩展的血肿可压迫呼吸道而致患者窒息。切口的小血肿能被吸收，但伤口感染机会较多。对于已有血液溢出的切口大血肿需在无菌条件下清除凝血块，结扎出血点，再次缝合伤口。

2. 切口血清肿　切口血清肿（seroma）是伤口内的液体积聚，而不是积血或积脓，与手术切断较多的淋巴管（如乳房切除术、腹股沟区域手术等）有关。血清肿使伤口愈合延迟，发生感染的机会也增多。对较大的血清肿可用穿刺抽吸法，再以敷料加压包扎。腹股沟区域血管手术之后的血清肿，抽吸有损伤血管之虞，常让其自行吸收。

3. 切口感染 发生切口感染的原因很多，老龄、应用糖皮质激素、肥胖、营养不良等因素可使切口感染率明显升高。手术时间越长，切口感染的机会也就越多。放置引流物的伤口容易引发感染，目前提倡尽量少放引流物，已置的引流物也宜尽早拔除。切口感染还可能是院内感染的结果，住 ICU 较久的患者感染率增高。切口感染与局部情况密切相关，如局部组织缺血、坏死、血肿、异物等都易发生感染。若是在术后 3～4 天切口疼痛加重，伴有脉率加快和间歇性低热，伤口有红肿，且压痛加剧，则切口感染的诊断已可确立，但不一定已形成脓肿。可取切口分泌物做革兰染色检查和细菌培养，必要时拆除部分缝线、撑开切口取积液做涂片和培养。一旦确定伤口已感染化脓，则应拆开伤口缝线，冲洗并予引流。感染伤口在敞开引流后一般不需要再用全身性抗菌药物。但对于面部切口感染、疑伴有脓毒症或扩展性蜂窝织炎者，应加用抗生素，以防感染扩展至颅内或全身。

4. 切口裂开 切口裂开大都发生于腹部正中线或腹直肌分离切口。患者营养不良、切口缝合技术缺陷、切口内积血或积液感染者容易发生伤口裂开。此外还有多量腹水、癌症、肥胖、低蛋白血症等因素。手术后咳嗽、呃逆、呕吐、喷嚏等使腹内压力突然增加，也是切口裂开的原因。腹部切口裂开一般发生在手术后的 1 周内。腹部切口裂开有完全裂开及部分裂开两种：完全裂开是指腹壁缝线已断裂，网膜或肠祥从伤口内脱出，伴有较多的血性渗液流出。切口部分裂开则是深层组织已裂开而皮肤缝线尚完整，网膜或肠祥已达皮下。预防措施包括手术时加用全层腹壁减张缝线，术后 2 周再予拆除；告知患者咳嗽时要合理用力，避免突然增加腹压；及时处理腹胀，腹部用腹带包扎等。对于腹部切口完全裂开者，应立即送手术室作再缝合。继发于切口感染的切口裂开，肠祥或网膜已暴露于伤口底部，由于肠祥已与伤口粘连固定，若不发生肠梗阻，则暂不予以再手术。待感染控制后，切口底部形成肉芽组织，两侧皮缘可相向爬行而使切口愈合。对于腹部切口部分裂开者，一般不立即重做缝合，待以后再择期做切口疝修补术。

（三）术后感染

1. 腹腔脓肿和腹膜炎 表现为发热、腹痛、腹部触痛及血白细胞增加。如为弥漫性腹膜炎，应急症剖腹探查。如感染局限，行腹部和盆腔超声或 CT 扫描常能明确诊断。腹腔脓肿定位后可在超声引导下做穿刺置管引流，必要时需开腹引流。选用抗生素应针对肠道菌丛和厌氧菌丛，或根据药敏试验结果。

2. 真菌感染 临床上多为假丝酵母菌（念珠菌）所致，常发生在长期应用广谱抗生素的患者。若有持续发热，又未找出确凿的病原菌，此时应想到真菌感染的可能性。应行一系列的真菌检查，包括口腔分泌液、尿液的涂片检查及血培养等。拔除全部静脉插管，检查视网膜是否有假丝酵母菌眼内炎。治疗可选用两性霉素 B 或氟康唑等。

（四）呼吸系统并发症

术后发生呼吸系统并发症的机会很多。在术后死因分析中，呼吸系统并发症占第二位。年龄超过 60 岁、有慢性阻塞性肺疾患（慢性支气管炎、肺气肿、哮喘、肺纤维化）者易发生呼吸系统并发症。

1. 肺膨胀不全 上腹部手术的患者，肺膨胀不全（肺不张）发生率为 25%。老年、肥胖、长期吸烟和有呼吸系统疾病的患者更常见，最常发生在术后 48 小时之内。此时由于肋间肌和膈肌运动减弱，加上体位和活动受限，以致肺组织的回缩弹性减弱。此时肺泡和支气管内又积聚较多分泌液，可堵塞支气管。肺泡内原有的气体被肺间质吸收后，肺泡随之萎瘪，导致肺不张的发生。如果持续超过 72 个时，肺炎则不可避免。患者的临床表现为突然发热和心搏加速，而呼吸道症状常很轻微，易被忽略。仔细的肺部检查可以发现肺底部呼吸音减低，出现支气管呼吸音。大块肺不张时，可出现呼吸困难、发绀和血压下降等，体检可发现气管向患侧移位。胸部 X 线检查可见到肺不张阴影。

预防措施包括术前深呼吸训练、术前戒烟，有急性上呼吸道感染者应推迟手术；术后叩击胸、背部，鼓励咳嗽和深呼吸；以及经鼻吸引气管内分泌物等。治疗方法有雾化吸入支气管扩张剂、溶黏蛋白药物的应用等。经支气管镜吸引气道内阻塞的分泌物，对肺不张有肯定的治疗效果。

2. 术后肺炎 肺膨胀不全、异物吸入和支气管内积聚大量的分泌物是发生术后肺炎的主要原因。严重腹腔感染需要长期辅助呼吸者，发生术后肺炎的危险性最高。气管插管损害黏膜纤毛转运功能，肺水肿、吸入异物和应用皮质激素等都会影响肺泡巨噬细胞的活性，容易发生肺炎。在手术死因分析中，约半数直接或间接与术后肺炎有关。50% 以上的术后肺炎系革兰阴性杆菌引起。

3. 肺栓塞　包括肺动脉的脂肪栓塞和栓子脱落所致的血栓性栓塞。90% 的长骨骨折和关节置换术，在肺血管床内均可发现脂肪颗粒。肺脂肪栓塞常见，但很少引起症状。脂肪栓塞综合征多发生在创伤或术后 12 ~ 72 小时，临床表现有神经系统功能异常、呼吸功能不全；腋窝、胸部和上臂出现瘀斑；痰和尿中可见脂肪微滴；有血细胞比容下降、血小板减少、凝血参数改变等。一旦出现综合征之表现，应立即行呼吸机呼气末正压通气和利尿治疗。该综合征的预后与其呼吸功能不全的严重程度相关。而血栓性肺动脉栓塞的后果则极为严重，一旦发生，常导致猝死。患者常有动脉粥样硬化和心律失常病史。

（五）泌尿系统并发症

1. 尿潴留　手术后尿潴留多见于老年、盆腔手术、会阴部手术者。切口疼痛引起膀胱和后尿道括约肌反射性痉挛，以及患者不习惯床上排尿等，也是常见原因。蛛网膜下腔或硬膜外麻醉药量过大可抑制术后排尿反射。若术后 6 ~ 8 小时尚未排尿，或者排尿量少而频繁，都应做下腹部检查。耻骨上区叩诊呈浊音即表明有尿潴留，应及时处理。先可协助患者坐于床沿或立起排尿。如无效则需行导尿术。导尿管一般应留置 1 ~ 2 天，有利于膀胱壁逼尿肌收缩力的恢复。有器质性病变，如骶前神经损伤、前列腺肥大等，则留置时间酌情延长。

2. 泌尿道感染　下泌尿道感染是最常见的获得性医院内感染。泌尿道已有的感染、尿潴留和各种泌尿道的操作是泌尿道感染的主要原因。急性膀胱炎表现为尿频、尿急、尿痛和排尿困难，伴轻度发热。急性肾盂肾炎则有高热、腰部疼痛与触痛。尿液检查有大量白细胞和脓细胞，细菌培养有确诊价值。

预防措施包括术前处理泌尿系统感染、预防和迅速处理尿潴留，以及在无菌条件下进行泌尿系统的操作。治疗措施包括给足量的液体、膀胱彻底引流和抗生素的应用。

（六）下肢深静脉血栓形成

与欧美人种不同，国人术后下肢深静脉血栓形成的发生率并不高。涉及盆腔和髋关节的手术，患者制动和卧床较久，可使下肢血流变慢。此时若患者存在血管壁损害和血液高凝状态，则就成为下肢深静脉血栓形成的主要因素。大多数的发病时间是在手术开始后的 48 小时之内，以左下肢居多。可分为周围型和中央型两类，前者位于小腿腓肠肌静脉丛，后者位于髂、股静脉。临床上最多见的是混合型。周围型的症状轻微，容易被忽视。若血栓蔓延到肢体主干静脉，则症状明显。可有脉搏持续增速，体温轻度升高。中央型出现患肢疼痛、肿胀、局部压痛和浅静脉扩张。下肢血管多普勒超声检查常能找到诊断证据。

下肢深静脉血栓形成若未能及时发现和治疗，将严重影响今后患者下肢的静脉回流，留下后遗症。血栓脱落则可导致致命的肺栓塞。因此要重视下肢深静脉血栓形成的预防。常用的方法有术后加强踝关节的伸屈活动，以加速血液回流，防止静脉内血液淤滞。注射小剂量肝素抗凝和低分子右旋糖酐减轻血液的黏滞度，以消除血液的高凝状态。对于早期血栓形成病程不超过 3 天的患者，可用尿激酶溶栓疗法。中央型病程在 48 小时以内者，可以施行切开取栓术。72 小时以内者，可用溶栓疗法。对病期超过 3 天的混合型病变，仅能采用抗凝疗法（肝素和香豆素类衍化物），以防止血栓蔓延。

第五章

胃和十二指肠疾病

第一节　胃和十二指肠溃疡的外科治疗

一、胃溃疡和十二指肠溃疡的特点

【概述】

1. 定义　胃十二指肠溃疡是一种局限性圆形或椭圆形的局限性黏膜缺损，累及黏膜、黏膜下层和肌层，治愈后不留瘢痕。因溃疡的形成与胃酸—蛋白酶的消化作用有关，也称为消化性溃疡（peptic ulcer）。胃十二指肠是好发部位，近年来认为病因是多因素的，是全身疾病的局部表现。

2. 流行病学　消化性溃疡是常见的消化系慢性疾病。据估计一般人群中，约 5% ~ 10% 的人在其一生中某一时期曾患过胃或十二指肠溃疡。近 40 年来，欧美及亚洲等地区的消化性溃疡发病率、死亡率、住院率和外科手术率均有下降趋势。而溃疡并发症的患病率却相对稳定，甚至有上升趋势。老年人消化性溃疡，尤其是老年妇女消化性溃疡的死亡率和住院率都有增高的趋势。这可能与人口老龄化、非甾体抗炎药的广泛应用有关。十二指肠溃疡（duodenal ulcers，DU）发病率明显高于胃溃疡（gastric ulcer，GU），但在一些西方国家这种差异有逐渐减小的倾向。十二指肠溃疡发病年龄多为 35 ~ 45 岁，胃溃疡发病年龄则多为 50 ~ 60 岁，男性发病率高于女性。

3. 好发部位　胃溃疡好发于胃小弯，尤其是胃角处，其中 90% 发生在胃窦部（属 I 型胃溃疡，约占胃溃疡的 57%）。溃疡的直径一般 < 2.5cm，但直径 > 2.5cm 的巨大溃疡并非少见。溃疡底部常超越黏膜下层，深达肌层甚至浆膜，溃疡下层可完全被肉芽组织及瘢痕组织所代替。

胃溃疡根据部位和胃酸分泌量可分为四型：I 型最为常见，约占 50% ~ 60%，低胃酸，溃疡位于胃小弯角切迹附近；II 型约占 20%，高胃酸，胃溃疡合并十二指肠溃疡；III 型约占 20%，高胃酸，溃疡位于幽门管或幽门前，与长期应用非甾体抗炎药物有关；IV 型约占 5%，低胃酸，溃疡位于胃上部 1/3，胃小弯高位接近贲门处，常为穿透性溃疡，易发生出血或穿孔，老年患者相对多见。距食管胃连接处 2cm 以内者则称为近贲门溃疡（juxtacardial ulcer）。

十二指肠溃疡约 95% 发生于球部，直径一般 < 1cm。球部以下者称为球后溃疡（约占 5%）。当球部前后壁或胃大、小弯侧同时有溃疡存在时，称对吻溃疡。胃和十二指肠均有溃疡者，称复合性溃疡（属 II 型胃溃疡）。

【病因及发病机制】

20 世纪 80 年代以来对消化性溃疡的认识有了新突破。消化性溃疡主要由幽门螺杆菌（helicobacterpylori 以下简称 Hp）感染和服用非甾体抗炎药（non-steroidal anti-inflammatory drug，NSAID）引起。按病因将消化性溃疡分为 Hp 相关性溃疡、NSAID 相关性溃疡以及非 Hp、非 NSAID 相关性溃疡三类。

1. 幽门螺杆菌感染　在 Warren 和 Marshall 于 1982 年发现 Hp 之前，外界的压力和不良的生活习惯被认为是导致消化性溃疡的主要原因。Schwartz 在 1910 年提出"消化性溃疡是一种自身消化的产物，是胃液的消化能力超过胃和十二指肠黏膜防御能力的结果"，即经典的"无酸则无溃疡"，此学说一直被视为消化性溃疡的理论基础。20世纪80年代中期，质子泵抑制剂（如奥美拉唑等）强力抑酸剂的出现增强了溃疡的治疗效果，溃疡的治愈已不困难，但溃疡愈合后复发率居高不下，即使药物长期治疗，一旦停药仍可能复发。

Warren和Marshall发现，当致病细菌被清除，慢性胃溃疡类疾病是可以完全治愈的。基于他们的这一突破性发现，胃溃疡不再是一个慢性而且经常复发的顽症，"无Hp无溃疡复发"已成为学者们接受的事实。国外研究发现，40岁以下正常人群Hp检出率为20%左右，而60岁以上人群Hp检出率为50%左右。在感染Hp的患者中约15%~20%一生中会发生溃疡。2007年国内调查了26个省市的2395例DU患者中，Hp阳性1206例（50.4%），阴性461例（19.2%），未接受Hp检测728例；1603例GU患者中，Hp阳性833例（52.0%），阴性287例（17.9%），未接受Hp检测483例，在上述病例中，DU与GU患者的Hp感染率相仿。研究表明，HP感染者发生消化性溃疡的危险性是未感染者的20倍。

Hp为革兰阴性杆菌，呈弧形或S形，胃黏膜是Hp的自然定植部位。Hp可分泌尿素酶、蛋白酶、磷脂酶及过氧化物酶等多种酶。尿素酶能分解尿素生成氨，除保护Hp在酸性环境中得以生存外，同时破坏胃黏膜、损伤组织细胞。蛋白酶与磷脂酶可降解胃黏液层的脂质结构及黏蛋白，损坏胃黏液层的屏障功能。过氧化物酶能抑制中性粒细胞的杀菌功能。Hp菌株能够生成毒素相关蛋白（CagA）、刺激IL-8与TNF的分泌，引起严重的炎症反应。Hp生成的细胞空泡毒素（VacA）可使细胞发生变性反应，导致细胞损伤。另外，目前一致认为Hp感染是已被证实的人类非贲门部胃癌最常见的危险因素。Hp感染是慢性胃炎的主要病因，可启动一系列致病事件，从而导致萎缩性胃炎、化生、异型增生，最终发生胃癌。

2. 胃酸分泌　大量临床试验和研究证明胃酸的病理性升高是溃疡发病的重要因素之一。胃液酸度过高，激活胃蛋白酶原，使十二指肠黏膜自身消化，可能是溃疡形成的重要原因。十二指肠溃疡患者的基础酸分泌（basal acid output，BAO）和最大胃酸分泌量（maximal acid output，MAO）均高于健康人，除与迷走神经的张力及兴奋性过度增高有关外，也与壁细胞数量的增加有关。正常人胃壁细胞总数约为10亿，而十二指肠溃疡患者胃壁细胞数高达19亿，为正常人的2倍。此外壁细胞对促胃液素、组胺、迷走神经刺激敏感性亦增高。溃疡患者在胃窦酸化情况下，正常的抑制胃泌酸机制受到影响，促胃液素异常释放，而组织中生长抑素水平低，黏膜前列腺素合成减少，削弱了对胃黏膜的保护作用，使得黏膜易受胃酸损害。而胃溃疡患者的BAO和MAO均同正常人相似，甚至低于正常人。

3. 胃黏膜屏障的破坏和药物因素　人们注意到在胃溃疡病患者，胃酸和胃蛋白酶水平并不高于正常人，甚至低于正常人，说明存在胃黏膜抵抗力的下降。胃黏膜屏障由3部分组成：①黏液，碳酸氢盐屏障的存在，使胃内pH保持在2.0，而黏液与上皮细胞之间pH保持在7.0；②胃黏膜上皮细胞的紧密连接，能防止H^+逆向弥散和Na^+向胃腔弥散，③丰富的胃黏膜血流，可迅速除去对黏膜屏障有害的物质如H^+，并分泌HCO_3^-以缓冲H^+黏膜屏障损害是溃疡产生的重要环节。上皮细胞再生功能强、更新快也是重要的黏膜屏障功能。非甾体抗炎药（NSAID）、肾上腺皮质激素、胆汁酸盐、酒精、氟尿嘧啶等均可破坏胃黏膜屏障，造成H^+逆流入黏膜上皮细胞，引起胃黏膜水肿、出血、糜烂，甚至溃疡。长期使用NSAID使胃溃疡发生率显著增加，但并未使十二指肠溃疡发病率增高。

4. 胃十二指肠运动功能异常　一些十二指肠溃疡病患者，胃排空速度较正常人快。液体排空过快使十二指肠球部与胃酸接触的时间较长，黏膜易于发生损伤。研究发现，对部分胃溃疡患者，胃运动异常主要表现在胃排空延迟和十二指肠的反流，前者使胃窦部张力增高，刺激胃窦黏膜中的G细胞，使之分泌的促胃液素增加，刺激胃酸分泌。由于幽门括约肌功能不良，导致反流中的胆汁、十二指肠液及胰液对胃黏膜发挥损伤作用。

5. 遗传因素　研究发现消化性溃疡具有遗传素质，并且胃溃疡和十二指肠溃疡病系单独遗传，互不相干。胃溃疡患者的家族中，胃溃疡的发病率比正常人高3倍；遗传因素在十二指肠溃疡的发病中起一定作用，单卵孪生患相同溃疡病者占50%，双卵孪生仅占14%。O型血者患十二指肠溃疡比其他血型者显著为高。另外，高胃蛋白酶血症Ⅰ型（常染色体显性遗传）在十二指肠溃疡患者中比较常见，但具体机制不清。

6. 其他因素 临床研究表明，长期处于精神高度紧张、焦虑或者情绪波动者容易发生消化性溃疡，现已证明十二指肠溃疡在愈合后再遭受到精神应激时容易复发。此外，吸烟与溃疡的发生有一定的关系。吸烟可能减慢溃疡愈合的时间，原因可能是由于吸烟导致前列腺素合成减少，提高了胃酸的分泌，抑制或者减少了十二指肠和胰源性的碳酸氢盐的分泌。戒烟是治疗溃疡的一个关键因素。某些特定的疾病也会增加溃疡的发病概率，如慢性阻塞性肺疾病、酒精肝和慢性肾衰竭等。另外，胃肠肽和过度饮酒也可能在溃疡发病中起一定作用，但具体机制还未完全清楚。

从胃和十二指肠的发病机制来看，两者是有区别的。其共同的致病因素主要有 Hp 感染和 NSAID 的应用。但就十二指肠溃疡而言，过量的胃酸分泌、胃排空速度过速以及十二指肠的酸中和能力减弱是引发溃疡的主要原因。胃溃疡除了上述与十二指肠溃疡共同的致病因素外，主要是十二指肠液的反流和胃黏膜的破坏。

【临床表现及并发症】

长期性、周期性和节律性上腹疼痛为胃十二指肠溃疡共有的特点。但两者又有其不同的表现。

1. 胃溃疡 胃溃疡的高峰年龄是 50 ～ 60 岁，男性多于女性。重要的症状为上腹痛，规律性腹痛不如十二指肠明显，进食并不能使腹痛减轻。疼痛多发在餐后半个小时到 1 小时，也可持续 1 ～ 2 小时。其他表现为恶心、食欲缺乏，常因进食后饱胀感影响饮食而导致体重减轻。抗酸药物多难以发挥作用。体格检查常发现疼痛在上腹部、剑突和脐正中间或偏左。

2. 十二指肠溃疡 十二指肠溃疡可见于任何年龄，发病比胃溃疡年轻 10 岁，多见于 35 ～ 45 岁的患者，男性为女性的 4 倍。典型的十二指肠溃疡引起的疼痛常常发生在餐后数小时，疼痛主要为上腹部，有明显的节律性，且因进食而有所缓解。饥饿痛和夜间痛与基础胃酸分泌过度有关，腹痛可因服用抗酸药物而缓解。疼痛多为烧灼样，可以发射到背部，体检时可以发现右上腹有压痛。十二指肠溃疡引起的腹痛常呈周期性，秋冬季易发作。

3. 并发症 胃和十二指肠溃疡均可并发出血、穿孔和幽门梗阻。胃溃疡可发生恶变，而十二指肠溃疡一般不会恶变。

【诊断】

1. 胃镜 随着内镜技术的发展和普及，纤维胃镜（endoscopy）检查已成为胃和十二指肠病变的首选诊断方法，胃镜下可以直接观察胃和十二指肠内黏膜的各种病理改变，对溃疡进行分期（活动期、愈合期和瘢痕期），根据不同分期决定不同治疗策略，并可进行活组织病理检查，对良恶性溃疡的鉴别很有价值。良性溃疡在内镜下可观察到大而圆形的溃疡，底部平坦，呈白色或灰白色。

2. X 线 X 线钡餐检查（barium radiography）对发生在胃和十二指肠的病变也是一种主要诊断方法，大约90% 以上的胃和十二指肠病变可以通过 X 线气钡双重对比造影检查得到明确的诊断。十二指肠溃疡多发生在球部，龛影是十二指肠溃疡病典型的 X 线表现。正面观，溃疡的龛影多为圆形、椭圆形或线形，边缘光滑，周围可见水肿组织形成的透光圈。在溃疡愈合过程中，纤维组织增生可呈纤细的黏膜皱襞向龛影集中。胃溃疡多发生于胃小弯，X 线气钡双重造影可发现小弯龛影，溃疡周围有黏膜水肿时可有环形透明区，同样龛影是诊断胃溃疡的直接证据。溃疡周围组织的炎症使局部痉挛，可导致钡餐检查时局部疼痛和激惹现象。

应当指出，龛影虽然是诊断消化性溃疡的直接证据，但在一些情况下难以发现，此时内镜检查显得更为重要。据统计大约有 3% ～ 7% 的患者在胃发生恶性溃疡时，钡餐检查仅表现为良性病变的征象。

3. 实验室检查 胃溃疡患者的胃酸浓度和量与正常人无明显区别；十二指肠溃疡的胃液量及酸浓度明显增加。血清促胃液素测定仅在疑有胃泌素瘤时做鉴别之用。

【治疗原则】

1. 手术适应证 对于消化性溃疡，外科治疗的目的主要是修复胃肠壁，手术止血或者两者兼有。而对于预防复发而言，主要是内科药物治疗（根除幽门螺杆菌和抑制胃酸分泌）。

当胃、十二指肠溃疡发生并发症而不再是单纯的溃疡时，即需要手术治疗。两者适应证相似：①临床上有多年的溃疡病史。症状逐年加重，发作频繁，每次发作时间延长。疼痛剧烈影响正常生活和工作。

②既往接受过至少一次正规严格的内科治疗，治疗 3 个月以上仍不愈合或者经内科治愈后又复发。③内镜或 X 钡餐检查提示溃疡较大，溃疡直径超过 2 ~ 2.5cm，或有穿透胃十二指肠以外的征象。④并发大出血、急性穿孔或者瘢痕性幽门梗阻者，其中瘢痕性幽门梗阻是外科手术的绝对适应证。⑤怀疑有溃疡恶变者。⑥一些特殊性质的溃疡：胰源性溃疡（zollinger-ellison syndrome）、胃空肠吻合口溃疡、应激性溃疡等。

鉴于下述原因，胃溃疡的手术指征可适当放宽：①多数胃溃疡对内科抗酸药物治疗的效果不满意，有效率仅 35% ~ 40%，而且复发率较高。②部分胃溃疡有可能癌变（< 5%）。③合理的手术治疗效果好，目前手术治疗已相当安全。④胃溃疡患者年龄偏大，一旦发生并发症，手术的死亡率和病残率都明显增高。因此，目前大多数外科医师都主张：胃溃疡诊断明确，经过短期（8 ~ 12 周）严格的药物治疗后仍未治愈，应该尽早手术。

2. 手术方式　常用的手术方式为胃大部切除术和迷走神经切断术。其中胃大部切除术适用于胃和十二指肠溃疡，而迷走神经切断术更适合于十二指肠溃疡。各种术式的溃疡复发率和并发症发生率不尽相同。高选择性迷走神经切断术的危险性小于胃大部切除手术；溃疡复发率则以选择性迷走神经切断加胃窦切除术最低，高选择性迷走神经切除术最高后遗症以胃大部切除术最多，高选择性迷走神经切断术最少。尚无单一的术式能适合于所有的患者，故应根据患者的具体情况制订个体化的方案。

二、胃和十二指肠溃疡并发症的外科治疗

随着各种新型治疗溃疡病药物的问世，消化性溃疡的内科疗效明显提高。临床上需要外科治疗的溃疡病越来越少。尽管如此，溃疡病出血并发症的发病率却相对稳定，尤其在老年患者中，这可能与非甾体抗炎药物广泛应用有关。因此，从某种意义上讲，胃十二指肠溃疡的外科治疗，主要是针对其并发症：大出血、急性穿孔、瘢痕性幽门梗阻和胃溃疡恶变。

（一）大出血

胃十二指肠溃疡大出血（hemorrhage）是指引起明显出血症状（出血量 > 1 000mL），并有失血性休克表现的大出血，表现为大量呕血、便血并伴有皮肤苍白、尿少等低血容量休克表现。约有 5% ~ 10% 的胃十二指肠溃疡大出血需外科手术。胃十二指肠溃疡出血是溃疡常见并发症，也是上消化道出血最为常见的原因，约占上消化道出血的 40% ~ 50%。有资料表明，在需要手术治疗的溃疡病患者中，大出血患者占 10% ~ 20%。因十二指肠溃疡死亡的患者中，大约 40% 患者死于急性出血。大量研究表明，曾有过溃疡大出血的患者，再发出血的比例约为 50% 左右。

1. 病因和病理　溃疡大出血是因为溃疡基底血管被侵蚀破裂所致，大多数为动脉出血，溃疡基底充血的小血管破裂，也可引起大量失血。大出血的溃疡一般位于胃小弯或十二指肠后壁。胃溃疡出血常来源于胃右、左动脉的分支或肝胃韧带内的较大血管；十二指肠溃疡出血多来自胰十二指肠上动脉或胃十二指肠动脉等附近的血管。多数为间歇性出血。大出血可引起循环血量明显减少，血压下降。出血 50 ~ 80mL 即可引起黑便。

2. 临床表现　呕血和排柏油样黑便是胃十二指肠溃疡大出血的主要表现。呕血为鲜红或咖啡样。多数患者表现只有黑便而无呕血。如出血迅速可呈色泽较鲜红的血便。失血量在 1 000mL 以上可出现心悸、恶心、出冷汗、口渴。出血量超过 1 500mL，可发生低血压，患者可有眩晕、无力、口干、腹胀或腹痛、肠蠕动增强，并有苍白、出冷汗、脉搏细速、血压下降等失血现象，甚至突然晕倒。腹部检查常无阳性发现，出现腹痛的患者应注意有无溃疡出血伴发急性穿孔。实验室检查可以发现血红蛋白进行性下降。红细胞计数和血细胞比容低于正常。但在急性失血初期，血液循环量已减少而血液尚未被组织液稀释，此时检查结果并不能准确地反映出失血量的多少，所以有必要多次重复检查。

3. 诊断和鉴别诊断　根据典型的溃疡病病史、呕血、黑便以及纤维胃镜检查，多可做出正确诊断。但在确诊前必须意识到：①出血是否来自上消化道；②是否属胃十二指肠溃疡出血，必须与食管静脉曲张破裂、食管裂孔疝、Mallory-Weiss 综合征、胃癌、胆管病变等引起的出血相鉴别；③有无并发症，特

别是胃十二指肠溃疡合并门静脉高压食管静脉曲张者。

4. 治疗原则

（1）止血、制酸等药物应用：经静脉或肌注血凝酶（立止血）；静脉给予 H_2 受体拮抗剂（西咪替丁等）或质子泵抑制剂（奥美拉唑等）；静脉应用生长抑素奥曲肽（善宁）0.3 ~ 0.5mg 加入 500mL 生理盐水中缓慢滴注维持 24 小时，或 0.1mg 皮下注射，每 6 ~ 8 小时一次。

（2）留置鼻胃管：用生理盐水冲洗胃腔，清除凝血块，直至胃液变清，持续低负压吸引，动态观察出血情况。可经胃管注入 200mL 含 8mg 去甲肾上腺素的生理盐水溶液，每 4 ~ 6 小时一次。

（3）急诊胃镜治疗：内镜止血相对于保守疗法可减少出血复发率及死亡率，并且可明确出血病灶，尤其是对于动脉性出血和可视血管的出血较为有效。通过内镜下夹闭、电凝、激光灼凝、注射或喷洒药物等局部止血措施。检查前必须纠正患者的低血容量状态。

内镜治疗分四种：①注射疗法；②热疗法；③联合疗法（注射疗法联合热疗法）；④机械疗法。内镜注射肾上腺素治疗溃疡出血，由于安全、低成本和易用性，是较为普遍的内镜疗法。有资料表明，对于伴有严重、高风险的出血患者，内镜联合疗法（药物注射联合热疗法或者联合其他机械疗法）优于单一内镜疗法，其中肾上腺素注射结合热凝固疗法是不错的选择。肾上腺素注射疗法有较高的初次止血率，而热凝固疗法可降低出血复发率。另外，可用乙醇局部注射治疗溃疡出血患者，在出血灶周围选择 3 ~ 4 点，每点注射乙醇 0.1 ~ 0.2mL，可在其浅层再注射 0.05 ~ 0.10mL，总量不超过 1.5 ~ 2.0mL。

（4）补充血容量：建立可靠畅通的静脉通道，快速滴注平衡盐液，做输血配型试验。同时严密观察血压、脉搏、尿量和周围循环状况，判断失血量指导补液。失血量达全身总血量的 20% 时，应输注羟乙基淀粉、右旋糖酐或其他血浆代用品，用量在 1 000mL 左右。出血量较大时可输注浓缩红细胞，也可输全血，并维持血细胞比容不低于 30%。输入液体中晶体与胶体之比以 3：1 为宜。

（5）急症手术止血：多数胃十二指肠溃疡大出血，可经非手术治疗止血，约 10% 的患者需紧急手术止血。手术指征为：①出血速度快，短期内发生休克，或较短时间内（6 ~ 8 小时）需要输入较大量血液（> 800mL）方能维持血压和血细胞比容者；②年龄在 60 岁以上并伴动脉硬化症者自行止血机会较小，对再出血耐受性差，应及早手术；③近期发生过类似的大出血或合并穿孔或幽门梗阻；④正在进行药物治疗的胃十二指肠溃疡患者发生大出血，表明溃疡侵蚀性大，非手术治疗难以止血；⑤胃溃疡较十二指肠溃疡再出血机会高 3 倍，应争取及早手术；⑥纤维胃镜检查发现动脉搏动性出血，或溃疡底部血管裸露再出血危险很大；⑦有长久和屡次复发的溃疡史，出血前曾经检查证明溃疡位于十二指肠后壁或胃小弯，表明出血可能来自较大的动脉，溃疡基底部瘢痕组织多，出血不易自止。急诊手术应争取在出血 48 小时内进行，反复止血无效，时间拖延越久危险越大。

采取积极的复苏措施，力争在血流动力学稳定的情况下手术止血。手术方法有：①包括溃疡在内的胃大部切除术。如术前未经内镜定位，术中可切开胃前壁，明确出血溃疡的部位，以非吸收缝线缝扎止血同时检查是否有其他出血性病灶；②对十二指肠后壁穿透性溃疡出血，先切开十二指肠前壁，贯穿缝扎溃疡底的出血动脉，再行选择性迷走神经切断加胃窦切除或加幽门成形术，或做旷置溃疡的 Billroth Ⅱ 式胃大部切除术加胃十二指肠动脉、胰十二指肠上动脉结扎；③重症患者难以耐受较长时间手术者，可采用非吸收缝线溃疡底部贯穿缝扎止血。

（二）急性穿孔

1. 概述　溃疡穿透浆膜层达游离腹腔即可致急性穿孔，是胃十二指肠溃疡严重并发症，也是外科常见的急腹症。急性穿孔的发生率约为消化性溃疡病的 5% ~ 10%，其中男性占 90%。通常十二指肠溃疡急性穿孔比胃溃疡多见。一旦溃疡穿孔，就有致命危险，十二指肠溃疡穿孔的死亡率为 5% ~ 13%，胃溃疡为 10% ~ 40%，并且随着年龄的增加和穿孔时间的延长，死亡率也相应增高。

2. 病因与病理　吸烟是 < 75 岁患者穿孔最常见的病因，有文献报道吸烟与溃疡穿孔之间存着相关性，吸烟可显著增加各个年龄组的穿孔发生率。另外一个重要原因是非甾体抗炎药的使用。约 1/4 的穿孔患者是由于使用非甾体抗炎药，在老年人中这个比例更高。胃十二指肠溃疡穿孔可分为游离穿孔与包裹性穿孔。游离穿孔发生时，胃与十二指肠的内容物进入腹膜腔引起弥漫性腹膜炎；包裹性穿孔同样形成侵

蚀胃或十二指肠壁全层的溃疡孔洞，但被邻近脏器或大网膜封闭包裹，阻止了消化道内容物进入腹膜腔。

如十二指肠后壁溃疡穿入胰腺，为胰组织所包裹，即所谓慢性穿透性溃疡。

90%的十二指肠溃疡穿孔发生在球部前壁，而胃溃疡穿孔60%发生在胃小弯，40%分布于胃窦及其他各部。急性穿孔后，强烈刺激性的胃酸、胆汁、胰液等消化液和食物溢入腹腔，引起化学性腹膜炎，导致剧烈的腹痛和大量腹腔渗出液，约6～8小时后细菌开始繁殖并逐渐转变为化脓性腹膜炎。病原菌以大肠埃希菌、链球菌为多见。由于强烈的化学刺激、细胞外液的丢失以及细菌毒素吸收等因素，患者可出现休克。

3. 临床表现　多数急性胃十二指肠溃疡穿孔患者较长的溃疡病史，近期症状逐渐加重，约有10%的患者没有溃疡病史而突然发生急性穿孔。部分患者有暴饮暴食、过度疲劳、情绪激动等诱因。

急性穿孔典型的症状是突然发生的剧烈的腹痛，刀割样，难以忍受，并迅速波及全腹部。有时强烈刺激性的消化液沿升结肠外侧沟流至右下腹，引起右下腹疼痛，要与急性阑尾炎相鉴别。剧烈的腹痛使患者多有面色苍白、出冷汗、肢体发冷等休克表现。患者可以清楚地回忆起剧痛发作的时间。部分患者表现有恶心、呕吐。体检时，患者多为被动体位，表现为屈膝、不敢翻动及深吸气，全腹呈板样硬，压痛、反跳痛及肌紧张明显，疼痛主要在上腹。75%的患者肝浊音界缩小或消失，肠鸣音消失。80%的患者直立位腹部X线片示膈下有半月形游离气体。穿孔发生后，继发细菌性腹膜炎可引起患者发热、腹胀、血白细胞计数显著升高。穿孔后期或穿孔较大者，可出现腹胀，肠麻痹。腹腔积液超过500mL时，可叩到移动性浊音。部分老年患者或体质较虚弱者，临床穿孔表现不典型，往往以脓毒血症和感染中毒性休克为主要表现。

4. 诊断和鉴别诊断

（1）急性胰腺炎：胃十二指肠溃疡穿孔和急性胰腺炎均属急腹症，两者在临床表现上有许多相似之处。严重的溃疡穿孔或溃疡穿透累及胰腺时，虽然血淀粉酶可升高，但是一般不超过正常值的5倍。急性胰腺炎起病也较急骤，多有暴饮暴食史，突然发作上腹疼痛，疼痛剧烈并且向腰背部放射，患者常有"束带"感，早期腹膜炎不明显，检查无气腹征，血清淀粉酶超过500索氏单位。

（2）急性阑尾炎：因穿孔后胃肠内容物可经升结肠旁沟或小肠系膜根部流到右下腹，引起右下腹腹膜炎症状和体征。易误诊为急性阑尾炎穿孔。后者常有明显的转移性右下腹疼痛，临床症状和腹部体征较轻，多不伴休克征象，也多无气腹征表现。

（3）急性胆囊炎和胆囊结石：腹痛和腹膜炎体征较轻并且局限于右上腹，有时疼痛放射至右肩胛部或腰背部。腹部超声、X线和CT检查有助于鉴别诊断。

（4）肝破裂出血：常有明显的外伤史，出血性休克是其主要症状，可有腹痛和腹膜炎体征，腹腔穿刺可抽出不凝血。腹部超声和CT检查提示有肝破裂及腹腔积液。

5. 治疗原则

（1）非手术治疗：一般情况良好，症状体征较轻的空腹小穿孔；穿孔超过24小时，腹膜炎已局限者；患者全身情况差，年老体弱，或合并有严重的心肺疾病；经水溶性造影剂行胃十二指肠造影检查证实穿孔已封闭；终末期脓毒症患者；患者因手术风险而拒绝手术。非手术治疗不适用于伴有出血、幽门梗阻、疑有癌变等情况的穿孔患者。非手术治疗的措施主要包括：①持续胃肠减压，减少胃肠内容物继续外漏，以利于穿孔的闭合和腹膜炎消退；②输液以维持水、电解质平衡并给予营养支持；③全身应用抗生素控制感染；④经静脉给予H_2受体阻滞剂或质子泵拮抗剂等制酸药物。非手术治疗期间需严密观察病情变化，如治疗6～8小时后病情继续加重，应立即手术治疗。非手术治疗的少数患者可出现膈下或腹腔脓肿。痊愈的患者应胃镜检查排除胃癌，根治Hp感染并采用制酸剂治疗。

（2）手术治疗：仍为胃十二指肠溃疡急性穿孔的主要疗法，根据患者情况结合手术条件选择单纯穿孔修补术或彻底性溃疡手术。

1）穿孔修补术：是治疗溃疡穿孔的主要手段，方法简单，创伤轻，危险性小，疗效确切。缝闭穿孔不仅终止胃肠内容物继续外漏，同时术中冲洗腹腔可较彻底地清除腹腔内的污染物和渗出液，有效地防止和减少术后并发症。穿孔修补术后给予正规的内科治疗，约30%患者溃疡可愈合，症状消失。在胃溃疡急性穿孔单纯修补术后的患者中，约 7% ~ 11% 在随访过程中确诊为胃癌。因此，胃溃疡患者术中应尽可能地取活检作病理检查，术后应定期做胃镜检查。

适应证：①穿孔时间超过 8 小时，合并有严重的腹膜炎体征；②术中发现腹腔污染严重，胃十二指肠明显水肿；③患者全身情况差，难以耐受较大或较长时间的手术；④以往无溃疡病史或有溃疡病史未经正规内科治疗，无出血、梗阻等并发症。

方法：经上腹正中切口，探查腹腔内污染情况，暴露胃幽门和十二指肠，检查穿孔所在，常可发现穿孔处已被邻近组织覆盖。如为胃溃疡穿孔，并疑有胃癌可能时，应取穿孔边缘组织做病理检查。闭合穿孔时，沿横行方向以丝线间隔缝合，第一层为对拢缝合，第二层为内翻缝合。但常由于穿孔周围组织水肿及瘢痕，无法行第二层缝合或由于穿孔靠近幽门，内翻缝合后有可能造成幽门狭窄，可只做一层对拢缝合，再以网膜覆盖。如穿孔大、瘢痕多，难以将孔洞缝闭，可将带蒂大网膜塞入孔内后固定于肠或胃壁。穿孔缝合前及缝合后，应尽量吸除腹腔，特别是膈下及盆腔内的渗液。术后在穿孔修补附近及盆腔内可酌情放置引流管。对于较大的溃疡穿孔，网膜填塞法是比较安全的，尤其对于高危患者是不错的选择。

2）腹腔镜溃疡穿孔修补术：急性穿孔；腹腔内渗液不多，术前患者腹膜炎症状不重，仅上腹疼痛、压痛，患者年轻；全身情况较好，能耐受人工气腹；排除溃疡恶变或胃癌穿孔。如果入院时有休克症状，穿孔时间大于 24 小时，年龄 > 75 岁，合并其他重症基础疾病，如心衰、肝硬化等则不适合此种手术方式。

手术方法：目前腹腔镜穿孔修补的方法有以下三种：①单纯缝合修补术：用 0 号、1-0、2-0 可吸收线顺胃肠长轴方向间断全层缝合或连锁缝合。这种方法可适用于大多数穿孔较小的患者，此法修补可靠，但对溃疡边缘已瘢痕化或十二指肠溃疡边缘处已有变形，尤其溃疡较大时，缝合有时较困难；②网膜片修补法：用可吸收缝线穿过穿孔的两侧，缝合 3 ~ 4 针，将大网膜提到穿孔的表面，收紧缝线打结，使网膜片起到生理性封闭物作用即可。该手术操作简单，手术效果好，但网膜片固定须牢固；③蛋白胶粘堵法：用吸收性明胶海绵或网膜组织涂上生物蛋白胶或 ZT 胶后，直接插入穿孔内，使吸收性明胶海绵或网膜组织与胃十二指肠壁粘在一起，封闭穿孔，该方法适用于较小的穿孔。粘堵法操作比较简单，所用粘合剂为生物制剂，但价格较昂贵。

腹内灌洗也是手术的重要环节，包括腹膜腔，肝上间隙，肝下间隙，盆腔等，一般推荐用 6 ~ 8L 的温热生理盐水。术后即开始应用质子泵抑制剂或 H_2 受体阻滞剂，并且要保留鼻胃管 > 48 小时，抗生素应用至少 5 天或直至发热消退。

术后并发症：术后修补处漏是最常见的并发症，发生率约为 1.5% ~ 16%，主要发生在腹腔镜纤维蛋白胶修复患者；肺炎可能与气腹有关，此外还有腹内脓肿、肠梗阻、外瘘、出血等。

3）急诊根治性手术：有资料表明穿孔修补术后，约 2/3 患者仍有轻度或重度慢性溃疡病症状，其中部分患者需要再次作根治性手术。因此，在急诊手术治疗溃疡病穿孔时是否行急诊根治性手术，应根据根治性手术的必要性以及患者是否耐受手术决定。应使根治性手术的死亡率不高于穿孔修补术或非手术治疗。通常有下列情况时应争取做根治性手术：①多年溃疡病病史，症状较重，反复发作；②曾有过穿孔或出血史；③急性穿孔并发出血；④胼胝状溃疡；⑤有瘢痕性幽门狭窄；⑥疑有癌变的胃溃疡穿孔；⑦多发性溃疡；⑧患者全身情况良好，无严重的合并病。此外，还应根据穿孔的大小、时间、腹腔内污染情况以及腹腔探查结果，进行综合判断。常用的术式是胃大部切除或迷走神经切断附加胃窦切除或幽门成形术。

（三）瘢痕性幽门梗阻

因幽门管、幽门溃疡或十二指肠球部溃疡反复发作形成瘢痕狭窄，合并幽门痉挛水肿可以造成幽门梗阻（pyloric obstruction）。

1. 病因和病理　溃疡引起的幽门梗阻有三种：①幽门括约肌痉挛引起梗阻：这类梗阻属于功能性，间歇性发作；②水肿性幽门梗阻：幽门部溃疡炎症使幽门狭窄，炎症水肿消退或减轻后梗阻即缓解；③瘢痕性幽门梗阻：位于幽门附近的溃疡在愈合过程中，形成瘢痕并挛缩产生狭窄，引起梗阻。前两种情况是暂时的、可逆性的，在炎症消退. 痉挛缓解后幽门恢复通畅，瘢痕造成的梗阻是永久性的，需要手术方能解除。瘢痕性幽门梗阻是由于溃疡愈合过程中瘢痕收缩所致，最初是部分性梗阻，由于同时存在痉挛或水肿使部分性梗阻渐趋完整性。初期，为克服幽门狭窄，胃蠕动增强，胃壁肌层肥厚。后期，胃代偿功能减退，失去张力，胃明显扩大，蠕动消失。胃内容物滞留，使促胃液素分泌增加，使胃酸分泌亢进，胃黏膜糜烂、充血、水肿和溃疡。由于胃内容物不能进入十二指肠，因吸收不良患者有贫血、营养障碍；呕吐引起的水电解质丢失，导致脱水、低钾低氯性碱中毒。

2. 临床表现　临床表现大多数患者都有慢性溃疡症状和反复发作史，当并发幽门梗阻时，症状的性质和节律也逐渐改变，一般抗酸药物逐渐无效。由于幽门梗阻、胃潴留，患者常感到上腹部饱胀不适，时有阵发性疼痛，尤以餐后加重。呕吐为幽门梗阻的主要症状，约每隔 1 ~ 2 天发作一次，常发生于餐后 30 ~ 60 分钟。呕吐量大，可超过 1000mL，内含发酵酸臭的宿食，无胆汁。

由于多次反复大量呕吐，可引起 H^+、K^+ 和氯化物严重丢失，导致代谢性低氯低钾性碱中毒。患者可出现呼吸短促、四肢乏力、烦躁不安。由于碱中毒，使循环中游离 Ca^{2+} 减少，以及长期呕吐、禁食和 Mg^{2+} 缺乏，可发生手足抽搐。患者临床上表现为消瘦，倦怠，皮肤干燥，丧失弹性，腹部检查可见上腹隆起，可有蠕动波，可闻及振水音。营养不良，空腹时上腹隆起，可见胃蠕动波以及有上腹部振水音。当有碱中毒低钙血症时，耳前叩指试验（Chvostek 征）和上臂压迫试验（Trousseau 征）均可为阳性。

3. 实验室检查　①血液生化：血清 K^+、Cl^-、Ca^{2+} 和血浆蛋白均低于正常，非蛋白氮升高；②血气分析：代谢性碱中毒；③X 线：清晨空腹透视可见胃内有较大的液平；④钡餐：可发现幽门变细或钡剂不能通过，胃呈高度扩张，明显潴留，6 小时后仍有 1/4 以上的钡剂存留于胃，甚至 24 小时后胃内仍有大量钡剂残留；⑤纤维胃镜：可发现胃内有大量宿食残渣，幽门部明显狭窄，有时可见溃疡存在。

4. 诊断及鉴别诊断　①有慢性溃疡病病史和典型的胃潴留症状；②清晨空腹置入胃管，可抽出大量酸臭的宿食，注水试验阳性（空腹经胃管注入生理盐水 750mL，半小时后抽出量 > 350mL）；③X 线钡餐和纤维胃镜检查证明有幽门狭窄、胃潴留。

幽门梗阻应与下列情况鉴别：①痉挛水肿性幽门梗阻系活动溃疡所致，有溃疡疼痛症状，梗阻症状为间歇性，经胃肠减压和应用解痉制酸药，疼痛和梗阻症状可缓解；②十二指肠球部以下的梗阻性病变十二指肠肿瘤、胰头癌、肠系膜上动脉压迫综合征、十二指肠淤滞症、肠淋巴结结核等也可以引起上消化道梗阻，据其呕吐物含胆汁，X 线、胃镜、钡餐检查可助鉴别；③胃窦部与幽门的癌肿病程较短，胃扩张程度轻，钡餐与胃镜活检可明确诊断；④成人幽门肌肥厚症极为少见，病因尚不清楚，部分病例可能同先天性因素有关。临床上很难同瘢痕性幽门梗阻和胃幽门部硬癌相鉴别。

5. 治疗　瘢痕性幽门梗阻是外科治疗的绝对适应证。手术目的是恢复胃肠连续性，解除梗阻。手术方式可采用胃大部切除术或迷走神经切断加胃窦切除术。对难以切除的十二指肠溃疡，可行溃疡旷置胃大部切除术。对于胃酸分泌高，临床症状明显的年轻患者可考虑做胃大部切除术加迷走神经切断术。对老年患者、全身情况较差者，宜采用胃空肠吻合术。双侧躯干迷走神经切断术加内镜下幽门扩张术（内镜气囊扩张）来解除梗阻，但是复发率较高。此外，腹腔镜双侧躯干迷走神经切断术结合胃空肠吻合术也是可以考虑的手术方式。

术前准备包括：持续胃管减压和温盐水洗胃，以清除胃内潴留的食物，减轻胃黏膜水肿。同时给予 H_2 受体拮抗剂以减少胃酸分泌，纠正水电解质和酸碱平衡紊乱，加强营养支持疗法，改善贫血和低蛋白血症。

（四）胃溃疡恶变

有研究表明其发生率 < 5%。临床上诊断为胃溃疡的患者中，约 10% 切除后的病理检查证实是癌，因此，凡是中年以上的胃溃疡患者若出现下述情况应予以重视：①长期典型的溃疡症状发生改变；②经严格的内科治疗 4 ~ 6 周，病情无明显改善；③食欲减退，进行性消瘦；④粪便隐血试验持续阳性，贫血症状加重；⑤X 线和胃镜检查提示溃疡直径 > 2.5cm，并且不能除外恶变者。对有癌变的胃溃疡应按胃癌进行根治性胃切除术治疗，其远期疗效比原发性胃癌好。

二、胃十二指肠溃疡病的外科治疗方法

胃十二指肠溃疡主要是由于胃酸增加和胃黏膜屏障受到破坏造成的，因此，外科治疗胃十二指肠溃疡的目的是控制和降低胃酸分泌，消除症状，防止复发。不同部位的溃疡其发病机制也有不同，所选择的手术方式也不尽相同。目前比较常用的手术方法大致分两类：胃大部切除术（subtotal gastrectomy）和迷走神经切断术（vagotomy）。胃溃疡和十二指肠溃疡均可选择胃大部切除术。迷走神经切断术多用于十二指肠溃疡的患者。

（一）胃大部切除术

胃大部切除术在我国开展比较普遍，切除的范围是胃的远端2/3 ~ 3/4，包括胃体大部、整个胃窦部、幽门和部分十二指肠球部。一般认为十二指肠球部溃疡胃切除范围应大于胃溃疡患者。

1. 胃大部切除术治疗溃疡的理论基础　胃部分切除术治疗十二指肠溃疡，需要的切除范围应该包括胃远侧的2/3 ~ 3/4，即是胃体部的大部分、整个胃窦部、幽门和十二指肠第一部，称为胃大部切除术。其治疗溃疡的理论基础为：①根据胃酸分泌的生理，经过上述范围的胃切除后，由于胃窦部已不存在，促胃液素的来源已大部分消除，体液性胃酸分泌明显减少；②切除大部分胃体，分泌胃酸的壁细胞和主细胞数量明显减少，使得胃酸和胃蛋白酶分泌大为减少；③切除了溃疡的常发部位（邻近幽门的十二指肠第一部、幽门管和胃窦部小弯）；④切除了溃疡本身，消除了病灶；⑤胃部分切除术后，幽门的作用不复存在，胃内容物在胃内停留的时间缩短，碱性十二指肠液反流人胃的机会增多，可以中和残胃分泌的胃酸。这种情况也有助于防止胃酸过高、溃疡复发。因此，胃大部切除术既可降低胃酸的分泌，又可以除去溃疡病灶，还可以防止溃疡的复发，所以治疗效果很好，治愈率达85% ~ 90%，而且手术死亡率在1%以下。

2. 切除范围　胃切除范围决定胃酸降低的程度，影响手术疗效。50%的胃切除，是从胃大弯左、右胃网膜动脉交界处到贲门下2 ~ 3cm处画一直线；60%胃切除为大弯处再向左，在胃网膜左动脉第一个垂直分支处，到贲门下2cm处的连线；75%胃切除为贲门下至胃网膜左动脉弓在大弯的起点处。胃大部切除术的切除范围是胃远侧的2/3 ~ 3/4，包括胃体的远侧部分、整个胃窦部、幽门和十二指肠第一部。高泌酸的十二指肠溃疡与Ⅱ、Ⅲ型胃溃疡切除范围应不少于胃的60%，低泌酸的Ⅰ型胃溃疡则可略小（50%左右）。对少数胃酸分泌量很大的胰源性溃疡应做全胃切除。

3. 溃疡的切除　胃部分切除治疗胃十二指肠溃疡的作用之一是切除溃疡，达到消除溃疡的目的。绝大多数溃疡发生在邻近幽门的十二指肠球部、胃窦部。由于消除了胃酸溃疡多数可以自愈，故临床上十二指肠球后溃疡等形成严重瘢痕者不宜切除时，可在幽门前胃窦部3 ~ 4cm处切断，但必须将残留的胃窦部黏膜全部剥离掉（Bancroft手术），消除胃酸后，溃疡可以治愈。因此对溃疡切除困难或位于球后的低位溃疡，可采用旷置溃疡的手术，即溃疡旷置术（Bancroft术）。

4. 吻合口大小　胃肠吻合口的尺度对术后胃肠功能的恢复至关重要。过小的吻合口会使食物通过困难，太大的吻合口使食物过快进入空肠，易发生倾倒综合征。胃十二指肠吻合一般2.0 ~ 2.5cm大小。胃空肠吻合口的大小以3 ~ 4cm（2横指）为宜。

5. 胃肠道重建　常用的消化道重建有两种基本方法：胃－十二指肠吻合（Billroth Ⅰ式）和胃－空肠吻合（Billroth Ⅱ式）。这两种方法哪一种更好，意见仍不统一。多数认为胃十二指肠吻合较好，因为比较接近正常解剖生理，术后并发症和后遗症较少。但也有人认为胃空肠吻合更适于十二指肠溃疡的手术治疗，因为，如强调胃十二指肠吻合，则有可能因担心吻合口张力过大以致胃切除的范围不足，这样在胃酸分泌高的患者，溃疡复发可能较大。具体术式视溃疡情况而定。

此外，尚有胃空肠Roux-en-Y吻合即远端胃大部切除后，缝合关闭十二指肠残端，在距十二指肠悬韧带10 ~ 15cm处切断空肠，残胃和远端空肠吻合，距此吻合口以下45 ~ 60cm空肠与空肠近侧断端吻合。其优点有：①有效预防和治疗碱性反流性胃炎；②无输入襻并发症；③吻合口宽度易掌握，溃疡防止或减少吻合口狭窄或倾倒综合征；④对防止残胃癌具有一定意义。

6. 吻合口与结肠的关系　多指Billroth Ⅱ式胃－空肠吻合方式，通常有结肠前、结肠后之分。结肠前吻合是空肠祥在结肠前侧直接上提至胃断端进行吻合，操作上比较简单，但这种吻合空肠祥较长（10～20cm），并发症较多。结肠后吻合是在横结肠系膜上打孔，然后将空肠祥穿过系膜孔，在结肠后方与胃进行吻合。此种吻合法空肠祥较短，一般为4～5cm。通常结肠前后术式的选择取决于操作医师的熟练程度、经验和个人习惯，只要操作正确，两者并无差别。

7. 近端空肠的长度与方向　近端空肠越靠近十二指肠，黏膜抗酸能力越强，日后发生吻合口溃疡的可能性越小。在无张力和不成锐角的前提下，吻合口近端空肠段宜短。结肠后术式要求从 Treitz 韧带至吻合口的近端空肠长度在6～8cm，结肠前术式以8～10cm为宜。近端空肠与胃大、小弯之间的关系并无固定格式，但要求近端空肠位置应高于远端空肠，以利排空；如果近端空肠与胃大弯吻合，应将远端空肠置于近端空肠前以防内疝。

（二）胃迷走神经切断

1. 迷走神经解剖　迷走神经属混合神经。其中80%为传入纤维，20%为传出纤维。左右迷走神经与食管平行下行，在气管分叉及膈肌水平之间形成食管丛，该丛再形成左、右迷走神经干沿食管两侧下行并共同穿过膈食管裂孔。当胃发生向右90°角的旋转后，左、右干迷走神经在贲门及小弯便成为前、后干。前干分为肝支和胃前支，肝支经小网膜右行，入肝前又分出一支，下降分布至幽门括约肌及幽门窦和十二指肠球部。胃前支沿小弯走行，其外观像是前干的延续，称胃前 Latarjet 神经，并分出3～5支至胃底、体部，随血管穿入胃小弯壁。末端一般为3小支称"鸦爪"（crow foot），在近小弯角切迹处分布至胃窦前壁。后干较前干粗，在胃左动脉进入胃壁处的平面分出腹腔支至腹腔丛，其胃后支即胃后 Latarjet 神经，在胃后的分支与胃前 Latarjet 神经相似。此外，后干在食管裂孔稍下或少数在食管裂孔稍上，发出1～2细支斜向外下分布至胃底后壁，走行隐蔽，迷走神经切断时，即使是熟练的外科医师有时也易漏切，以致术后溃疡复发，因而被称为"罪恶神经"（criminal nerve）。

2. 迷走神经切断术后的病理生理改变

（1）对胃酸分泌的影响：胃壁细胞具有乙酰胆碱、促胃液素及组胺受体，三种迷走神经切断均可有效地消除乙酰胆碱受体的功能，对一个受体功能的阻断将抑制另两个受体的功能，明显抑制胃酸的分泌。基础胃酸分泌量可减少80%～90%。

（2）对胃蛋白酶分泌的影响：高选择性迷走神经切除作用于胃黏膜的主细胞，抑制胃蛋白酶的释放，与降酸作用共同减轻对胃十二指肠黏膜的不良作用，使溃疡得以愈合。

（3）对促胃液素分泌的影响：迷走神经兴奋和食物刺激均能刺激胃窦和十二指肠黏膜释放促胃液素，促胃液素能刺激胃酸分泌，而胃酸分泌增高反过来抑制促胃液素分泌，这一负反馈系统起到调节循环中促胃液素水平的作用。低胃酸、胃窦黏膜碱化、胃膨胀等因素均使促胃液素分泌增加。所以，迷走神经切断术后，均同样有血清促胃液素水平升高。

（4）对胃碳酸氢盐分泌的影响：迷走神经兴奋时可刺激胃窦产生 HCO_3^- 分泌，高选择性迷走神经切断术保留胃窦迷走神经支配，因此，术后对胃分泌碳酸氢盐没有影响。

（5）对胃运动功能的影响：迷走神经干切断，选择性迷走神经切断和高选择性迷走神经切除术均破坏了胃体、胃底部胃壁的张力，并加速流体食物的排出，因此有些患者可能出现进食后饱胀感，并且可在进流体食物后出现倾倒综合征。对固体食物的排空，在高选择性迷走神经切断术后仍正常，反映该手术保留了胃窦和幽门对固体食物的研磨和控制胃排空的作用。

3. 迷走神经切断术的类型　根据迷走神经兴奋刺激胃酸分泌的原理以及没有胃酸就没有溃疡的理论，20世纪40年代以后，迷走神经切断术治疗溃疡病在临床上得到应用和推广。目前迷走神经切断术有三种类型：迷走神经干切断术（truncal vagotomy，TV）；选择性迷走神经切断术（selective vagotomy，SV）；高选择性迷走神经切断术（highly selective vagotomy，HSV）又称壁细胞迷走神经切断术（parietal cell vagotomy，PCV）。迷走神经切断术主要是通过切断迷走神经，去除神经性胃酸分泌，消除了十二指肠溃疡发生的主要原因，同时也去除迷走神经对促胃液素分泌的刺激作用，减少了体液性胃酸分泌，达到使溃疡愈合的目的。

（1）迷走神经干切断术（truncal vagotomy，TV）：是在膈下切断迷走神经前、后干，去除了全部脏器的迷走神经支配，也称全腹迷走神经切断术。该术式不但切断了胃全部迷走神经支配，使基础胃酸量和胃蛋白酶下降78%和60%。但同时也切断了支配腹部其他脏器的迷走神经，从而使这些脏器功能发生紊乱。由于胃迷走神经被切断，使胃张力与蠕动减退，胃排空延迟，胃内容物滞留，可以刺激胃窦部黏膜释放促胃液素，促进体液性胃酸分泌，容易导致溃疡复发。此外，因支配肠道的迷走神经被切断，可引起小肠功能紊乱，导致顽固性腹泻。由于迷走神经干切断后，胃壁张力减弱，导致排空延迟，因此必须加做引流术。一般多选择幽门成形术或胃空肠吻合术。

（2）选择性胃迷走神经切断术（selective vagotomy，SV）：在TV基础上进行了改进，即保留迷走神经肝支和腹腔支，切断供应胃壁和腹腔食管段的所有迷走神经分支，避免了其他内脏功能紊乱的可能性。由于上述两种迷走神经切断术，均造成胃窦部迷走神经支配缺失，导致胃潴留。为了解决胃潴留问题，必须附加胃引流手术。常用的引流术有：①幽门成形术：往幽门处做一纵切口，然后横行缝合。或在幽门处沿胃大弯到十二指肠作一倒"U"字形，切除后行胃十二指肠吻合。②胃空肠吻合术：吻合口应在靠近幽门的胃窦最低点，以利排空。③胃窦或半胃切除术：胃十二指肠或胃空肠吻合术。近年来的资料表明，选择性迷走神经切断术总的临床效果并不比迷走神经干切断术好。选择性迷走神经切断术加各种引流术在我国许多地方广泛应用。在有些地方已经作为十二指肠溃疡治疗的首选方法。此方法也有一些问题，如迷走神经解剖变异，切断神经纤维常不够完整，神经也可能有再生，且有复发可能。此外，还有幽门括约肌丧失导致胆汁反流，部分患者还有倾倒综合征和腹泻等并发症。具体方法是找到迷走神经前干肝支和后干腹腔支，再往远侧分别找到前、后干的胃支，分别于肝支、腹腔支远侧切断前、后胃支。并注意切断前、后干分布至胃底的各小分支及后干的"罪恶神经"。此手术需加做幽门成形术或胃–空肠吻合等引流手术。

（3）高选择性迷走神经切断术（highly selectivevagotomy，HSV）：随着对十二指肠溃疡发生机制的进一步认识，近年来HSV越来越受到重视。该术式仅切断胃前、后Latarjet神经分支，保留了迷走神经肝支、腹腔支和"鸦爪"支神经，降低了胃肠功能的紊乱，尤其是倾倒综合征、腹泻和胆汁反流等。术后胃肠道并发症少，死亡率仅为0.3%，但其不消除Hp主要的滋生场所。由于保留了胃窦幽门部的神经支配和功能，故术后不需要加做引流手术。但应注意切断可能存在的罪恶神经，以防止术后溃疡复发。

由于HSV有效地降低了胃酸和胃蛋白酶的分泌；保留了胃窦幽门部以及肠道的生理功能，手术安全、恢复快、术后并发症少，适用于腹腔镜手术，因此被认为是治疗十二指肠溃疡的首选方法，适用于：①内科治疗无效的十二指肠溃疡；②十二指肠溃疡急性穿孔在8～12小时，腹腔内无严重污染，患者全身情况允许，可采用高选择性迷走神经切断术加穿孔修补术；③十二指肠溃疡出血，可采用PCV加出血溃疡缝扎术。随着内镜微创外科（mLcr01nvasive surgery）的发展，一些应用腹腔镜和胸腔镜切断迷走神经的手术也有报道。

4. 迷走神经切除术后并发症

（1）胃潴留：主要是迷走神经切断后胃张力减退、胃窦幽门部功能失调所致。常发生在术后5～7天。表现为上腹部饱胀不适，呕吐食物和胆汁。X线钡餐和核素扫描均提示有胃排空延迟和潴留。多数患者在2周内症状可自行或通过禁食、持续胃肠减压、应用胃肠动力促进剂等治疗而缓解。对该类患者应注意排除机械性梗阻，慎用手术治疗。

（2）胃小弯坏死穿孔：在行HSV时，分离胃小弯时过于贴近胃壁或过多地损伤血管，造成胃小弯缺血、坏死和穿孔。避免手术时分离小弯血管过深过广，以及神经切断后行胃小弯侧浆膜层完整而严密的缝合，是预防胃小弯坏死穿孔的主要方法。

（3）吞咽困难：通常迷走神经前干在贲门上2～3cm处发出支配食管下段和贲门的分支，若手术切断，则可引起食管下段和贲门的持续性痉挛。对长期痉挛、狭窄者，可通过食管气囊扩张而缓解。

（4）腹泻：发生率为5%～20%，原因不明，可能与迷走神经干切除后小肠神经调节功能紊乱、食糜转运加快所致。临床上可表现为轻型、发作型和暴发型。通常经调节饮食、应用止泻收敛剂等可缓解症状。若经上述处理无效，症状严重，病程持续达18个月者，可考虑行Henle手术（间置逆蠕动空肠）。

（三）治疗结果及评价

胃迷走神经切断术疗效的判断：如果基础胃酸分泌量较术前减少80%以上，增量组胺试验最大胃酸分泌量较术前减少60%～70%，夜间高胃酸现象消失，基础胃酸中无游离酸，提示疗效良好。胰岛素试验也可判断迷走神经是否完全切断，方法是皮下注射胰岛素0.2U/kg，使血糖减至2.8mmol/L以下，刺激迷走神经引发胃酸分泌。如刺激胃酸分泌的反应消失，基础胃酸分泌小于2mmol/h，注射后胃酸分泌量上升小于1mmol/h，表示迷走神经切断完全；如胃酸分泌量上升为1～5mmol/h，表示切断不全，但仍足够；如胃酸分泌量上升超过5mmol/h，表示迷走神经切断不够。

各种胃切除术与迷走神经切断术的疗效评定，可参照Visick标准，从优到差分为四级。Ⅰ级：术后恢复良好，无明显症状；Ⅱ级：偶有不适及上腹饱胀、腹泻等轻微症状，饮食调整即可控制，不影响日常生活；Ⅲ级：有轻到中度倾倒综合征，反流性胃炎症状，需要药物治疗，可坚持工作，能正常生活；Ⅳ级：中、重度症状，有明显并发症或溃疡复发，无法正常工作与生活。

第二节　胃大部切除术后并发症

各类胃十二指肠溃疡手术术后均有一些并发症。术后早期出现的并发症如出血、感染、吻合口瘘等大多与手术操作不当有关；术后远期发生的一些并发症如碱性反流性胃炎、倾倒综合征、营养障碍等则常与手术自身带来解剖、生理、代谢和消化功能改变有关。

一、早期并发症

1. 邻近脏器的损伤

（1）胆总管损伤：常发生于十二指肠球部或球后溃疡。慢性十二指肠溃疡常伴有周围组织瘢痕形成，并与附近脏器明显粘连，瘢痕挛缩将肝门拉紧，牵拉胆总管靠近幽门，在局部解剖困难的情况下，由于强行切除溃疡易导致胆总管损伤，造成术后胆汁性腹膜炎或梗阻性黄疸。对术后因胆管破裂或横断引起胆汁性腹膜炎者，应急诊手术治疗。原则上是只引流不修补，形成胆漏。6～8周后再做修补或胆肠内引流术。对术后因误扎引起胆管梗阻者，若肝功能无明显损害，可在3～4周后，待胆管扩张时再做胆道重建术；若肝功能有明显损害或合并有胆道感染，可先做经皮肝穿刺引流（PTCD）术，待感染控制和肝功能恢复后再手术。

（2）胰腺损伤：胃和十二指肠溃疡后壁穿透性溃疡，其基底即为胰腺，勉强切除可损伤胰腺或主、副胰管。副胰管一般位于主胰管的前上方，开口于十二指肠乳头近侧2cm处。由于溃疡周围组织粘连瘢痕形成，幽门与十二指肠距离较短，副胰管开口被向上牵拉靠近溃疡基底，分离溃疡时易受到损伤。损伤发生时常常不易察觉。术后患者表现腹胀、腹膜炎、膈下感染和假性胰腺囊肿形成。胰腺损伤发生后，对较小的胰管损伤可行结扎术，较大的胰管损伤应行胰管－空肠吻合术。损伤处放置引流管。已有胰腺外瘘者，可自瘘口放橡皮管或导尿管持续引流3～6个月。有假性胰腺囊肿形成者，应至少在囊肿形成6周后行内引流术。

（3）结肠中动脉损伤：常发生在切开胃结肠韧带时将横结肠系膜一起切断结扎。造成横结肠缺血坏死和腹膜炎。因此在切开横结肠系膜时，应仔细辨认，从左侧开始，切不可盲目切断结扎。术中发现误扎时，应立即拆除结扎线，观察横结肠血供情况，必要时需切除缺血的肠段。对术后发生横结肠缺血坏死、腹膜炎者，应立即手术，切除坏死的肠管，近端结肠造瘘，远端结肠关闭。待8～12周后再行结肠造瘘口关闭术。

（4）脾脏损伤：术中在分离左侧大网膜及脾胃韧带、横结肠韧带时，如牵引不当可能撕裂包膜或脾下极，尤其是肥胖患者。因此，术中不要过度牵拉脾胃韧带。对小的包膜破裂可用吸收性明胶海绵等止血，必要时可做细针缝合修补术；对损伤较大，出血不止，脾实质损伤明显者，可行脾切除。

（5）食管下段损伤：行迷走神经切断术时，由于食管周围分离过于广泛，有损伤供应食管的血管和食管肌层的可能，术后可引起食管周围炎症反应。症状一般在术后1个月左右出现. 表现为进固态食物时咽下困难，胸骨后疼痛。上消化道造影可见食管下段狭窄，贲门痉挛。治疗上以保守治疗为主，可给予流质饮食，患者症状多少可逐渐缓解。对于长期不能缓解者，可行食管球囊扩张或粘连松解术。其预防措施主要是在术中分离食管周围的范围应适当，操作细致，避免损伤食管肌层。

2. 出血

（1）腹腔内出血：较为少见。若术后患者出现烦躁不安、四肢湿冷、脉搏加快、血压下降以及少尿等有效循环血量不足征象，并且腹腔引流物引流出大量鲜血或腹腔穿刺抽出血液，胃管内虽无鲜血吸出时，仍应考虑有腹腔内出血的存在。常因术中血管结扎不可靠或结扎线脱落以及脾脏损伤等所造成。故确切的止血和关腹前仔细地检查是防止腹腔内出血的主要手段。

（2）胃内出血：术后胃出血胃大部切除术后，可有少许暗红色或咖啡色胃液自胃管抽出，一般24小时以内不超出300mL，以后胃液颜色逐渐变浅变清，出血自行停止。若术后不断吸出新鲜血液，24小时后仍未停止，则为术后出血。发生在术后24小时以内的胃出血，多属术中止血不确切；术后4～6天发生出血，常为吻合口黏膜坏死脱落而致；术后10～20天发生出血，与吻合口缝线处感染，黏膜下脓肿腐蚀血管所致。因此缝合胃断端时，应确切止血。

3. 十二指肠残端破裂

常发生在 Billrothll 式术后4～6天（也可在1～2天），发生率约1%～4%，是 Billroth Ⅱ式手术近期的严重并发症，可以引起急性腹膜炎、膈下脓肿和十二指肠残端漏，是手术死亡的主要原因。多发生于术后4～5日内，主要表现为突发右上腹疼痛，并出现腹膜炎体征，可有轻度黄疸。白细胞计数增高，腹腔引流物突然增多，并含有胆汁。其发生原因有：①十二指肠残端血供差；②十二指肠残端因明显水肿、瘢痕过多或游离困难，残端缝合不严、张力过高，愈合不良；③空肠输入襻梗阻，肠腔内胆汁、胰液和肠液淤积，压力增高，引起残端缝合处胀裂；④十二指肠残端局部感染；⑤术后胰腺炎。因此，手术时，不要过分强调切除溃疡，且缝合的残端必须是血液供应正常的肠壁，如因局部水肿或瘢痕过多而缝合不满意时，可通过缝合处插管至十二指肠肠腔内做造口，外覆大网膜。同时手术还应注意空肠输入襻长短适中，并避免吻合口组织翻入过多，术后应将胃肠减压管放入空肠输入襻内，以降低肠腔内压力。术后1～2天破裂者，可试行裂口修补，并在十二指肠肠腔内放置引流管引流减压。4～6天破裂者，修补破裂口极难成功。因此，可通过裂口放入一引流管于十二指肠内，缝合裂口前后壁，用大网膜覆盖，并在残端附近放一双套管引流，持续负压吸引。同时做空肠造口术和胃管减压。通常在6周左右拔除十二指肠引流管，瘘管口多能自闭。如果不愈，可在12周后再做瘘管切除、瘘口修补术。

4. 胃肠吻合口破裂或漏　胃十二指肠吻合口破裂多为吻合口张力较大、十二指肠断端条件不理想所致。术中宜切开十二指肠外侧腹膜（Kocher 切口）松解十二指肠，并充分游离残胃大弯以减少张力。如仍有张力，可改为 Billroth Ⅱ式吻合。而胃空肠吻合口破裂大多为严重低蛋白血症、贫血、组织水肿、缝合不当所致。因吻合口破裂发生严重腹膜炎时，须立即手术进行修补。如破裂口较小，可采用大网膜填塞后缝合固定于胃壁上，并于附近放置腹腔引流和胃管减压。如破口较大，可改行 Roux-en-Y 式胃肠重建，并行空肠造瘘给予肠内营养、放置腹腔引流和胃管减压，对原手术为 Billroth I 式的病例，尚需行十二指肠减压。

胃大部切除术后，胃肠吻合口瘘的发生率为0.8%～5%。轻者可引起感染、电解质紊乱和营养不良，重者可致死。常发生在术后1周左右。Billroth Ⅱ式胃大部分切除术后发生部位多在胃小弯侧断端空肠吻合交点的所谓"危险三角"。术前有贫血、低蛋白血症的患者中容易发生。上消化道造影检查可明确诊断。术后发生吻合口破裂或漏的患者，如病变已局限形成脓肿或外瘘，经胃管减压、营养支持、抗感染、抑制消化液分泌等治疗，一般数周后吻合口瘘常能自愈，若经久不闭合，则应考虑手术。

5. 胃排空障碍　胃切除术后排空障碍属动力性胃通过障碍，发病机制尚不完全明了。胃排空障碍又称胃瘫（gastroparesis）。多发生于术后7～10天，患者多在肠道功能已经恢复并开始进食时出现腹胀、呕吐，呕吐物为所进食物。常发生于因长期幽门梗阻的患者，经胃肠减压吸出大量液体后症状好转。稀钡造影或胃镜可以清楚地显示胃的输出道通畅，残胃无收缩或蠕动现象，没有或仅有少量的钡剂进入空肠。此时，最佳的治疗方法是持续应用胃肠减压，并且给予促进胃动力的药物，有助于胃功能的恢复。

一般持续 10～20 日后开始自行缓解，少数情况下可长达 30～40 日。症状一旦开始缓解，胃排空障碍很快消失，2～3 日内即可恢复正常饮食。再次手术对患者无益。值得注意的是胃排空障碍常合并有吻合口狭窄梗阻或输出段肠麻痹，功能紊乱，因此及早明确诊断是治疗的关键。其诊断要点如下：①经一项或多项检查提示无胃流出道机械性梗阻；②术后 7 天仍需行胃肠减压或停止胃肠减压进食或由流食改为半流食后再次出现胃潴留症状而需再行胃肠减压者；或胃引流量＞800mL 并且持续时间＞7 天；③无明显水电解质酸碱失衡；④无引起胃瘫的基础性疾病，如糖尿病、甲状腺功能低下等；⑤无应用影响平滑肌收缩的药物史，如吗啡、阿托品等。

6. 空肠输入襻综合征（afferent loop syndrome，ALS）　见于 Billroth Ⅱ 式胃大部切除术后，常见于胃肠重建方式为输入襻对胃小弯者。临床上常分为急性绞窄性完全梗阻和慢性单纯性部分梗阻。

（1）急性绞窄性完全梗阻：较少见，属闭合性梗阻。其发生的原因为：①输入襻和输出襻空肠扭转，形成输出襻在前，输入襻在后的交叉。造成输出襻系膜牵拉过紧形成素带，压迫后面的输入襻肠管；②过长的空肠输入襻可钻入横结肠系膜和空肠输出襻间的空隙，形成嵌顿、绞窄性内疝。急性绞窄性完全梗阻的临床表现为上腹部急腹症。突发性上腹部剧烈疼痛，呕吐频繁，呕吐量不多，不含胆汁，并且呕吐后症状无缓解。常随即出现烦躁不安、脉搏细速、血压下降等休克表现。体检上腹部有明显的压痛，肌紧张，有时可扪及包块。实验室检查可发现有血液浓缩和明显水、电解质、酸碱平衡紊乱，有时也伴有血淀粉酶升高和黄疸。内镜检查因梗阻而不能插入输入襻。B 超和 CT 检查是目前较理想的诊断手段，都可显示扩张的输入襻有特征性的征象：右上腹跨中线的管型液性包块，位于腹腔动脉与肠系膜动脉之间，内见小气泡影，部分可见扩张的胆、胰管。因属闭襻性梗阻，如不及时处理，可发生肠管坏死破裂，并出现全身中毒症状和休克表现。

因此，手术时应避免输入段和输出段交叉。输入段应长短适度。闭合空肠系膜与横结肠系膜之间的孔。均可以预防此症的发生。由于此症发展迅速，可危及生命，因此一旦出现应及时手术，尽早解除梗阻。如尚未发生肠壁坏死、穿孔。则可作输入段与输出段之间的 Braun 吻合，或单纯内疝复位，闭合疝门。单纯穿孔可行缝合修补，出现肠坏死则需切除坏死肠管，并重建肠道的连续性。

（2）慢性单纯性不全梗阻：其发生主要是：①输入段空肠口处，手术时翻入的胃肠黏膜过多导致狭窄；②输入段太长，局部发生扭曲而粘连；③输入段过短，十二指肠空肠曲被牵拉成锐角，或胃小弯切除的过高，使输入段被拉紧，在吻合口处形成锐角；④输入襻空肠胃套叠。

临床表现主要是间歇性大量呕吐胆汁。呕吐与进食有密切关系，多发生于食后 15～30 分钟。上腹部胀痛或绞痛，并放射至肩背部；恶心，喷射性呕吐大量不含食物的胆汁、呕吐后腹痛症状随即消失，食欲不减退但由于呕吐多因进食而诱发，所以患者多恐惧进食而逐渐消瘦。由于各种原因的梗阻，使输入段内的胆汁、胰液和肠液排空不畅而积存在空肠输入段内，进食后这些分泌液短期内明显增加，输入段内压力明显增高，肠蠕动增强，而克服了梗阻。于是大量含胆汁的液体倾入胃内，由于胃容积小而又来不及从输出段排出，因而出现大量呕胆汁，引起临床上所谓"输入襻综合征"，即餐后 15～30 分钟，上腹部胀痛或绞痛，随即喷射性呕吐大量不含食物的胆汁，呕吐后症状立即消失。呕吐物的性质以及呕吐与进食的关系是诊断的主要依据。胃镜检查可以看到胃吻合口以及输出段均通畅，而胃镜无法进入输入襻。钡餐检查吻合口和空肠输出段通畅无阻而无钡剂进入空肠输入段，由于术后正常情况下输入段空肠也常可不显示，所以钡餐检查的意义在于明确没有吻合口和输出段梗阻。

输入段慢性不完全梗阻也可发生在 Billroth Ⅱ 式胃空肠全口吻合或输入段对胃大弯的术式，特别在后者，由于输出段位置比输入段高，食物更易进入并潴留在输入段内，但多为进食后即呕吐。呕吐物既有胆汁也有食物。钡餐造影显示大量钡剂很快进入输入段内，但输出段显示不清。此亦可称为"输入段逆流"。针对慢性单纯性部分梗阻患者可先采用非手术治疗，纠正水电解质酸碱平衡紊乱和低蛋白血症。若症状持续存在并且数月不能缓解者，可采取手术治疗。常用的方法为：输入和输出襻间作 3cm 大小的侧 – 侧吻合（Braun）；切断输入襻梗阻的近端，将其同吻合口下 40cm 处输出襻空肠作端 – 侧吻合（Roux-en-Y）。

7. 输出襻排空障碍

（1）吻合口处输出襻梗阻：此类排空障碍的临床特点是呕吐物中含有大量胆汁，上消化道碘液造影可见造影剂有时可进入空肠输入襻，而远端空肠则不显影。一般认为此类排空障碍多与一些机械性因素有关，包括：大网膜脂肪坏死粘连在吻合口处，吻合口渗漏等形成的炎性肿块局部压迫，吻合口下空肠粘连后折叠扭曲等。在大多数情况下，上述机械性梗阻为不完全性，并可能合并有一些功能性的因素如吻合口局部水肿和空肠输出襻痉挛所致。临床表现为上腹饱胀，疼痛不适，伴恶心呕吐。间歇性发作。一般可行非手术治疗。如非手术治疗无效，应行手术治疗。

（2）空肠输出襻梗阻：临床表现与吻合口输出襻空肠口排空障碍相似。发生的可能原因有：①吻合口以下输出襻的受粘连索带、水肿或坏死的大网膜以及周围炎性肿块的压迫；②结肠后胃空肠吻合时横结肠系膜与胃壁滑脱，横结肠系膜孔环绕压迫输入、输出襻空肠；③远端小肠可从结肠前吻合后未关闭的横结肠与空肠系膜间隙而发生内疝；④输出襻空肠发生套叠引起梗阻。上消化道造影可明确梗阻的部位，如非手术治疗无效，造影检查显示有器质性狭窄，应手术解除引起梗阻的原因，一般行输入襻与输出襻之间侧 - 侧吻合即可解除梗阻。

8. 吻合口梗阻　分机械性梗阻和功能性梗阻（即胃排空障碍——胃瘫）两类。吻合口机械性梗阻远比动力性原因引起的胃瘫少见。但其症状与胃瘫相似，也为进食后诱发的溢出性呕吐，呕吐物为所进食物含或不含胆汁。有时上腹部可触及痛性包块。呕吐和胃肠减压后症状好转。钡餐可见钡剂全部或大部停留在胃内，吻合口以下空肠不显影。但仍可见到胃的蠕动，胃镜可以见到吻合口狭窄，无法通过。吻合口机械性梗阻的原因是吻合口过小；吻合口的胃壁或肠壁内翻过多；空肠逆行套叠堵塞吻合口；大网膜脂肪坏死粘连于吻合口；吻合口渗漏等形成的炎性肿块压迫；或是吻合口处的空肠扭转折叠导致的机械性梗阻。患者低蛋白血症、营养不良导致的吻合口水肿常可加重吻合口狭窄和梗阻。

对于机械性吻合口狭窄，在手术时应该注意吻合口开口不宜过小，缝合时注意胃壁不要内翻过多，缝合严密以免局部形成漏而导致感染。避免术中不必要的黏膜损伤，以免加重吻合口水肿。空肠吻合口切线应与肠纵轴平行，以防止吻合完毕后空肠在吻合口扭转。分离胃结肠韧带时注意保存大网膜血液供应，供应不良的部分应予切除。尽可能及时纠正患者的低蛋白血症和营养不良。建议常规给予患者留置空肠营养管。以便进行营养支持。

由于机械性吻合口梗阻与胃瘫常合并发生，因此除确系手术原因造成的吻合口过小，应及时手术予以纠正外，一般多采用非手术疗法，并可采用胃内注入高渗溶液、口服泼尼松等，减轻吻合口水肿。上腹部炎性包块可应用物理疗法。注意观察每日胃肠减压量，如 4～6 周仍未能好转，则可考虑再次手术。

9. Roux潴留综合征　国内次全切除后多采用Billroth I或Ⅱ式重建消化道，较少采用Roux-en-Y术式。在国外Roux-en-Y术式常被用于胃大部切或全胃切除术后的胃肠消化道重建，其优点在于可防止胆汁反流。但该吻合可使胃排空延缓和（或）Roux肠襻的转运时间延长，因此引起的症状称之为"Roux潴留综合征（ Roux stasis syndrome）"。其临床症状主要是餐后饱胀、上腹部疼痛、恶心和呕吐。严重者食欲减退. 体重减轻，营养不良。发病机制和下列因素有关：①Roux肠襻的自身慢波频率低，影响了肠襻的平滑肌的收缩程度；②Roux肠襻异位起搏电位在传导上具有双向性，可向胃逆向传导，影响胃排空。逆向传导的慢波和MMC甚至可导致肠套叠；③Roux肠襻产生的MMCⅢ相波频率增高，周期缩短，故推动食物向远端移行的能力降低；④Roux肠襻在餐后不能转换胃餐后波形；⑤上消化道连续性改变。研究表明利用肌桥保持肌神经的连续性，使十二指肠的起搏电位能经过肌桥传导到Roux-en-Y空肠襻，但不保持肠腔的连续性。结果Roux-en-Y空肠襻内动力正常，而胃排空仍比术前延迟。迷走神经干切除可使空肠张力降低，蠕动减弱。术前有胃排空减、残胃较大以及Roux肠襻过长者，更易发生此症。

诊断：主要依靠Roux-en-Y吻合手术史加上典型的临床表现，包括Roux-en-Y术后有呕吐食物，以及下列三项中有两项存在：餐后腹痛、恶心和缺乏胆汁的呕吐。同时排除其他可解释的原因。上消化道造影检查可排除可能存在的机械性梗阻。核素检查能较准确的测定残胃以及Roux肠襻的排空时间，是明确诊断的最好方法。

治疗：可采用一些胃肠道动力药物如西沙必利、红霉素等，对部分病例有一定的疗效。症状严重者需再次手术。手术办法为近全胃切除，仅保留 50 ~ 70mL 的小胃，再作 Roux-en-Y 胃 - 空肠吻合，空肠袢不宜过长，以 40cm 为宜，术后大部分患者症状可或缓解。

10. 胃 - 回肠吻合

（1）病因及发病机制：胃 - 回肠吻合是一种严重的手术失误，主要原因是术野过小、解剖不清、术者粗心大意，加之缺乏基本的解剖知识，误将回盲部当作十二指肠悬韧带，从而误把回肠当空肠与胃行吻合所致。空肠始于十二指肠悬韧带，寻找空肠首先要寻找该韧带，寻找该韧带的简便方法是提起并向上牵拉横结肠，在横结肠系膜根部第 1 腰椎左侧下方找到空肠的固定处即为十二指肠悬韧带，或将小肠向下方推移即可见该韧带，从该韧带处发出之肠管即为空肠起始部，沿此处肠系膜向右侧触摸可扪及肠系膜上动脉搏动。

（2）临床表现：表现为恢复进食后即出现频繁腹泻，腹泻物为食物原形，腹泻与进食关系密切，每日数次至十数次不等。由于大量腹泻，导致水电解质平衡紊乱、进行性消瘦和营养不良。病程在半年以上者，大多有不可逆性的智力障碍。

（3）诊断：根据术后顽固性腹泻，进行性消瘦、营养不良，大便中又有食物原形，不难做出诊断。行全消化道钡餐检查即可证实为胃回肠吻合。

（4）治疗：需在积极术前营养支持的基础上尽早手术纠正原错误的术式，切除手术原吻合口，重新行结肠前胃，空肠吻合，回肠 - 回肠吻合。术后全胃肠道外高营养支持治疗，并经鼻饲管进流食，然后逐渐恢复为普食。

11. 急性出血坏死性胰腺炎　多发生在术后数日，病因不清。可能同 Oddi 括约肌持续痉挛，胆汁逆流入胰管，大量胰酶被激活，继之激活弹性蛋白酶原和磷脂酶原，引起胰腺的充血、水肿和坏死等有关。其发病率 < 1%。临床上常表现为突然的循环衰竭和腹膜炎体征。血清淀粉酶在胃大部分切除术后的患者也可增高，所以单纯的增高不能作为诊断术后急性坏死性胰腺炎的依据。B 超和 CT 检查有助于明确诊断。腹穿抽出血性液体，并且淀粉酶含量显著增高。由于本病死亡率很高，因此一旦确诊，应积极抗休克、及时手术（按急性出血坏死性胰腺炎处理）。

二、晚期并发症

晚期并发症多由于胃切除术改变了消化道原有的解剖关系和生理连续性，阻断了胃的部分或全部神经支配。损害了胃的储存、机械性消化和排空等功能，导致胃肠动力紊乱以及消化吸收和代谢障碍。

1. 倾倒综合征　胃大部分切除术后，胃的容纳和容受能力受损，原有的控制胃排空功能的幽门括约肌已消失，胃的容量减少，胃 - 空肠吻合术使食物直接进入空肠，十二指肠反馈性抑制胃排空的功能丧失，加上部分患者胃肠吻合口过大，食物迅速排入肠道内，导致胃排空过速而产生的一类综合征。为胃手术后最常见的功能紊乱之一。胃大部分切除术后发生率最高，而行 HSV 者发生率最低。其发生主要与胃肠吻合口的大小、部位和食物性质有直接关系。临床上根据进食后症状产生的时间分为早期和晚期两种类型，前者约占 75%，后者 25%。

（1）早期倾倒综合征：多见于 Billroth Ⅱ 式胃空肠吻合术后（占 50%），Billroth Ⅰ 式少见，Roux-en-Y 罕见。症状常发生在餐后 10 ~ 30 分钟，主要因胃排空速率明显加快，高渗性碳水化合物快速进入小肠，使体液从血管间隙进入肠腔，导致有效循环血量骤减，肠腔突然扩张，肠激素如：5- 羟色胺、抑胃肽、血管活性肠肽、神经紧张素等释放，引起胃肠道和心血管系统症状。患者可出现心悸、心动过速、出汗、无力、面色苍白等一过性血容量不足表现，并有恶心、呕吐、腹部绞痛、腹泻等消化道症状。术中尽可能避免胃切除过多和吻合口过大是关键。

诊断主要依据临床症状、上消化道造影和胃镜检查以排除其他病变，作核素检查可了解胃的排空状况。胃排空加速在胃术后很常见，且排空的速度与倾倒综合征的严重程度直接相关。但若胃的排空正常或减慢，则基本可排除此症。对症状体征及检查结果不典型者，可作倾倒激发试验：空腹口服 25% 葡萄糖溶液 300mL，出现典型症状者为阳性。

治疗原则是减缓胃排空，首先采用饮食调节疗法，即少食多餐，避免过甜食物和乳制品，减少液体摄入量并降低摄入食物的渗透压，膳食以富蛋白富脂肪低碳水化合物为宜，正餐以固体食物为主，餐后平卧 20 ~ 30 分钟，一般症状均可明显缓解。对那些经饮食调节后症状改善不明显者，可采用药物治疗。一般可用抗组胺或抗胆碱能制剂、解痉、镇静剂和生长抑素等。经上述治疗，约 1% 的患者仍需要外科治疗。手术目的主要是减缓胃内食物的排空时间，原则为缩小吻合口，改 Billroth Ⅱ 式为 Billroth Ⅰ 式，或者改为 Roux-en-Y 胃空肠吻合。或间置一段空肠于胃和十二指肠之间等，一般均可达到目的。

（2）晚期倾倒综合征：又称低血糖综合征，症状出现在餐后 2 ~ 4 小时，常表现为心慌、头昏、出汗、苍白、眩晕、无力、手颤等症状。为胃排空过快，食物快速进入小肠，葡萄糖被快速吸收，血糖一过性升高，刺激胰岛素大量分泌，继而出现反应性低血糖综合征。与早期倾倒综合征不同，晚期倾倒综合征可通过适当进食后缓解。此外，通过饮食调整，在食物中添加果胶延缓碳水化合物的吸收等可有效阻止症状的出现。

倾倒综合征重点在于预防而非治疗，避免残胃过小、吻合口过大；采用高选择性迷走神经切断替代迷走神经干切断；选用 Roux-en-Y 胃空肠吻合或 Billroth Ⅰ 式手术，均可减少倾倒综合征的发生。

2. 碱性反流性胃炎　常在胃大部分切除术后数月至数年内发生，一般认为在 Billroth Ⅱ 式术后碱性胆汁、胰液和肠液反流入残胃内，破坏了胃黏膜屏障，导致胃黏膜发生充血、水肿、糜烂等改变。临床上常表现为上腹部持续性疼痛或胸骨后烧灼样痛，同时伴有恶心、呕吐胆汁样液体和体重减轻。服用制酸药物无效，进食后加重，症状较为顽固。胃液分析酸度明显降低，粪便隐血试验常呈阳性。上消化道造影检查吻合口通畅，胃镜检查胃黏膜充血水肿明显，易出血，伴有局部的糜烂，尤以吻合口处更为严重。镜下病检显示胃黏膜萎缩、组织间隙水肿和炎性细胞浸润。诊断必须具备三个条件：①剑突下持续烧灼痛，进食后加重，抗酸药物无效；②胆汁性呕吐；③胃镜活检示慢性萎缩性胃炎。如胃镜仅见胃黏膜被胆汁染色，尚不能作为诊断依据。对症状较轻者，可服用胃黏膜保护药、胃动力药及胆汁酸结合药物如考来烯胺等治疗，常可缓解，但容易反复。症状严重者如药物治疗效果不明显，则需手术治疗且效果较好。手术目的是消除胆汁入胃的途径，防止复发。一般将原先 Billroth Ⅱ 式吻合改用 Roux-en-Y 型吻合，空肠 - 空肠吻合处需距离胃 - 空肠吻合口 30 ~ 40cm，以减少胆汁反流入胃的机会。

3. 小残胃综合征（small gastric remnant syndrome，SGRS）　也称早期饱胀综合征。多见于胃切除 80% 以上的患者。表现为早期饱胀、呕吐和餐后上腹部疼痛。偶有严重消瘦、营养不良和贫血。同倾倒综合征相似，其发生机制主要是胃的储存功能损失。根据 Laplace 定律：胃腔越小，产生针对胃壁的腔内压越大，引起胃内食物排空加速。但亦有胃排空延迟的报道，可能系食物快速进入小肠，引起肠，胃发射性抑制所致。SGRS 的诊断主要靠病史。通常内科治疗效果良好。

4. 溃疡复发

（1）部位：复发性溃疡指胃切除术后在胃肠吻合口或其附近复发的溃疡，又称吻合口溃疡或边缘溃疡。约 65% 患者在术后 2 年内发生。在胃切除术后有症状的患者中，20% 有吻合口溃疡。复发性溃疡一般多发生于十二指肠溃疡术后，很少发生于胃溃疡术后。胃镜检查发现溃疡多位于吻合口附近的空肠，最常见的部位是吻合口对侧的空肠壁上，其次是吻合口边缘空肠侧。其发生机制仍是胃酸和胃蛋白酶直接作用于吻合口空肠黏膜所致，全胃切除后则不发生吻合口溃疡。一般而言，Billroth Ⅱ 式较 Billroth Ⅰ 式溃疡复发率高，原因口可能是：① Billroth Ⅱ 式术后，胃正常生理通道发生改变，胆汁、胰液反流破坏了胃黏膜对氢离子的屏障作用；②空肠黏膜抗酸能力较十二指肠黏膜低，从而增加了溃疡复发的机会。

（2）发病机制：①胃切除范围不足或迷走神经切断不全，是溃疡复发的主要因素；②在行溃疡旷置手术时未将保留部分的胃窦部黏膜完全剥除，残留胃窦黏膜在十二指肠的碱性环境中，仍可持续分泌促胃液素使胃酸分泌增加；③输入襻空肠过长。一般认为，小肠距离十二指肠越远，其黏膜抗酸能力越弱，越易诱发溃疡病。为避免复发溃疡，结肠前 Billroth Ⅱ 式吻合输入襻以 8 ~ 12cm 为宜，结肠后吻合输入襻以 6 ~ 8cm 为宜；④单纯胃 - 空肠吻合治疗十二指肠溃疡；⑤空肠输入、输出襻行侧 - 侧吻合（Braun 吻合）或胃空肠 Y 形吻合使碱性十二指肠液不能流经吻合口中和胃酸；⑥采用不吸收缝线行胃肠吻合。因不吸收丝线作为一种永久性异物存在，可引起吻合口边缘黏膜组织炎症，加上胃酸反流，促使黏膜形成糜烂溃疡；⑦患者身体素质原因。

（3）临床表现及诊断：表现为上腹部疼痛，可向背部放射，疼痛较重，节律性也不明显，常在饭后出现，夜间痛明显，常有恶心呕吐。食物和碱性药物常不能缓解。上腹部可有压痛。并发出血的发生率高达 50%～60%；穿孔的发生率为 1%～5%。若为慢性穿孔可以穿入结肠形成胃空肠结肠瘘，引起结肠刺激症状，表现为肠蠕动增加、腹泻、腹痛、大便中含有不消化的食物、呕吐物中可有粪渣样物。急性穿孔并不常见。 一般胃大部切除术后 BAO 和 MAO 显著降低，如有溃疡复发则 BAO 与 MAO 均接近正常范围。MAO = 6mmol/h 为区别有无溃疡复发的界限。若 BAO > 5mmol/h，MAO > 15mmol/h 强烈提示复发性溃疡，若缺酸则可排除复发性溃疡。BAO/MAO > 0.60 应考虑胃泌素瘤或幽门窦切除不全。纤维胃镜检查能直接看到溃疡。钡餐检查在大多数患者中可发现有吻合口附近的改变，有将近一半的患者可出现典型的龛影。

（4）预防及治疗：通常选择适当的手术方法，避免有利于吻合口溃疡产生的操作失误，是预防吻合口溃疡发生的主要措施。若症状轻无并发症可先用内科治疗。若前次手术选择不当，技术操作错误，或内科治疗 3 个月后症状不缓解，经胃镜检查溃疡未好转，即需手术治疗。对原先为胃空肠吻合术者，可改为胃部分切除术或半胃＋迷走神经切断术。若原先为胃大部切除术，切除范围不足，可扩大切除范围；对有幽门窦黏膜残留者应予切除；若切除范围已够，无技术上错误者加迷走神经切断术。若发现胃泌素瘤，应作相应处理。对胃空肠结肠瘘患者，须切除吻合口和溃疡，重新吻合。

5. 营养不良　发生的原因有胃切除过多，胃容量明显下降，食物摄入量不足；胃排空和肠转运加速小肠蠕动加快，食糜不能同消化液充分混匀，导致消化吸收功能障碍；再者术后出现的并发症，如严重倾倒综合征等也限制摄入。可合并有排便次数增多、腹泻、粪便内有未消化完全的脂肪滴和肌肉纤维等。一般通过对症处理、调整饮食、处理其他的并发症、改善营养等即可恢复。

6. 贫血　胃部分切除术后患者贫血较常见，尤其是女性患者。贫血有两类：

（1）缺铁性贫血（低色素小细胞性贫血）：在正常情况下，铁盐需在胃内经胃酸溶解，然后在十二指肠和空肠上部吸收。胃切除后，胃酸减少。特别是 Billroth Ⅱ式术后，食物不再经过十二指肠，小肠上段蠕动加快，影响了铁的吸收。可口服铁剂，严重时应注射铁剂予以纠正。

（2）巨幼红细胞性贫血：为维生素 B_{12} 缺乏所致。正常情况下，胃黏膜壁细胞分泌内因子进入肠道，与维生素 B_{12} 相结合，在回肠末段吸收。胃大部切除后，内因子分泌减少，造成维生素 B_{12} 吸收障碍。可给予维生素 B_{12} 叶酸加以纠正。

7. 脂肪泻　当粪便中排出的脂肪超过摄入的 7% 时称为脂肪泻。胃切除术后，由于胃排空加快、肠蠕动增强，不仅 Billroth Ⅰ式术后患者的食物难以同十二指肠液、胰液、胆汁等充分混合，而是快速排入空肠。在 Billroth Ⅱ式术后患者，食物直接进入空肠，不能刺激十二指肠壁内渗透压受体和激素受体，造成消化道激素、胆汁和胰液分泌与食糜转运不同步，使胰液不能充分地分解脂肪以及胆盐的乳化作用降低，而影响脂肪吸收。若输入襻过长，潴留的消化液或食糜易于细菌过度繁殖生长，加速胆盐的分解，更加削弱了胆盐的乳化作用。因此，Billroth Ⅱ式患者比 Billroth Ⅰ式患者更易发生脂肪泻。治疗上可采用少渣易消化高蛋白饮食，口服考来酰胺，必要时给予广谱抗生素以抑制细菌生长。

8. 骨病　原因是：①钙主要在十二指肠内吸收，Billroth Ⅱ式术后，食物不经过十二指肠，钙吸收减少；②由于脂肪吸收障碍，过多的脂肪酸和钙盐结合，形成不溶性钙皂；③脂溶性维生素缺乏。一般发生在术后 5～10 年，女性多见。表现为骨痛、下肢无力且易发生骨折。血清碱性磷酸酶升高，血钙、磷下降。X 线检查可见骨质疏松。骨病发生的原因是 Billroth Ⅱ式吻合术后，食物不再通过十二指肠，钙吸收减少；脂肪吸收障碍使肠道内的大量脂肪酸与钙盐结合，影响钙吸收；此外，脂肪吸收不良也影响脂溶性维生素 D 的吸收。治疗以补充钙和维生素 D 为主。

9. 残胃癌　指胃因良性病变施行胃大部切除术至少 5 年以后所发生的残胃原发性癌。随访显示发生率在 2% 左右，大多在手术后 20～25 年出现。残胃内的胃酸降低，胆、胰、肠液逆流入胃，以及肠道内细菌引起慢性萎缩性胃炎等因素，均可导致残胃癌的发病率高于正常胃。因胃溃疡和十二指肠溃疡而手术的患者，其残胃癌的发生率大致相当。主要表现为胃痛、餐后饱胀、消瘦、便潜血阳性等。易误诊为溃疡复发而延误病情。诊断依靠 X 线和胃镜检查。常行根治性胃切除手术。

第三节　胆汁反流性胃炎

胆汁反流性胃炎也称碱性反流性胃炎，按十二指肠内容物反流的程度分为十二指肠胃反流和十二指肠胃食管反流。因病理性十二指肠反流与胃炎、食管炎、胃溃疡，甚至胃癌（包括残胃癌）和食管癌等疾病的发生密切相关，对该病应予积极治疗。

【病因】

正常人也可有十二指肠短时逆蠕动，如在空腹和餐后偶有十二指肠胃反流，反流量小，胃排空正常，不会引起反流性胃炎，对人体无影响。但如发作频繁、反流量大、持续时间长，则可发生病理性损害。本病最常发生在 Billroth Ⅱ式胃次全切除术后，少数也见于 Billroth Ⅰ式胃次全切除术、胆囊切除术和 Oddi 氏括约肌成形术后。胃次全切除术后因丧失了具抗反流作用的幽门，极易发生十二指肠反流。胆囊功能障碍或胆囊切除术后，胆囊贮存浓缩胆汁以及间断排出胆汁的功能丧失，胆汁会不断排入十二指肠，空腹时胆汁反流增加而致病。许多功能性消化不良患者幽门和下食管括约肌功能性异常，频繁发生自发性松弛也可致十二指肠内容物反流。

在无胃或胆道手术史者中，内源性或外源性胃肠刺激引起幽门括约肌功能失调，也可造成反流性胃炎，但较少见。

【发病机制】

单纯胆汁接触胃黏膜一般不引起直接损害，但可刺激胃酸分泌，胆盐与胃酸结合后可增强酸性水解酶的活力而破坏溶酶体膜、溶解脂蛋白，最终破坏胃黏膜屏障，H^+逆向弥散增加，进入黏膜和黏膜下层后刺激肥大细胞释放组胺，后者又刺激胃酸和胃蛋白酶分泌，最终导致胃黏膜炎症、糜烂和出血。胆汁混有胰液时其损害作用要比单纯胆汁者为大，因胆汁中的卵磷脂与胰液中的磷脂酶 A_2 起作用后转化成溶血卵磷脂；胆盐还能活化磷脂酶 A_2 而使溶血卵磷脂生成增多，足量的溶血卵磷脂可损害胃黏膜，促使 H^+ 逆向弥散入黏膜造成损害。

促胃液素可刺激胃黏膜细胞增殖以增强其屏障作用，防止 H^+ 逆向弥散。胃次全切除术去除了胃窦，使促胃液素分泌减少约 50% ~ 75%，这是术后反流性胃炎常见发病的原因之一。胃大部切除术后胆汁反流入胃是一常见现象，但不是每一患者都发生症状，其发病原因与下列因素有关：①胃内细菌作用：正常人的胃液通常是无菌的，在胃切除术后反流液在胃内滞留时间长，且胃内大量壁细胞丧失，造成低酸或无酸环境，有利于残胃中需氧菌和厌氧菌的滋生，细菌分解胆盐成次级胆盐，后者可损伤胃黏膜。在有症状的患者中，胃液内都有革兰阴性杆菌或假单胞菌，抗生素可减轻其症状；相反，在无症状的患者中，胃液内多无细菌生长，这就是一明证；②胃排空障碍：在正常人十二指肠反流也常见，不过反流物会迅速被胃排空不会对胃黏膜造成损害，如存有胃排空障碍，十二指肠反流物潴留可引起症状；③胆酸成分改变：凡胆酸成分正常者不发生症状，而去氧胆酸明显增高者常有症状；④胃液中钠浓度：凡胃液中钠浓度超过 15 mmol/L 者易发生胃炎，而低于 15 mmol/L 者常无胃炎症状。

【症状】

大多数患者主诉中上腹持续性烧灼痛，餐后疼痛加重，服碱性药物不能缓解。少数患者可表现为胸骨后烧灼痛，与反流性食管炎有关。胆汁性呕吐是其特征性表现。由于胃排空障碍，呕吐多在夜间发生，呕吐物中伴有食物，偶可有少量血丝。因顾虑进食加重症状，患者常减少食量，可发生贫血、消瘦和营养不良。

【并发症】

从病理机制上看，十二指肠反流引起胃炎、食管炎、上消化道溃疡的原因是明确的，但更具临床意义的是下列情况：①残胃癌：是胃大部切除术后的严重并发症，大量研究表明胆汁反流是活动性胃炎的原因之一，并与胃黏膜萎缩和肠化生呈正相关，已明确胆汁是残胃黏膜癌变的促发因素；② Barrett 食管：是一种癌前病变，是胃食管反流性疾病的严重阶段，Barrett 食管柱状上皮的癌变与十二指肠反流关系密切；③本病严重者可致食管狭窄、溃疡、出血，反流的胃液也可侵蚀咽部声带和气管引起慢性咽炎、慢性声带炎和气管炎，临床上称之为 Delahunty 综合征，胃液反流吸入呼吸道可致吸入性肺炎。

【诊断】

反流性胃炎的症状无特异性，需进行一些辅助检查明确诊断。

1. 纤维胃镜检查　应是首选方法，可直接观察胃炎和反流情况，后者应在患者无呕吐动作时观察，可见胃黏膜充血、水肿或呈糜烂状，组织学变化为胃小凹上皮增生、胃腺丧失等萎缩性胃炎表现，应注意反流性胃炎和其他胃炎的表现无特殊区别，且反流量大小与症状也无明显像关性，但胃镜检查是排除其他病变必不可少的措施。

2. 核素扫描　静脉内注入 ^{99}mTc-HIDA，然后对胃区进行 γ 闪烁扫描，观察被检者禁食时和生理状态下的十二指肠胃反流情况，可以避免因插管、胃镜带来刺激而致不准确的检查结果，同时可确定反流的程度。

3. 胃液胃酸和胆酸测定　置胃管抽取空腹和餐后胃液，测定胆酸含量，如空腹基础胃酸分泌量 < 3.5mmol/L、胆酸含量 > 30μg/mL，可基本确定胆汁反流性胃炎。

4. 胃内胆红素测定　用 Bilitec 2000 监测仪（原理同分光光度计），能作 24 小时连续胃内胆红素监测，可直接反映胃内胆汁浓度。当胆红素吸光值（abs）≥ 0.14 时诊断胆汁反流。

【治疗】

1. 药物治疗　常用药物有考来酰胺（消胆胺）、铝碳酸镁、甲氧氯普胺、多潘力酮（吗丁啉）、西沙必利、抗酸制剂和甘珀酸等。考来酰胺为一碱性阴离子交换树脂，可与胃中胆盐结合，并加速其排空，开始时于每餐后 1 小时服 4g，并于临睡前加服 1 次，1 ~ 2 周后减量，服用 3 个月仍无效，列为治疗失败。

2. 手术治疗　凡胃镜检查胃内有胆汁和碱性分泌物，具有弥漫性胃炎的组织学证据，症状持续而影响生活质量，内科治疗又无效时，可考虑手术治疗，手术方法很多，应根据具体情况选用。

（1）改为 Billroth I 术式：原为 Billroth II 式胃大部切除者，如手术条件允许可改为 Billroth I 式，约半数患者的症状可获改善。

（2）Roux-en-Y 型手术：原为 Billroth II 式手术者（图 5-1），将吻合口处输入襻切断，近侧切端吻合至输出襻。但有并发胃排空延迟而形成胃滞留综合征的缺点。

（3）空肠间置术：原为 Billroth I 式胃次全切除者，在胃十二指肠吻合口中间置入一段长约 20cm 的空肠，有效率为 75%。

（4）Tanner 手术：适用于原为 Billroth II 式胃次全切除者（图 5-2），切断空肠输入襻，远切端与空肠输出襻吻合成环状襻，近切端吻合至原胃空肠吻合口 50cm 的空肠上。为了防止吻合口溃疡的发生，可加做迷走神经切断术。

（5）胆总管空肠 Roux-en-Y 吻合术治疗原发性胆汁反流性胃炎效果较好。

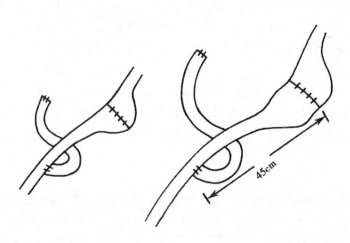

图 5-1　Roux-en-Y 型胃空肠吻合

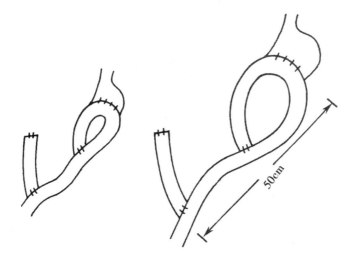

图 5-2 Tanner 手术

第六章

小肠疾病

第一节　肠梗阻

肠梗阻是由于多种原因引起的肠内容物不能正常运行、通过受限的一组临床症候群，其病情进展快，肠管一旦发生梗阻，常伴发水和电解质的丢失，如不及时处理并解除梗阻，患者常因肠管血运障碍发生穿孔、坏死、腹膜炎及水电解质紊乱、酸碱平衡失调、休克等原因而死亡。

【分类】

（一）根据发病的缓急可分为急性和慢性肠梗阻

急性肠梗阻常合并较严重的水电解质紊乱、酸碱平衡失调等全身病理生理变化，慢性肠梗阻全身的变化则表现为营养不良。

（二）根据梗阻部位可分为小肠和结肠梗阻

小肠梗阻进一步分为高位和低位梗阻。如一段肠管的两端均阻塞，肠内容物既不能向远侧运行也不能向近侧反流减压，称为闭袢性肠梗阻；急性结肠梗阻时回盲瓣阻挡住肠内容物逆向回流时，也可形成闭袢性梗阻；闭袢段肠管内压力逐步增高，当肠壁过度扩张到一定程度时可坏死穿孔，所以应及早手术治疗。

（三）根据梗阻肠管血供有无损害

肠管血运如无损害为单纯性肠梗阻，如肠道的血供受阻则为绞窄性肠梗阻。单纯性和绞窄性的鉴别在临床上有重要意义，因为绞窄性肠梗阻若不能及时解除，可很快导致肠壁坏死和穿孔，引起严重后果。

（四）根据梗阻程度可分为部分性和完全性梗阻

（五）根据梗阻发生的病因分类

肠梗阻可由不同的病因引起，按病因可分为以下三类：

1. 机械性肠梗阻　因各种原因引起的肠腔变小、肠内容物通过受阻而产生梗阻。这是临床上最常见的一类肠梗阻。包括：①肠腔内病变：如胆结石、粪便、异物或蛔虫团以及肠套叠等引起的肠腔阻塞；②肠壁病变：如新生儿先天性肠管闭锁或狭窄；局限性肠炎或肠结核因充血、水肿、肉芽肿或瘢痕收缩等引起肠管狭窄或梗阻；肠壁肿瘤、胃肠道吻合术后吻合口或肠造瘘术后造瘘口狭窄也可导致肠梗阻；③肠管外病变：如肠粘连、肠扭转、粘连束带压迫肠管及腹外疝嵌顿等。

2. 动力性肠梗阻　肠道本身无器质性病变，但受全身或局部影响致肠管麻痹或痉挛造成肠内容物通过受阻，称动力性肠梗阻。包括：①麻痹性肠梗阻：神经、体液或代谢因素可使肠道动力受到干扰、麻痹而引起肠梗阻，这种梗阻称为麻痹性肠梗阻。常见的有低钾血症、严重腹腔感染或后腹膜巨大血肿；②痉挛性肠梗阻：是由肠壁肌肉过度收缩而致梗阻较少见，急性肠炎、肠道功能紊乱或铅中毒时可造成痉挛性肠梗阻。

3. 血运性肠梗阻　当肠系膜动脉或静脉因栓塞或血栓形成时引起肠管血运障碍，可迅速地抑制肠管活动而导致肠内容物运行受阻，较少见，但病情凶险。

腹部手术后早期（1~2周）内，由于肠壁水肿和渗出可导致一种机械性和动力性因素同时存在的粘连性肠梗阻，称之为术后早期炎症性肠梗阻，其病理过程及处理原则均有特殊性，我们将在以后的章节中详细讨论。

各个国家和地区在不同时期由于不同原因造成肠梗阻的发病率往往并不相同。从表6-1中可以看到，20世纪早期腹外疝为肠梗阻病因的第一位，随着人们生活水平的提高及饮食结构的变化，结、直肠肿瘤的发病率显著提高，由肿瘤导致的肠梗阻发病率也逐步增多，而绝大多数腹外疝患者已早期接受择期疝修补术，故腹外疝引起的肠梗阻明显减少。腹部手术的大量增加而导致术后粘连显著增加，与之相符的是粘连性肠梗阻已成为目前肠梗阻病因的第一位（表6-1）。

表6-1　20世纪国内外肠梗阻病因变化

作者	年代	例数（例）	第一位	（%）	第二位	（%）	第三位	（%）	第四位	（%）	第五位	（%）
Vick	1925～1930	6892	外疝	49.0	肠套叠	15.0	肿瘤	13.0	粘连	7.0	肠扭转	2.6
Wangensteen	1942～1952	1252	粘连	31.0	肿瘤	27.0	外疝	10.0	肠麻痹	6.9	炎性狭窄	3.8
张延龄	1940～1955	1350	外疝	27.2	肠套叠	22.8	粘连	18.4	结核	10.0	畸形	3.2
黄萃庭	1956	1024	外疝	32.6	粘连	21.1	扭转	10.2	套叠	9.5	蛔虫	5.1
曾宪九	1960	7335	外疝	27.1	粘连	20.1	套叠	18.5	扭转	10.2	蛔虫	5.1
Ellis	1962～1983	279	粘连	31.0	肿瘤	30.0	外疝	23.0				
Bevan	1960～1975	414	肿瘤	29.0	外疝	19.0	粘连	16.0				
王汗青	1978	632	套叠	40.5	粘连	23.4	外疝	15.7	扭转	12.8	肿瘤	4.3
Bevan	1976～1980	277	粘连	38.0	肿瘤	17.0	外疝	13.0				
McEntee	1985～1986	236	粘连	32.0	肿瘤	26.0	外疝	25.0				
Füzün	1991	582	粘连	44.0	外疝	24.0	扭转	13.0	肿瘤	10.0	套叠	1.7
卿三华	1977～1997	622	粘连	39.5	肿瘤	31.4	外疝	3.9	肠结石	3.4	扭转	2.6
江来	1991～2000	483	肿瘤	44.1	粘连	33.7	外疝	10.1	异物	2.1	肠麻痹	2.1

需要指出的是不能静止地看待肠梗阻，肠梗阻的分类仅仅是相对的，在一定条件下各种类型的肠梗阻可以相互转变，如单纯性肠梗阻可转化成绞窄性肠梗阻，部分性肠梗阻可转化成完全性肠梗阻；当然，完全性肠梗阻经有效治疗也可转为不完全的肠梗阻乃至完全恢复了肠道的通畅。

【病理生理】

肠梗阻发生后，肠管局部和全身将出现一系列复杂的病理生理变化。不同类型的肠梗阻的病理生理变化各不相同。慢性肠梗阻多为不全性，导致梗阻以上的肠腔扩张以及肠壁代偿性增厚，全身的变化主要是营养不良。痉挛性肠梗阻多为暂时性，肠管局部多无明显变化。一般来说，急性肠梗阻可引起以下局部和全身的病理生理变化。

（一）局部病理生理变化

1. 肠腔胀气、积液　正常情况下，肠腔内液体和循环血液处于不断的交换过程中，肠梗阻发生后梗阻近侧肠管不再自肠腔内回吸收液体，大量液体积聚在近侧肠管；当肠腔压力升高，肠壁静脉血管、淋巴管回流受阻时，肠腔内渗液进一步增加，积液更加明显，加重肠膨胀，此时肠管扩张、肠壁变薄。发生肠梗阻时，肠内气体中68%由吞咽而来，32%从血液中弥散入肠以及从肠内容物分解所产生。此时如能予以持续胃肠减压，保持胃肠空虚，就可能使肠胀气不再加剧。

2. 肠动力紊乱　梗阻近侧肠管为克服肠内容物的通过受阻，肠蠕动的频率和强度均有增加。高位肠梗阻频率可达到每3～5分钟一次，低位肠梗阻间隔时间较长，可达到每10～15分钟一次；随着病程延长和病情进展，肠扩张逐渐加剧，最后导致梗阻近侧肠平滑肌收缩力逐渐减弱到完全麻痹，而在梗阻初期远侧肠管由于受非肾上腺能、非胆碱能抑制性神经反射活动而肠道蠕动功能仍保持较弱的蠕动功能，所以在肠梗阻病程中排出少量气体或干粪便并不说明梗阻解除。只有当排出大量稀便并伴有临床症状的全面好转才是真正的梗阻缓解。远侧肠管在排尽残留的肠内容物后就因肠腔空虚而进入静止状态。

3. 肠壁水肿、通透性增加 肠腔内压力增高导致肠壁静脉回流障碍，肠壁充血水肿、液体外渗导致瘀血肠壁呈暗红色，肠壁失去正常光泽，同时由于缺氧，细胞能量代谢障碍，肠壁通透性增加，液体可外渗至肠腔内至腹腔内。如肠腔内压力进一步增高，影响肠壁动脉血流，肠壁动脉搏动消失，呈暗紫色或黑色，可引起坏死和穿孔。

（二）全身病理生理变化

1. 水和电解质的丢失 体液的丢失及因此引起的水和电解质代谢紊乱与酸碱平衡失调，是急性肠梗阻的重要病理生理变化。胃肠道每日分泌的消化液约为 8 000mL，其内含有大量的电解质（表 6-2）。正常情况下，绝大部分的消化液被再吸收从而维持水、电解质代谢与酸碱平衡。急性肠梗阻患者由于频繁的呕吐造成大量水和电解质的丢失，尤其是高位肠梗阻。另一个造成水、电解质丢失的重要原因是梗阻近侧肠管的扩张，大量的消化液潴留在近侧肠管，不能被重吸收，这点在低位梗阻时更为明显。正常的肠黏膜可将肠腔内液体吸收入血液，同时持续分泌小肠液进入肠腔。回肠梗阻时，近侧肠管立即丧失吸收水、电解质的能力，但分泌液体却仍持续，且在 48 小时内明显增快，钠和钾随之同样变化。此时肠壁水肿加重，部分液体尚可逸入腹腔。这种失液量随水肿肠管的范围、程度和梗阻时间而加剧。绞窄性肠梗阻时甚至丢失大量血液。上述几方面水和电解质丢失的后果是低循环血容量和血液浓缩，此外尚有电解质紊乱和酸碱失调等。不同部位的肠梗阻引起的全身代谢改变尚有所不同，如高位肠梗阻由于频繁的呕吐，丢失大量的氯离子、钾离子和酸性胃液而导致代谢性碱中毒；而低位小肠梗阻丢失多为碱性肠液，加以体内酸性代谢产物增加，多导致代谢性酸中毒。

表 6-2 各种消化液的电解质浓度（mmol/L）

消化液	H^+	Na^+	K^+	Cl^+	HCO_3^-	每天分泌量（mL）
唾液		9	25	10	12～18	1 000～1 500
胃液	60（0～90）	60（10～115）	10（1～35）	85（8～150）	0～15	1 500～2 500
胆汁		148（130～160）	5	101（90～118）	35～40	500～800
胰液		141（115～150）	5（2.5～7.5）	77（55～95）	90～121	700
小肠液		105～135	5～20	110（100～120）	20～30	4 200

2. 感染和中毒 肠梗阻时，肠内容物淤积，细菌大量繁殖，并产生大量毒素。同时由于此时肠壁水肿，通透性增加，肠道黏膜屏障功能障碍，肠道细菌微生态紊乱导致某些细菌过度繁殖，穿过黏膜上皮进入肠系膜淋巴结及血液，发生细菌移位。细菌和毒素亦可直接渗透入腹腔引起腹膜炎和中毒。

3. 休克 消化液的大量丢失使机体血液浓缩，有效血容量不足，导致休克；电解质代谢紊乱和酸碱失调加剧休克的发展；细菌和毒素的大量吸收，引起严重的感染和中毒，加重休克的发生。

4. 呼吸、循环和肾功能障碍 肠管扩张使腹压增高，膈肌上升，腹式呼吸减弱，影响肺内气体交换；同时下腔静脉回流受阻，加以有效血容量减少，心输出量可明显降低，并可导致肾灌注量不足，引起循环和肾功能障碍。多器官功能障碍可致使肠梗阻患者迅速死亡。

【临床表现】

不同类型的肠梗阻由于发生的部位、原因、发病缓急等的不同可有不同的临床表现，但其具有共同的病理生理学基础，即肠内容物不能向远侧正常运行，因此具有一些共同的临床表现：

1. 腹痛 单纯性机械性肠梗阻呈阵发性绞痛，有腹痛缓解间歇期，其缓解时间长短随梗阻部位及程度而异，高位梗阻间歇约 3～5 分钟，低位梗阻间歇约 10～20 分钟。腹痛部位可弥漫全腹，也可偏于梗阻部位，如高位小肠梗阻时一般痛在上腹部，低位小肠梗阻时常位于脐周，结肠梗阻位下腹部，乙状结肠直肠梗阻位于会阴部。

　　绞窄性肠梗阻时腹痛发作急骤，程度剧烈，呈持续性可伴阵发性加重。如果单纯性肠梗阻腹痛间歇期不断缩短，程度不断加剧，转为持续性剧烈腹痛，应警惕提示有肠绞窄可能。

　　麻痹性肠梗阻时呈持续性全腹胀痛，少有阵发性绞痛。

　　2. 呕吐　肠梗阻早期呕吐多为反射性，呕出物为染有胆汁的胃内容物，量较少；此后呕吐随梗阻部位的高低而有所不同：高位肠梗阻静息期较短，呕吐频繁，呕吐物量多，一般不臭；低位肠梗阻由于梗阻近侧有较长一段肠管可以扩张接纳滞留的肠内容物，呕吐出现迟而少，呕出物常有粪臭；结肠梗阻到晚期才出现呕吐。当呕出物为棕褐色或血色时，应警惕有肠绞窄可能。

　　3. 腹胀　腹胀程度随梗阻部位的高低而有所不同。高位小肠梗阻腹胀多不明显，低位小肠梗阻时腹胀明显，结肠梗阻时扩张肠管较显著，呈门框样，可伴有肠型。麻痹性肠梗阻表现为全腹明显腹胀，不伴肠型。

　　4. 停止排便排气　完全性肠梗阻时，近侧肠内容物和气体就不能向远侧排出，这是一个具有诊断价值的症状，但梗阻早期梗阻远侧肠内残留内容物仍可自行或灌肠后排出，量少，不能据此排除肠梗阻。不完全性梗阻也可排出少量气体和粪便。某些绞窄性肠梗阻包括肠套叠或肠系膜血管栓塞，在腹部绞痛后可排出少量血性液状便。

　　早期单纯性梗阻一般无显著的腹部体征，随着病情进展渐出现脱水，患者出现口唇干燥、眼窝深陷、皮肤无弹性、心跳加快、尿量减少等脱水症状，可因血液浓缩导致血红蛋白和血细胞比容升高，尿比重也增加，严重时出现休克。绞窄性肠梗阻腹部体征较严重，血白细胞和中性粒细胞明显增多，原发性系膜血管栓塞时白细胞更可高达 60×10^9/L，患者往往很快就出现烦躁不安、发热、脉率加快、血压下降、休克等体征。

　　望诊时可见到腹胀、肠型或肠蠕动波。小肠梗阻所致的蠕动波多位于脐部，严重梗阻时，胀大的肠袢呈管状隆起，横行排列于腹中部，组成多层梯形肠型。当发生肠麻痹时，肠蠕动波消失。结肠梗阻的肠型多宽大，位于腹壁周边，不对称，同时盲肠多胀大成球形，随每次蠕动波的来临而变得更加突起。腹部触诊时，单纯性肠梗阻腹壁柔软，按压扩张肠曲时有轻度压痛。绞窄性肠梗阻有较明显的腹膜刺激征，局限性压痛，可伴有反跳痛及肌肉紧张，有时还可扪及孤立胀大的绞窄肠袢，触痛明显。麻痹性肠梗阻腹部可无明显压痛。

　　腹部叩诊呈鼓音，绞窄性肠梗阻腹腔渗液多于 1 000mL 时，出现移动性浊音。

　　腹部听诊可听到肠鸣音亢进，有气过水声或金属声。绞窄性肠梗阻出现肠坏死和腹膜炎时不能闻及肠鸣音。麻痹性肠梗阻仅偶可听到孤立的肠鸣音。

　　直肠指诊有时可摸到直肠内或直肠外腹腔内肿瘤；有时也可扪及干结的粪便导致肠梗阻的发生，抠出大便或反复低压灌肠可解除梗阻；如指套染血，应考虑结肠肿瘤、肠绞窄或肠系膜血管栓塞等可能。

　　【影像学检查】

　　影像学检查有助于明确肠梗阻的诊断及确定梗阻的部位。腹部卧位片上可显示肠管扩张的部位及程度。扩张的小肠影一般位于腹部中央，呈横向排列，空肠黏膜的皱襞呈鱼骨刺状，回肠影则无此特征；扩张的结肠影多位于腹部四周或盆腔，可具有袋影，据此可与小肠影相区别。立位时扩张的肠腔内可见到多个阶梯状气液平。小肠梗阻时，腹部 X 线片上无或仅有少量结肠内气体，结肠梗阻时经常伴有大量气体使结肠明显扩张。如回盲瓣功能良好，小肠内气体极少；但如回盲瓣功能不全，小肠亦有扩张、气液平等小肠梗阻的 X 线表现。小肠梗阻时多个液平呈阶梯状排列，在立位或侧卧位上可表现为倒 U 形扩张肠曲影。有时小肠与结肠梗阻难以鉴别，可以做稀钡低压灌肠以迅速安全地区别小肠和结肠梗阻。

　　在多数情况下腹部 X 线片也可以鉴别机械性和动力性肠梗阻。机械性肠梗阻时肠扩张一般仅涉及小肠或结肠，只在少数情况下才两者均有，而麻痹性肠梗阻时，所有肠曲，包括小肠和结肠均扩张，甚至在个别情况下可以包括直肠。

　　绞窄性肠梗阻的腹部 X 线片表现为不随时间而改变的孤立胀大的肠袢，或肠间隙增宽提示有腹腔积液，或有假肿瘤阴影，或门静脉内有气体等，但这些征象仅见于少数绞窄性肠梗阻患者，需结合临床征象综合判断，据此可以尽早地发现绞窄性肠梗阻。

如果肠梗阻的诊断仍无法明确，腹部 CT 和 B 超有助于肠梗阻的诊断及病因的判定。肠梗阻的 CT 征象包括肠管扩张、肠管直径的突然变化、肠壁增厚、肠系膜血管走向改变和弥漫性充血以及肠腔外改变，如大量腹水等；B 超可见包括肠管持续性扩张、肠腔内积气积液、肠壁水肿增厚以及肠管蠕动增强等。

【诊断】

根据腹痛、呕吐、腹胀、停止排便排气四大症状和腹部可见肠型或蠕动波，肠鸣音亢进等，结合腹部 X 线立卧位片，一般可对肠梗阻做出正确诊断。但是一个完整的肠梗阻诊断必须包括：①是否肠梗阻；②是机械性还是动力性肠梗阻；③是完全性肠梗阻还是不完全性肠梗阻；④是单纯性抑或是绞窄性肠梗阻；⑤肠梗阻部位在哪里；⑥肠梗阻病因是什么；⑦患者的全身情况如何（包括水电解质代谢和酸碱平衡情况、是否合并其他系统疾病等）。临床医师必须对患者的病史、体格检查以及各项辅助检查进行认真详尽的分析，才能做出一个准确完整的肠梗阻诊断。不能忽视病史和全面的体格检查而完全依赖放射学检查，对于影像学检查结果也需动态观察。

【治疗】

肠梗阻治疗方法的选择取决于肠梗阻的类型、部位、原因以及有无水、电解质紊乱、低血容量和重要脏器功能障碍等全身情况，主要有基础治疗和手术治疗两大类。动力性肠梗阻以基础治疗及处理原发病为主，绞窄性肠梗阻则需紧急手术，完全性肠梗阻应及时手术，部分性肠梗阻可先试行非手术治疗，2～3 天内无效或恶化改为手术治疗。

（一）基础治疗

基础治疗主要适用于早期单纯性粘连性肠梗阻、早期肠套叠、麻痹性或痉挛性肠梗阻、蛔虫或粪块引起的肠堵塞、Crohn 病和结核等炎性肠病引起的不完全性肠梗阻等，同时基础治疗包括纠正机体水、电解质紊乱和酸碱失衡，改善患者的全身情况，为手术治疗创造条件。

1. 禁食、胃肠减压　目的是改善梗阻近侧扩张的肠管及防止其向绞窄进一步进展，是肠梗阻治疗的重要方法。采用鼻胃管持续低压吸引，可以抽吸胃肠腔内积聚的气体、液体，减轻肠膨胀及肠管扩张，阻断肠梗阻的病理生理进程，同时也有利于减轻肠壁水肿、改善肠壁血液循环；肠腔压力的降低有利于肿胀或扭曲的肠管恢复通畅；抽出的胃肠液观察其颜色及性状，有助于鉴别有无绞窄的发生；胃肠减压可减轻腹内压，有利于患者呼吸循环功能的改善。

2. 纠正水、电解质紊乱和酸碱失衡　水、电解质紊乱和酸碱失衡是肠梗阻一个严重的病理生理学状态，应及时纠正。先快速补充血容量，维持有效的全身血液循环，再根据血清钠、钾、氯化物等的测定结果调整电解质的补充量及纠正酸碱失衡，必要时在监测中心静脉压的条件下进行快速补液，宜保持中心静脉压在 0.49～0.98kPa（5～10cmH₂O）之间，同时监测尿量，要求每小时尿量达到 30～40mL。绞窄性肠梗阻和单纯性肠梗阻晚期血浆成分丧失较多，还需补充胶体（血浆、人体血清白蛋白）。

3. 应用抗生素　除早期单纯性肠梗阻外，多数扩张肠管的毛细血管通透性增加易发生细菌移位，同时也有细菌和毒素渗入腹腔的可能，宜应用抗生素治疗。可用一种广谱抗生素如氨苄西林加一种针对厌氧菌的药物如甲硝唑进行治疗。

4. 对症治疗　临床上采用 76% 泛影葡胺 100～120mL 经胃管内注入后夹管，造影剂可以显示梗阻的部位，同时高张高渗的造影剂有利于减轻肠壁水肿，有利于恢复肠道的通畅。适用于不全性肠梗阻的诊断及治疗。

经胃管注入液状石蜡或麻油 100mL 或通便泻下的中药煎剂如复方大承气汤，对粘连性和麻痹性肠梗阻有较好疗效。手法复位、灌肠、经内镜复位等可用于肠套叠或肠扭转。对蛔虫性肠堵塞可采用氧气或药物驱虫。

非手术治疗的患者应严密观察病情改变，包括全身情况、腹部体征和各项辅助检查结果等，可重复腹部 X 线检查或 CT 检查。如有肠绞窄征象，必须转为手术治疗。此外如正规非手术疗法无效者应果断采取手术治疗的措施，保证患者生命安全。

（二）手术治疗

手术时机的把握很重要，取决于肠梗阻的严重程度、发生肠绞窄坏死的可能性及患者全身情况。手术的目的是解除梗阻、恢复肠道的通畅。

1. 手术方式　剖腹后检查有无腹水及其性质：血性腹水提示有绞窄，混浊腹水提示有肠穿破、腹膜炎，淡黄腹水为单纯性梗阻；接着寻找梗阻部位，明显扩张肠管与瘪陷肠管交界处往往提示梗阻部位，根据发现的不同病因予以相应的手术处理。手术方式包括单纯解除梗阻的原因如为粘连索带压迫肠管就剪断此带；如为肠管粘连成角或扭曲，作松解粘连将肠曲复位；如为肠套叠就予以整复；如为腹内外疝也予以回纳并缝闭内环口；如为肠腔内胆石、蛔虫或异物等可切开肠壁取出之。也可切除造成梗阻的肠段如肠肿瘤、肠炎性狭窄，或坏死的肠段应尽可能予以切除。有时造成梗阻的病因难以解除，如腹腔内广泛肿瘤复发或腹腔结核，可施行短路手术，将梗阻近远两侧肠管做吻合或近端肠管腹壁造口术以解除梗阻。肠造口术主要适应于远段结肠梗阻，如乙状结肠或直肠肿瘤不能切除时，可作乙状结肠腹壁造口术。

当梗阻近侧肠管严度扩张，使探查发生困难或妨碍手术的操作，可行扩张肠段的减压术。减压可通过肠壁戳口插管减压。如作肠切除，可在拟切除的肠段上戳口插管，也可将拟切除的肠段在切断前拉到远离手术野处切开减压后再切除。减压时需特别注意保护手术野，减轻污染。

解除梗阻后要注意检查绞窄肠段有无活力，如切除了过长的可能存活肠管，就可能使患者遭受短肠综合征之苦；反之存留一段无活力的肠管可造成再度坏死穿孔的灾难。以下表现提示肠管已坏死：①肠色暗黑、无光泽并塌陷；②肠管无张力，刺激不能激发蠕动；③肠系膜终末小动脉无搏动。如有疑问，可用等渗盐水纱布热敷，或用 0.5% 普鲁卡因封闭肠系膜根部，可将有疑问的肠段后放入腹腔，再观察 10 ~ 30 分钟，倘若没有好转，说明肠管已坏死，应予切除。若患者一般情况极差，肠段存活可疑，可行坏死肠段外置术。

近年来，腹腔镜手术治疗肠梗阻的报道越来越多，如腹腔镜粘连松解术、肠扭转复位术及梗阻的结直肠肿瘤行切除术等，具有创伤小、术后恢复快等优点。但肠梗阻患者伴有腹胀及肠管扩张，腹腔镜手术时易出现肠管损伤和影响操作，因此需对接受腹腔镜手术的肠梗阻患者进行选择。

经内镜介入放置支架治疗胃肠道癌性梗阻的应用日益增多，结直肠支架治疗可作为一种过渡性治疗措施有其优势，替代结肠造瘘术，临时解除梗阻，改善患者的一般状况，同时进行充分彻底的肠道准备后再择期手术。对于不能切除的结直肠恶性肿瘤、盆腔恶性肿瘤浸润直肠致梗阻者、已有广泛转移存在腔外压迫者或因严重并发症而不能耐受手术且估计还有一定生存期者，可作为姑息性治疗的一种措施，替代结肠造瘘术，解除梗阻，提高生活质量。

2. 术后处理　肠梗阻患者术前多有水、电解质紊乱和酸碱失衡，术后仍需积极纠正。手术后胃肠道动力功能的恢复较一般腹部手术后慢，因此禁食时间较长，需加强肠外营养、保持胃肠减压及其他减压措施通畅有效，降低肠管压力，加速肠壁循环的恢复，并减少毒素的吸收。术中如有切开肠管者，术后均应继续治疗性应用抗生素。

一、粘连性肠梗阻

近年来由于腹腔内粘连而形成的粘连性肠梗阻已成为肠梗阻最常见的病因，如表 25-1 所示为 32.0% ~ 44.0%。粘连性肠梗阻多表现为单纯性肠梗阻，少数也可转化成绞窄性肠梗阻，甚至以后者为首要表现。

【病因和发病机制】

粘连性肠梗阻除极少数为腹腔内先天性因素如先天发育异常或胎粪性腹膜炎外，大多为获得性。常见的原因为腹腔炎症、损伤、出血和腹腔内异物，如腹部手术、腹膜炎或腹腔内滑石粉或遗留纱布等。腹部放疗和腹腔内化疗也可导致粘连性肠梗阻。

腹腔内粘连的发生机制尚未明确，但粘连是腹膜自身修复的正常反应已被公认。腹膜除有润滑、渗出和吸收作用外，其防御和修复功能是形成粘连的内在因素。腹膜在受到上述创伤、炎症或异物刺激时，发生急性炎症反应而渗出含有大量纤维蛋白原的液体，渗出物集中在病变脏器的表面和附近，在几小时内即可凝固成纤维素性疏松粘连，将相邻脏器的浆膜面粘在一起，这种纤维素性粘连如未被及时吸收，血管和成纤维细胞易长入并形成牢固的纤维性粘连。

应该说创伤、炎症或异物刺激等必然引起肠粘连，但大部分并不出现临床症状，小部分可有轻度阵发性腹痛，只有当肠曲粘连成团，影响蠕动波将内容物向前推进，或当粘连造成牵拉使肠曲折叠成锐角，或粘连形成支点肠曲环绕而扭转，或粘连索带压迫肠曲或肠曲在索带卡压下形成内疝，才会产生肠梗阻。

【诊断】

机械性肠梗阻，尤其是小肠的机械性肠梗阻均应考虑到有粘连性肠梗阻的可能。如果患者既往有腹部手术、创伤或腹膜炎病史，此种可能性更大。既往已有反复多次发作梗阻，应考虑为广泛粘连形成的肠梗阻。

【治疗】

粘连性肠梗阻多数为单纯性梗阻，考虑到再次手术后必然会形成新粘连，故首先应用非手术治疗。同一般的肠梗阻一样，有效的胃肠减压是一项非常重要的治疗措施。对于较低位的梗阻，还可考虑应用M-A管。采取基础治疗的同时做好术前准备。如果经48小时正规非手术治疗无效，应及时手术，过长时间的非手术治疗可能会导致肠管水肿、缺血。若出现腹膜炎的症状或体征怀疑有肠绞窄时，应及时手术；对反复频繁发作的粘连性肠梗阻也应考虑手术治疗。

手术治疗的目的是解除梗阻并防止复发。对小范围粘连或索带，可用锐性松懈，梗阻即可解除，并可将粗糙面内翻缝合以减少再粘连的机会。如肠曲粘连成团，难以分离且累及肠段不多时，可将该粘连团块切除后作肠吻合。如难以分离且累及肠段较多时，可行短路手术。手术时应尽量保护肠管免受损伤，避免不必要的肠切除，短路于术时被旷置的肠段应尽量短，以免产生盲袢综合征。对于粘连较重、反复梗阻、曾多次行粘连松解术者，分离粘连后为防止再次粘连梗阻，可行小肠排列固定术。1937年Noble采用小肠平行排列，缝合固定，此手术操作费时，术后肠功能恢复较慢，现已很少应用；1959年Backer在术中用导管作支架，经鼻插入小肠内，将小肠排列使其重新粘连成钝角，术后这一内支架一般保留10～15天或更久，也可作减压用；1960年Child提出一种改良的手术方法，在分离粘连并排列好肠曲后用一长针和丝线在距肠壁约3cm处穿过各层肠系膜，然后在旁开3cm处穿回各层系膜，松松结扎，不可扎紧肠系膜血管。Child手术操作相对简单，并发症少，效果优于Noble术。以上手术方式虽可使肠梗阻复发率降低，但易出现胃肠麻痹、长期慢性腹痛，有时出现导管拔除困难及肠瘘等。

【预防】

预防粘连是解决粘连性肠梗阻的关键。彻底治疗腹腔内炎症将减少粘连性肠梗阻的发生。腹部手术是引起粘连性肠梗阻的最主要原因，所以外科操作时应尽量注意避免可诱发粘连的一些因素。手术操作轻柔、勿损伤肠管和其他腹内脏器的浆膜面；尽可能修复腹膜缺损，面积较大可用大网膜覆盖；尽可能保留大网膜，覆盖在小肠或吻合口表面防止与前腹壁粘连；避免腹腔内进入滑石粉或遗留纱布；尽可能应用刺激性较小的缝线，线头应剪短；注意无菌术，防止胃肠内容物外溢入腹腔，对于已外溢者需彻底清洗腹腔；避免组织缺血，因缺血组织易产生粘连；关腹前尽可能将腹内脏器放回原位。此外手术后宜早期起床活动和进食以促进肠蠕动恢复。如术后肠蠕动差，可根据情况应用新斯的明等药物促进胃肠蠕动的恢复。

此外人们在预防粘连性肠梗阻上还作了很多实验研究。为防止术后腹腔渗出液中纤维素沉着，人们曾试验肝素、双香豆素等抗凝剂，尚有人应用透明质酸酶、链激酶等以去除已形成的纤维素。最近报道较多是将肠管和腹膜用化学生物可吸收膜隔离，如透明质酸钠或透明质酸磷酸钠缓冲液、右旋糖酐和羟甲纤维素等。尽管以上报道很多，但至今仍无公认的有效可靠方法，这些防粘连材料在人体内是否有效或引发新的粘连还需进一步临床观察。

二、肠堵塞

肠腔可因蛔虫团、胆结石、粪块、柿石或其他异物等内容物堵塞而形成梗阻，这类梗阻大多为单纯性和不完全性。

【病因】

蛔虫梗阻一般见于13岁以下的儿童，乃因大量蛔虫聚积成团，同时分泌毒素和机械性刺激引起肠管痉挛而造成梗阻；引起梗阻的肠道结石直径一般在 2.5cm 以上，此类患者大多合并有胆囊与十二指肠、结肠或空肠内瘘，结石通过此瘘口进入肠腔。胆石梗阻多见于老年女性。老年人合并有慢性便秘者，因无力排便，粪块干结成团，也可引起肠堵塞。吞食含鞣酸较多的食物，如柿子、山楂、黑枣等，食物中鞣酸遇胃酸变成胶状物质，进而也可引起肠堵塞。

【诊断】

蛔虫梗阻常在病儿服驱虫药后发病，主要症状为脐周阵发性腹痛，可伴呕吐蛔虫，体检时触及可变形的条索状质软肿块，腹部 X 线片除扩张的小肠肠曲外，常可看到梗阻处成团的蛔虫影。胆石性肠梗阻患者往往有胆石症发作史，腹部 X 线片除肠梗阻的表现外，尚可见到胆管内气体显影，或看到肠腔内有胆结石阴影。粪块性肠梗阻体检时沿左侧结肠可扪及粪块，直肠指诊更可触及大量干结粪便。

【治疗】

蛔虫性肠梗阻一般采用非手术治疗。可经胃管注入氧气，注入量儿童每周岁 80 ~ 150mL，每次总量不超过 1 500mL；成人每次 2 000 ~ 3 000mL。次日可重复治疗 1 次。也可用氧气灌肠治疗，注氧量依病儿年龄而异：3 ~ 6 岁在 1 000mL 以下，7 ~ 10 岁 1 200mL，11 ~ 14 岁 1 500mL，成人可灌入 2 000mL。当上述非手术治疗无效或临床上出现绞窄征象时，应剖腹探查，切开肠壁取虫，必要时作坏死肠段切除，术中务必取尽蛔虫；胆石性梗阻原则上应手术治疗，如结石能被捏碎可将结石捏碎并将碎屑送向远侧肠道以解除梗阻，如胆石不能捏碎就需切开肠壁取石，同时检查肠道内是否尚有其他胆石，合并肠坏死行坏死肠段切除术，如存在胆道肠道瘘，在患者情况许可下一并手术治疗，如患者情况不许可，待手术恢复后再择期手术；粪块性肠梗阻也应首先试用非手术治疗，包括经胃管注入液状石蜡、肥皂水灌肠等，必要时用手指或器械将直肠下段干结粪便掏出。非手术治疗无效时采用手术治疗。

三、肠扭转

肠扭转指一段肠曲以其系膜的纵向轴旋转 180° 以上甚至几转而造成肠梗阻，约占肠梗阻的 2.6% ~ 13%。

【发病机制】

腹腔内各游离的肠段均可发生扭转，但以小肠和乙状结肠为多，盲肠少见。肠扭转大多是按顺时针方向旋转。肠段扭转时造成肠系膜血管受压，易发生绞窄性肠梗阻。当肠段扭转超过 360° 后静脉血流就停止，再进一步扭转，动脉血流也停止。肠段扭转还导致肠段两端均受压，形成闭袢性肠梗阻，因此肠扭转容易造成肠坏死及穿孔。

肠扭转的发生首先须具有解剖基础，如肠系膜过长和根部较窄或盲肠过分游离，此外肠粘连也可使肠曲以此粘连点为轴心而扭转。肠扭转的发生还需要一定诱因，如一段肠曲内容物重量骤然增加，如有些儿童肠道内大量蛔虫聚集成团或有些老年人患习惯性便秘甚或饱餐后，易致此段肠曲发生扭转。剧烈运动时由于体位突然改变，充盈的肠曲随体位变动的惯性作用而发生扭转。另有部分患者并无明显原因可寻，扭转可能与肠动力改变有关。

【诊断】

小肠扭转发病急骤，表现为中上腹或脐周持续性腹痛伴阵发性加重，多剧烈，可牵涉腰背部，恶心呕吐早且频繁。体检可见全腹膨隆，伴压痛，肌紧张不明显，肠鸣音多减弱。小肠系膜根部扭转时，大量血浆成分丧失，在短时间内即可发生低血容量性休克。腹部 X 线片上可见扩张的小肠肠袢呈小跨度并有位置和排列的紊乱，若为全小肠扭转仅胃十二指肠扩张而小肠本身充气不多。

乙状结肠与盲肠扭转均可分急性型与亚急性型，亚急性型多见，发病较缓慢，可有类似发作史。乙状结肠扭转腹痛多位于左下腹部，恶心呕吐轻而腹胀明显，体检时可扪及一巨大肠曲从左下腹往上伸展到中腹部或全腹部，腹部 X 线片上可见巨大的双腔肠袢，自盆腔可达膈肌，立位时可见两个液平面，小量钡剂灌肠可见钡剂受阻，尖端呈"鸟嘴状"或螺旋形；盲肠扭转腹痛位于右下腹部，也多伴有明显腹胀，腹部 X 线片上除扩大充气的盲肠外，有时可在其右侧或下方见到回盲瓣所形成的 V 形切迹，钡剂灌肠可见钡剂受阻于横结肠或肝区处。

【治疗】

肠扭转可在短时间内发生绞窄性肠坏死及休克等，死亡率高达15%～40%，因此除少数早期患者外，应及时予以手术治疗。

乙状结肠扭转如临床上无绞窄或腹膜炎表现，可经乙状结肠镜插管减压复位。如排出大量气体和粪水，腹痛等症状改善，表明复位成功，再留置肛管2～3天以利肠功能恢复。有报道应用纤维结肠镜复位，可治疗乙状结肠镜无法到达的高位扭转。如复位失败，插管后见血性粪水，有腹膜炎或肠坏死征象者应急诊手术。

肠扭转的手术治疗包括扭转复位术和肠切除术。将扭转的肠袢反旋转复位，如肠袢血供良好，还须解决复发问题：小肠一般不予处理；对于移动性盲肠可将之与旁沟缝合固定；过长的乙状结肠可平行折叠后固定于降结肠内侧，也可切除过长的乙状结肠。如见肠坏死，须将坏死肠段切除，小肠I期吻合，乙状结肠除极少数情况极佳患者外，宜I期切除造瘘II期吻合为妥。

四、肠套叠

一段肠管套入相连接的另一段肠管内称为肠套叠，是婴儿肠梗阻最常见原因，成人多为继发性肠套叠。

【病因】

肠套叠分原发性和继发性。原发性肠套叠多见于小儿肠套叠，一般无明确原因，考虑与饮食、气候变化等导致肠痉挛和肠蠕动异常有关。成年人肠套叠一般均有明确原因，多数肠管内壁长有息肉、乳头状腺瘤或有梅克尔憩室内翻入肠腔等，在蠕动波推动下，牵拉该段肠管一起套入远侧肠腔内而形成肠套叠。

肠套叠由鞘部和套入部组成，套入部又分顶部和颈部。一般为近侧肠管套入远侧肠管内，最多见的为回盲型，即回肠套入盲肠内。套入部系膜血管被鞘部挤压而使套入肠管充血、水肿以至坏死。肠套叠发生后，只要肠系膜够长且肠管可活动，套入部的顶部可继续向前推进甚至到达左侧结肠。

【诊断】

小儿肠套叠典型临床表现为阵发性腹痛、血便和腹块。腹痛为突发性，表现为幼儿突然阵发性啼哭伴脸色苍白，持续几分钟后静止，间隔15分钟到半小时左右又反复发作。约90%病儿在发病2小时内排果酱样黏液便，直肠指诊可见指套染血；体检时在多数患者可扪及典型的腹块。应在发作间歇期检查，肿块质韧，常呈红肠样，所在部位随套叠类型而异，常见的回盲或回结型可在右上腹扪及肿块并伴有右下腹空虚感，此征象（Dance征）被认为有诊断意义。肠套叠发作时还可有呕吐胆汁、腹胀、发热等肠梗阻症状。

只有25%左右的成人肠套叠患者同时具有以上的三大症状，绝大多数患者具有不同程度的腹痛，约60%～80%的患者伴有腹块，便血较少见，约见于三分之一患者。成人肠套叠大多有慢性反复发作史。

放射学检查有重要诊断价值。钡剂灌肠时可发现钡剂在套叠顶部受阻，并在外鞘和套入部顶部处进入肠壁间，造成典型的杯口形影像。B超可发现套叠肠段，对钡剂无法到达的上段小肠套叠和危重患者有意义，但易受肠腔胀气影响。

【治疗】

对早期的小儿肠套叠宜先应用空气或盐水灌肠复位，疗效可达90%以上。空气灌肠复位压力平稳，复位迅速，初起用8.0kPa（60mmHg），可逐步加压到10.6kPa（80mmHg），至完全复位为止；也可用盐水代替空气灌肠，但不能监视套叠脱出的进展。

患者有腹膜炎或外周循环衰竭现象时不可做灌肠复位，灌肠复位失败者也应及时手术复位。对于成人肠套叠一般有诱发病变须处理，所以原则上均应手术。手术复位时用手指轻柔地在远端将套入部顶部向近侧挤压，至套入肠段全部复位为止，绝不可牵拉套入的肠段。有时挤压复位有困难，可试用Cope法，即用一小手指插入外鞘和返折肠段间轻轻分开粘连以助回复。如手法不能复位，或发现肠坏死，就需切除套叠肠段后作肠吻合。成人肠套叠手术复位后应仔细检查顶部肠壁有无息肉等病变，如有应予以处理。

五、腹内疝

腹内脏器自其原来的位置，经过腹腔内一个正常或异常的孔道或裂隙脱位到一个异常的腔隙者称为腹内疝。按有无疝囊分为真疝和假疝两种。

【病因和病理】

1. 先天性因素　胚胎发育过程中，中肠会发生旋转，如果旋转方向或角度出现偏差可使小肠系膜、回盲部不能固定于后腹膜的正确位置，造成十二指肠旁疝或结肠系膜疝。发育过程中留下的某些隐窝或孔道过宽过深也可形成腹内疝，如 Winslow 孔疝、膀胱上疝。肠系膜发育不全留有缺损或孔隙可发生小肠系膜疝。

（1）膈疝和食管裂孔疝：胃或横结肠等腹内脏器，通过横膈的先天性缺损突入胸腔者称为膈疝。除胃肠道梗阻外，这类膈疝常并有心肺等胸内脏器的受压症状。食管裂孔疝是一种较常见的膈疝。

（2）十二指肠旁疝：是最常见的先天性腹内疝（图 6-1）。以左侧多见，约占该型腹内疝的 75%，肠管或网膜组织疝入十二指肠升部的左侧隐窝（Landzert 隐窝）；右侧十二指肠旁疝为疝内容物进入十二指肠水平部和十二指肠空肠曲下方的隐窝（Waldeyer 隐窝）。

（3）盲肠旁疝：盲肠周围有数个隐窝，包括升结肠内侧末端回肠上方的回结肠隐窝，回盲部下方的回盲肠隐窝和盲肠下后方的盲肠隐窝。疝内容物可从上述隐窝疝入，疝囊位于盲肠及回盲部的间隙。

（4）结肠系膜疝：横结肠系膜及乙状结肠系膜疝较少见，疝环为横结肠系膜或乙状结肠系膜根部与后腹膜之间的隐窝。

（5）其他内疝：Winslow 孔疝少见，腹腔内容物经 Winslow 孔疝入小网膜囊。另外还有较罕见的膀胱上疝和盆腔疝，后者包括阔韧带疝、直肠旁疝和 Douglas 窝疝。

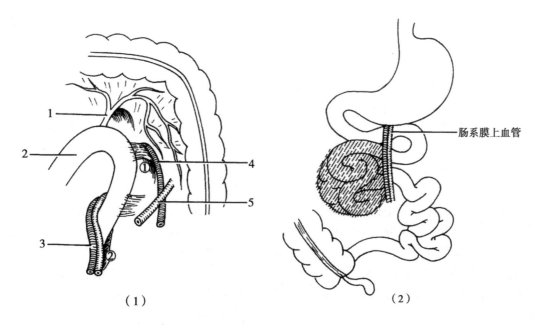

（1）　　　　　　　　　　（2）

图 6-1　十二指肠旁疝　（1）疝的入口　1. 结肠中动脉 2. 十二指肠 3. 肠系膜上动、静脉 4. 肠系膜下静脉
5. 左结肠动脉①十二指肠升部左侧的 Landzert 隐窝②十二指肠水平部下方的 Waldeyer 隐窝；（2）右十二指肠旁疝从 Waldeyer 隐窝处疝入

2. 获得性因素　腹部手术、腹腔内感染、腹部外伤均可导致腹腔内容物与腹壁间、腹腔内容物之间形成粘连或粘连束带，肠管经这些粘连造成的非正常间隙疝入成为腹内疝。

【临床表现】

腹内疝如果疝环的口径较大，疝内容物进出自由，可没有或只有较轻的不适症状。但腹内疝通常有腹胀、腹部隐痛、恶心等慢性肠梗阻的临床表现。如疝环口较小，肠管进入疝环后发生嵌顿，则会有急性肠梗阻的临床表现，严重者可发生绞窄性肠梗阻。胃肠造影和腹部 CT 扫描能较准确地诊断各种类型的腹内疝。多排螺旋 CT 因可在工作站中三维重建图像从而明确腹腔内容物间的解剖关系，故在诊断腹内疝时有重要的使用价值。

先天性腹内疝在未发生疝嵌顿、无肠梗阻时可无特征性临床表现，诊断较困难，常于手术时发现有肠套叠。腹腔手术后发生肠梗阻，应考虑获得性腹内疝的可能。

【治疗】

一旦确诊为腹内疝一般均须手术治疗。先天性腹内疝的疝环缘多有重要血管或器官，在将疝内容物复位时不可强行扩张或任意剪切疝环以免误伤重要管道。这就要求术者熟悉各种先天性腹内疝的解剖毗邻关系，术中做出相应处理，如十二指肠旁疝只能在疝环下方剪开；Winslow 孔疝可作 Kocher 切口充分游离十二指肠以扩大疝环、回纳疝内容物；获得性腹内疝手术时应找到形成疝环的粘连部位或粘连索带，予以分离松解。无论先天性或获得性腹内疝在解除嵌顿后还应检查疝内容物的血供情况，如有肠绞窄应行坏死肠段切除再行肠吻合。在疝内容物复位后应缝闭造成腹内疝的孔隙，以免复发。

六、假性肠梗阻

假性肠梗阻是一组临床症候群，临床上具有肠梗阻的共同症状和体征，但均无肠腔内外机械性阻塞的表现。各种原因如神经抑制、毒素刺激或肠壁平滑肌本身的病变，可导致肠壁肌肉运动功能紊乱，故又称动力性肠梗阻。常分为急性和慢性二型，急性型多见于慢性疾患或者老年患者，常有致病因素；慢性型常无明确的致病原因，甚至有的患者经手术后症状仍未能缓解。

【病因】

假性肠梗阻多见于某些疾病的过程中，下列疾病可导致假性肠梗阻：1.腹膜刺激：胰腺炎等；2.中毒性巨结肠症；3.小肠憩室；4.血管结缔组织疾病：硬皮病、皮肌炎、系统性红斑狼疮等；5.肌肉浸润性疾病：淀粉样变性、蜡样变性、非热带腹泻等；6.精神病；7.药物源性：神经节阻滞药、抗抑郁药、强安定药、泻药、利尿剂等；8.电解质紊乱：低钾、低氯、低镁、高镁、尿毒症；9.内分泌失调：甲状腺功能低下、糖尿病、甲状旁腺功能低下等；10.血紫质症（血卟啉病）；11.与肠道无关的肿瘤：嗜铬细胞瘤、分泌胰高血糖素的肿瘤、多发性骨髓瘤等；12.手术创伤：空回肠旁路手术、脊柱骨折、椎间盘突出等；13.神经系统疾病：帕金森病、家族性退行性病。

临床上与外科关系最为密切的是急性假性结肠梗阻，又称 Ogilvie 综合征。手术、创伤、感染、呼吸系统、心血管系统疾病以及代谢、神经系统紊乱均可诱发该疾病，病变多位于盲肠、升结肠和横结肠，其病理生理变化与远端结肠机械性梗阻相似，后期发生肠穿孔的概率为 3% ~ 15%，由此导致的死亡率约 50%。盲肠直径 > 10 ~ 20cm 超过 6 天者肠穿孔概率大大增加。

原发性肠道假性梗阻综合征是指没有其他全身疾病的假性肠梗阻，原因不明，多为慢性，有遗传倾向。有人认为 P 物质和维生素 E 缺乏与本综合征的发生有关，P 物质使平滑肌收缩和使神经去极化，维生素 E 缺乏引起蜡质样色素沉着症，可能是造成肠蠕动减退和脂肪痢的一个因素；近年来也有人认为属自身免疫性疾病，平滑肌受自身免疫细胞的攻击有关。病理表现不一，可有肠道平滑肌变性、病理性肥大、施旺细胞增殖、肠系膜嗜银神经细胞变性、神经节钙化等，也可无任何病理变化。

【诊断】

假性肠梗阻的临床症状无特征性，与机械性肠梗阻不易鉴别，有上述引发假性肠梗阻的疾病史或有肠梗阻手术探查阴性史者,应考虑有假性肠梗阻可能。X线摄片可见不同程度的十二指肠或近端小肠胀气。经胃管小肠低张造影有鉴别价值，机械性肠梗阻造影剂到达梗阻部位时间一般在一小时以内，假性肠梗阻造影剂到达结肠时间一般要超过 4 小时。食管测压常显示食管下段括约肌压力降低和远端蠕动紊乱，十二指肠和结肠测压也见异常，有诊断价值。原发性肠道假性梗阻综合征者还可有体温调节受损、神经源性膀胱等自主性功能异常的表现，肾盂造影显示输尿管、膀胱扩张，平滑肌运动节律异常。

通常空腔脏器动力障碍累及范围越广泛，假性肠梗阻可能性越大，对病变局限者要仔细分析，不要贸然下定论。

【治疗】

原则上以非手术治疗为主，包括胃肠减压、抗生素、营养支持等，假性结肠梗阻还可经肛管排气。患者情况允许，每小时改换左侧和右侧卧位有助于患者恢复。病因明确者须对原发病进行处理。新斯的明是唯一有确切疗效的药物，西沙必利刺激肌间神经释放乙酰胆碱，对假性肠梗阻有一定疗效。胍乙啶、促胃液素、甲氧氯普胺、类固醇、酚苄明、缩胆囊素和 α 前列腺素 F_2 等药物也曾用于假性肠梗阻的治疗。以上治疗方法的长期疗效都不确切。

纤维结肠镜置入扩张肠段吸引有助于肠管减压，还可留置引流管持续减压。

手术治疗有三种情况：①急性发作时，与机械性肠梗阻无法鉴别者行探查手术，对病变肠管行全层切取活检，以明确病因。②药物治疗无效，行对症手术治疗。食管动力障碍为主，行食管气囊扩张术；胃十二指肠动力障碍为主，行迷走神经切断术 + 幽门成形术或胃空肠吻合术；小肠动力障碍为主，行胃空肠吻合术。对于反复发作者，有人主张行永久性胃造瘘术，平时封闭，急性发作时开放瘘口减压，可减少患者住院治疗时间。③已确诊为假性肠梗阻，但肠管极度扩张者，行减压手术。资料表明盲肠直径超过 14cm 时，穿孔发生率达 23%，因此对盲肠直径超过 12cm、症状不能缓解者，应行盲肠置管减压或盲肠造瘘术，切忌行扩张肠段远端造瘘。

应该说，假性肠梗阻的诊断和治疗上还有很多问题没有解决，原因不明，对待此类患者的处理还须慎重，不可贸然行事。

七、术后早期炎症性肠梗阻

术后早期炎症性肠梗阻是指发生在腹部手术后早期（1～2周），由于腹部手术创伤或腹腔内炎症等原因导致肠壁水肿和渗出，形成的一种机械性和动力性因素同时并存的粘连性肠梗阻。由于其症状比较突出，如处理不当，可导致肠瘘、短肠综合征甚至死亡等严重后果。

【病因】

腹部手术后并发的肠梗阻有许多种类型，其发生原因也各不相同。术后早期炎症性肠梗阻的发生原因之一为腹部手术操作范围广、创伤重，对胃肠道功能恢复的影响较大，尤其是胃肠道手术、短期内反复手术、广泛分离肠粘连、腹膜炎、肠排列等。另一重要原因为腹腔内无菌性炎症，如腹腔内积血、积液、腹腔内异物或坏死组织等无菌性炎性物质残留，此时肠浆膜层有炎性渗出，肠管相互粘连，有时还可出现成角现象。术后早期炎症性肠梗阻的临床表现有别于术后腹内外疝、肠扭转或吻合口狭窄等机械性肠梗阻，或腹腔内及腹膜后感染、水电解质紊乱引起的麻痹性肠梗阻。

【诊断】

术后早期炎症性肠梗阻与其他类型的肠梗阻具有相同的临床表现，即腹痛、腹胀、呕吐、停止排便排气。绝大多数术后早期炎症性肠梗阻发生在腹部手术后 1～2 周。术后早期患者可有少量排便或排气，但进食后马上出现梗阻症状，具有特征性。腹痛不显著，如患者出现剧烈腹痛，应警惕机械性或绞窄性肠梗阻的可能。由于梗阻原因中有动力性因素，故只表现为胃肠道恢复不明显，而腹胀不如机械性或麻痹性肠梗阻显著。腹部触诊在肠管粘连最严重的部位有明显的柔韧感，一般在脐周或切口下方，无明显包块；叩诊多为实音；听诊肠鸣音多减弱、稀少或消失，无金属音或气过水声。梗阻解除则正常肠鸣音恢复。腹部 CT 检查可发现肠壁水肿、肠管粘连、肠腔积液以及肠管均匀扩张等，有重要参考价值。

【治疗】

术后早期炎症性肠梗阻的基本治疗原则与其他肠梗阻相同，包括禁食、胃肠减压和纠正水电解质紊乱等。术后早期炎症性肠梗阻病程较长，长时间的禁食造成患者营养状况恶化，应予以正规的肠外营养，必要时予以血浆、白蛋白等。大量的消化液积聚在肠腔内，加重肠壁水肿，不利于肠功能的恢复，应给予生长抑素以减少消化液的分泌量，缩短病程。肾上腺皮质激素能有效减轻炎症，通常予以地塞米松 5mg 静脉推注，每 8 小时一次，一周后逐渐停药。当腹部变软，肠鸣音逐渐活跃，可逐渐停用生长抑素和肾上腺皮质激素。新斯的明、西沙必利等药物有助于胃肠道动力的恢复。

术后早期炎症性肠梗阻很少造成绞窄性肠梗阻，不应贸然通过手术来解除梗阻。由于肠壁高度水肿并致密粘连，强行分离可导致病情进一步加重，并可导致机械性肠梗阻，更严重的是肠壁水肿，愈合能力差，手术极易造成肠瘘，并可因多次行肠切除术而导致短肠综合征，因此治疗术后早期炎症性肠梗阻应严密观察，耐心等待，多数患者治疗 2～4 周后症状可逐渐缓解，切忌贸然手术，造成不可收拾的后果。当然病程中肠梗阻的症状和体征加重，甚至出现绞窄性肠梗阻迹象，应立即调整治疗方案，必要时剖腹探查，提防将机械性肠梗阻误诊为术后早期炎症性肠梗阻，延误治疗导致肠绞窄。

第二节　肠结核

肠结核是结核分枝杆菌侵犯肠道引起的一种慢性特异性感染。过去在我国比较常见，随着防痨工作的推广以及人民生活水平的提高，现发病率已大为降低。近年来结核病又现死灰复燃趋势，耐药性结核菌株不断增加，肠结核的发病率也呈上升趋势，卫生部门已提出大力防治。

【病因】

肠结核多为继发性，最常见于活动性肺结核患者吞入含有大量结核菌的痰液；肠结核也可经血源感染，多见于粟粒性肺结核；或由邻近器官如女性生殖器官结核直接蔓延而致。原发性肠结核少见，一般饮用了污染牛结核分枝杆菌的牛奶引起。

【病理】

90% 以上的肠结核患者病变位于回盲部和回肠，这是由于回盲部具有丰富的淋巴组织，而结核分枝杆菌多侵犯淋巴组织，并且食物在回盲部停留较久，增加回盲部感染机会。肠结核也可发生于肠道其他部位，大致趋向为离回盲部越远、发生概率越低。

本病的病理改变根据机体对结核分枝杆菌的免疫力和过敏反应而定。机体过敏反应强，病变以渗出为主，并可有干酪样坏死及溃疡，为溃疡型肠结核；机体免疫力好，则表现为肉芽组织增生，并可有纤维化，为增生型肠结核。溃疡型和增生型的分类不是绝对的，这两类病理变化常可不同程度的同时存在。

（一）溃疡型

此型肠结核多见。肠壁的淋巴组织呈充血水肿等渗出性改变，进而发生干酪样坏死，肠黏膜逐渐脱落而形成溃疡，常绕肠周径扩展，大小深浅不一。溃疡边缘和基底多有闭塞性动脉内膜炎，因此少有出血。受累部位常有腹膜粘连，故很少急性穿孔。晚期可有慢性穿孔，形成包裹性脓肿，并可穿透形成肠瘘。在修复过程中产生肠管的环形狭窄，并使肠段收缩变形，回肠与盲肠失去正常解剖关系。

（二）增生型

病变多局限于回盲部。虽可同时累及邻近的盲肠和升结肠，但多数患者仅一处受累。其病理特征是肠黏膜下纤维组织和结核肉芽肿高度增生，有时可见小而浅的溃疡和息肉样肿物。由于肠壁的增厚和病变周围的粘连，常导致肠腔狭窄和梗阻，但穿孔少见。

【临床表现】

肠结核多见于青少年，女性多于男性。溃疡型肠结核常有结核毒血症，表现为午后低热、盗汗、消瘦、食欲减退等，此外可同时有肠外结核的临床表现；增生型肠结核少有结核毒血症及肠外结核的临床表现。肠结核的并发症多见于晚期患者，常有肠梗阻，肠出血、穿孔、肠瘘、局限性脓肿等少见。

常见临床表现有：

1. 腹痛　多位于右下腹，反映肠结核多位于回盲部，并可有上腹和脐周的牵涉痛。腹痛性质为隐痛或钝痛，餐后加重，排便后减轻。增生型肠结核并发肠梗阻时，还可有绞痛，伴有腹胀、肠鸣音亢进等。

2. 腹泻和便秘　腹泻是溃疡型肠结核主要临床表现之一，多为水泻或稀便，少有黏液、脓血便及里急后重感。后期病变广泛，粪便可含有少量黏液和脓液，便血仍少见，间或有便秘。腹泻和便秘交替曾被认为是肠结核临床特征，其实是胃肠功能紊乱的一种表现，也可见于其他肠道疾病。增生型肠结核以便秘为主。

3. 腹部肿块　主要见于增生型肠结核。当溃疡型肠结核合并有局限性腹膜炎，病变肠段与周围组织粘连，也可出现腹部肿块。肿块多位于右下腹，固定，质地中等，可有轻度压痛。

【诊断】

肠结核的临床表现及体征均无特异性，确诊不易。华山医院曾统计过肠结核患者中，有 82.1% 的病例同时伴有慢性腹痛和发热，因此对于有以上两个临床表现的患者，应考虑有肠结核的可能。X 线检查，包括 X 线胃肠钡餐造影和钡剂灌肠造影，具有特异性：溃疡性肠结核多表现为钡影跳跃现象、病变肠段黏膜紊乱、回肠盲肠正常夹角消失等；增生型肠结核则多表现为钡剂充盈缺损。纤维结肠镜可直接观察到肠结核病灶，并可做活组织检查，有很大的诊断价值。血清抗结核抗体 T-spot 的检测具有较高的敏感性及特异性；肠镜病理若能发现病灶并进行活检可明确诊断；聚合酶联反应（polymerase chain reaction，PCR）技术对肠结核组织中的结核分枝杆菌 DNA 进行检测，可提高诊断准确性。化验室检查，如粪便找抗酸杆菌、结核菌素试验以及血沉化验等对诊断有一定帮助。

一些疑及肠结核的患者，可试行 2 ～ 3 周抗结核的治疗性诊断方法，观察疗效。对于增生型肠结核有时需要剖腹探查才能明确。

【治疗】

肠结核应早期采用敏感药物治疗，联合用药抗结核治疗持续半年以上，有时可长达一年半。常用的化疗药物有异烟肼、利福平、乙胺丁醇、链霉素、吡嗪酰胺等。有时患者中毒毒性症状过于严重，可在有效抗结核药物治疗下加用糖皮质激素，待症状改善后逐步减量，至 6 ～ 8 周后应停药。

手术仅限于完全性肠梗阻、慢性肠穿孔形成肠瘘或周围脓肿、急性肠穿孔或肠道大量出血经积极抢救无效等伴发并发症者，对右下腹块难以与恶性肿瘤鉴别时也可剖腹探查以明确。手术方式根据病情而定，原则上应彻底切除病变肠段后行肠吻合术，曾有肠结核穿孔行修补术后并发肠瘘而导致再次手术的惨重教训。如病变炎症浸润广泛而固定时，可先行末端回肠横结肠端 – 侧吻合术，Ⅱ期切除病变肠段。手术患者术后均需接受抗结核药物治疗。

第三节　克罗恩病

克罗恩病是一种病因尚不明确的胃肠道慢性非特异性炎症。1932 年 Crohn 等介绍了一种好发于末段回肠的炎症病变，将该病与其他慢性远段小肠炎性病变相区别，因此称为克罗恩病（Crohn disease），多见于年轻人，常导致肠狭窄和多发瘘，其临床特点为：病变呈节段性或跳跃式分布，病情进展缓慢，临床表现呈多样化，易出现梗阻或穿孔等各种并发症以及手术后高复发率等表现。内科、外科治疗都可以缓解病情，如手术能切除病变肠段则可以较长时间缓解症状。

【流行病学】

本病见于世界各地，但以北欧、北美为高发区。我国的确切发病率尚不清楚，但国内本病的发病率逐年增高，可见于各种年龄，以青壮年为多，发病年龄多为 20 ～ 40 岁，男性与女性间发生率无明显差别。

【病因】

克罗恩病的发病机制尚未完全明了，有环境、遗传、免疫、炎症细胞因子和介质等参与发病，构成肠黏膜炎症和肠动力紊乱。肠道存在黏膜上皮的机械性屏障和免疫性屏障，正常状态下肠道免疫细胞持续地监控着肠道菌群并维持内环境的稳态，但当上述多种因素可能影响炎症反应的启动，并存在免疫负性调节障碍，免疫细胞包括 B 细胞，以 Th1、Th2、Th17 为主的效应性 T 细胞以及调节性 T 细胞（Treg）被过度激活，导致组织损伤过程持续增强，难以终止其进行性组织损害。

【病理】

克罗恩病可累及从口腔到肛门的胃肠道任何部位，以末段回肠和右半结肠处最常见，80% 的病例可同时累及回肠和结肠，典型的好发部位是距回盲瓣 15 ～ 25cm 的末段回肠，偶见病变仅累及结肠。

1. 大体病理病变的肠段界限清晰，呈多个病灶时可被正常肠段分隔开，形成跳跃式病灶。

（1）急性期：少见，属早期病变，肠壁明显充血、水肿、增厚，浆膜面有纤维蛋白性渗出物，肠系膜对侧的黏膜面有浅溃疡形成。

（2）慢性期：多见，病变肠段壁增厚变硬呈圆管状，浆膜面呈颗粒状，增生的脂肪组织覆盖于肠表面。光镜下见肠壁各层均增厚，以黏膜下层为最显著。肠黏膜呈不同程度的溃疡，线状溃疡可深入肠壁，亦可融合成较大的溃疡。由于病变部位的黏膜下层高度充血、水肿、淋巴组织增生，黏膜呈结节样隆起，再加上有深在的溃疡相掺杂，致黏膜外观呈鹅卵石样。由于慢性炎症使肠壁增厚，管腔狭窄，肠管呈短的环状狭窄或长管状狭窄，肠黏膜面可布满大小不等的炎性息肉。肠系膜增厚，近端肠腔常扩张。

2. 镜下形态　早期：整个肠壁明显水肿，尤其是黏膜下层。黏膜层基本正常，无干酪样坏死或肉芽肿。中期：出现不越过黏膜肌层的小溃疡，肠壁增厚主要由于黏膜下纤维化伴大单核细胞广泛浸润及淋巴滤泡的增生。约有 70% ~ 80% 的病例可见到由上皮样细胞和巨细胞组成的类肉瘤样肉芽肿，中心无干酪样坏死，分布在黏膜下层、浆膜下层和区域淋巴结中。晚期：以慢性炎性细胞浸润和纤维化为主要特征。广泛区域黏膜剥脱，存留黏膜岛处绒毛变钝或消失，腺体萎缩，溃疡形成，黏膜下和浆膜有重度纤维化。常可见深溃疡，周围为局灶性化脓，可穿透肠壁全层形成瘘管。约 40% 病例缺乏肉芽肿病变。

【临床表现】

本病临床表现多样化，根据其起病急缓、病变范围、程度及有无并发症而异，可分为初发型和慢性复发型。病程常为慢性、反复发作性，逐渐进展，缺乏特异性。有些是在出现并发症如肠梗阻、肠穿孔、肠瘘等才做出诊断。约有 10% ~ 25% 的病例起病较急，表现为脐周或右下腹痛伴有压痛，并可有发热、恶心、腹泻、血白细胞升高等，在临床上酷似急性阑尾炎，一般在术前很难做出诊断，往往在手术时才发现阑尾正常而见到末端回肠局限性充血、水肿、肠系膜增厚、系膜淋巴结肿大而才得以确诊。

本病常见症状如下：

1. 腹痛　临床常见脐周或上腹部间歇性腹痛。是由于一段肠管的肠壁增厚、使肠腔环形狭窄引起部分性肠梗阻所致。近端肠祥剧烈的蠕动刺激传入神经产生中腹部反射性阵发性疼痛。当炎症波及壁腹膜时可产生局部腹壁持续性疼痛伴触痛。如病变累及肠系膜可出现腰背部酸痛，易被误诊为骨骼或肾脏病变。

2. 腹泻　80% ~ 90% 病例主诉大便次数增多，每日 2 ~ 5 次，一般为水样便，不含脓血或黏液。腹泻是由于小肠广泛的炎症影响正常的营养吸收；滞留的肠内容物中细菌滋生能加重腹泻；末段病变的回肠不能正常地吸收胆盐，胆盐进入结肠后抑制水和盐的吸收也促进水泻。

3. 腹块　多数是病变的肠段与增厚的肠系膜与邻近器官粘连形成的炎性肿块或脓肿。

4. 全身症状　有活动性肠道炎症时可出现中等程度的间歇性发热，如伴有腹腔脓肿，可出现高热及毒血症状。因慢性腹泻和肠吸收功能降低，加上进食后腹痛加重造成畏食等原因，可引起营养不良、贫血、体重减轻、低蛋白血症、电解质紊乱。

【并发症】

克罗恩病晚期常伴随一些并发症，可以帮助诊断。

1. 肠瘘　容易形成瘘管是本病的一个特点，发病率约为 20% ~ 40%。病变肠管溃疡直接穿透邻近器官，或先形成脓肿再破溃到邻近脏器而形成内瘘，常见的有回肠乙状结肠瘘、回肠瘘及小肠膀胱瘘。肠内瘘一般很少有症状，除了胃结肠、十二指肠结肠瘘可以引起严重腹泻。肠膀胱瘘典型表现为尿痛、尿气、尿脓（粪）。肠外瘘常发生于手术瘢痕处，可在术后数周或数年后自发性发生，术后近期瘘多为吻合口瘘，晚期瘘则可能为病变复发。

2. 腹腔脓肿　也是本病一种较多见的并发症，发生率约为 15% ~ 20%。脓肿多形成于肠管之间，或肠管与肠系膜或腹膜之间，少见于实质器官内。好发部位多在相当于末段回肠，其次是肝、脾曲处以及盆腔处。临床表现为发热和腹痛，可出现具有压痛的腹块，伴有白细胞增高；腹部 CT 或 B 超检查有助于诊断；脓液培养多为大肠埃希菌、肠球菌等革兰阴性菌属。

3. 肠穿孔　并发肠道游离穿孔者少见，大多数发生在小肠。多数患者有长期病史，但也有以穿孔为首发症状者。

4. 消化道大量出血　发生率低，约 1% ~ 2%，一般为深的溃疡蚀破血管后引起。

5. 肛周病变　克罗恩病并发肛周病变者约 22% ~ 36%，主要表现为肛周脓肿、肛瘘、肛裂等，肛周、腹股沟、外阴或阴囊处可见多发性瘘口。

6. 肠道外表现　少见，但有很多种如游走性关节炎、口疮性溃疡、皮肤结节性红斑、坏疽性脓皮症、炎症性眼病、硬化性胆管炎、肝病及血栓性脉管炎等。

【辅助检查】

1. 实验室检查　无特异性试验，约 70% 患者有不同程度的贫血，活动期血白细胞升高。尚可有血沉加快、免疫球蛋白增高、低蛋白血症、大便隐血试验阳性等。

2. 放射学诊断　肠道钡餐检查在克罗恩病的诊断上极为重要，尤其是气钡双重造影，而 CT 和各种扫描的影像检查帮助不大。早期的改变为黏膜和黏膜下炎症水肿和增厚，在放射学检查时表现为黏膜面变粗钝、扁平，并有黏膜轮廓不规则且常不对称；当肠壁全层炎症、水肿和痉挛时可造成肠腔狭窄，即 Kantor 线状征，是本病的一种典型 X 线表现。黏膜病变发展成纵或横向线状溃疡或裂隙时，可形成条纹状钡影，这些不规则的纵横线状溃疡网状交织，结合黏膜下水肿，产生典型的"鹅卵石"征。病变后期黏膜可完全剥脱，X 线表现为一个无扩张性的僵硬管道；肠管纤维化狭窄且可产生线状征；病变肠段可单发或多发，长短不一，多发时出现典型的跳跃式病灶；并发肠瘘时可见钡剂分流现象。结肠病变时可作钡剂灌肠，X 线改变与小肠相同。

3. 内镜检查和活组织检查　乙状结肠镜或纤维结肠镜检查可了解结肠是否有节段性病变，包括裂隙样溃疡、卵石样改变、肠管狭窄、瘘管等，如黏膜活检见到非干酪性肉芽肿则有助于诊断。

4. B 超和 CT 扫描　对观察肠壁厚度以及鉴别脓肿有参考价值。

【诊断】

目前尚无统一的金标准，需结合临床表现、内镜检查、影像学表现及病理结果进行综合判断。临床出现下列表现需考虑 Crohn 病可能：①上述炎性肠病的临床症状；② X 线表现有胃肠道的炎性病变如裂隙状溃疡、鹅卵石征、假息肉、多发性狭窄、瘘管形成等，病变呈节段性分布。CT 扫描可显示肠壁增厚的肠袢，盆腔或腹腔的脓肿；③内镜下见到跳跃式分布的纵形或匍行性溃疡，周围黏膜正常或增生呈鹅卵石样；或病变活检有非干酪样坏死性肉芽肿或大量淋巴细胞聚集。

【治疗】

本病无根治的疗法，手术后复发率高，所以除非发生严重并发症外，一般宜内科治疗，主要为对症治疗包括营养支持、抗炎、免疫抑制剂治疗等。此外，安慰患者，稳定情绪也颇为重要。

1. 内科治疗

（1）支持疗法：纠正水电解质紊乱，改善贫血、低蛋白血症状态，病变活动期进食高热量、高蛋白、低脂肪、低渣饮食。近年来应用的要素饮食能提供一种高热卡、高蛋白、无脂肪、无残渣的食物，可在小肠上段被吸收，适用于几乎所有病例，包括急性发作者。患者常可因此避免手术或术前准备成最佳状态。

（2）抑制炎症药物：适用于慢性期和轻、中度急性期患者，不用于预防该病的复发。①水杨酸柳氮磺吡啶（SASP）：发作期 4 ~ 6g/d，病情缓解后维持量为 0.5g，每日 4 次，应注意消化道反应、白细胞减少等磺胺类副作用；5- 氨基水杨酸（5-ASA）是柳氮磺吡啶的分解产物及有效成分，如美沙拉秦（pentasa）、奥沙拉秦（olsalazine）等，正代替柳氮磺吡啶成为治疗克罗恩病的有效药物，美沙拉秦的用法为 3 ~ 4g/d；②甲硝唑：对肠道厌氧菌有抑制作用，临床研究其对克罗恩病治疗有效，往往用在水杨酸制剂治疗无效后。

（3）糖皮质激素：类固醇皮质激素仍然是目前控制病情活动最有效的药物，适用于中、重度或爆发型患者。成年人一般起始用量为泼尼松 30 ~ 60mg/d，为病情炎症急性期的首选药物。常用的给药途径有口服和静脉注射（氢化可的松琥珀酸钠）两种，偶尔也用于保留灌肠。用药原则为：①初始剂量要足；②待症状控制后采取逐渐减量维持的办法，在数周至数月内将剂量逐渐递减到 5 ~ 15mg/d，其维持剂量的大小因人而异。目前布地奈德（budesonide）是一种新型皮质激素，不良反应少，可以灌肠及口服。

（4）免疫调节药物：如 6- 硫基嘌呤、甲氨蝶呤对慢性活动性克罗恩病有效。环孢素宜用于重症克罗恩病，每日 4mg/kg，起效快，但由于价格昂贵，不能普遍应用。近年来有人应用生物治疗，如针对 CD4 及 TNF-α 的单克隆抗体、重组 IL-10 和黏附分子抑制剂等，取得一定的疗效。

（5）生物制剂：包括肿瘤坏死因子阻断剂如英利昔、阿达木单抗，抑制 T 细胞激活药物如嵌合型扩大 CD40 单体（ch5D12），抑制炎症细胞迁移和黏附药物如那他珠单抗，作用于其他细胞因子的药物如 Fontoli-zumab、IL-6R 单克隆抗体（MRA）。

2. 外科治疗　本病大多为慢性，病程长，易反复发作，所以很多患者最终需要手术治疗。手术虽然不能改变基本病变进程，但多数并发症可经外科治疗获得缓解。

手术指征：经内科治疗无效或有并发症的患者，如梗阻、穿孔、内瘘、腹腔脓肿、肠道出血和肛周疾病等，其中尤以肠梗阻为最常见的手术指征，梗阻通常多为不完全性，并不需急症手术。术后需消化内科进一步治疗控制病情。

手术方式：

（1）肠段切除术：适用于肠管局限性病变。关于切除病变肠管周围多少正常肠管，在过去 50 年来争论很多：1958 年，Crohn 等主张 30 ~ 45cm，其后英国和瑞典的报道认为 10 ~ 25cm，现在不少作者提议少切除正常肠管大约 2 ~ 5cm，认为复发与切缘有无病变并无密切关系。本病病变常呈多发性，多处的肠切除可导致短肠综合征和营养不良，近年来有人作狭窄段成形术治疗炎症性狭窄。肿大的淋巴结也不需要全部清除，因为这并不能改变复发率，相反易损伤系膜血管。手术最困难的步骤是切断肠系膜，对增厚、水肿、发硬的系膜在结扎血管时需加小心。

（2）捷径手术：适用于老年、高危、全身一般情况较差、严重营养不良、病变广泛者。为缓解梗阻症状可先行肠捷径吻合，3 个月后如情况好转再行二期切除吻合术。目前除了对胃十二指肠克罗恩病作胃空肠吻合较切除为好外，一般不主张捷径手术。因病变虽可以静止，但旷置的病变肠腔内细菌易滋生，出现滞留综合征，并容易发生穿孔和癌变。

（3）内瘘的手术：对于无明显症状的内瘘患者，一般不需要手术。当因内瘘造成严重腹泻、营养障碍时需及早手术。手术根据两端肠管有无病变而定，原则上切除瘘口处病变肠段，修补被穿透的脏器。外瘘患者同样需切除病变肠管及瘘管。

（4）十二指肠 Crohn 病：发生率为 2% ~ 40%，一般伴回肠炎或空肠炎。主要表现为溃疡病症状即出血、疼痛、狭窄，临床上很难与溃疡病尤其是球后溃疡相鉴别。手术指征为大出血，梗阻，宜作胃空肠吻合加迷走神经切断，以减少吻合口溃疡的发生，但要注意保留迷走神经后支即腹腔支，以免使已存在的回肠炎所致的腹泻加重。

【预后】

Crohn 病是一种自限性疾病，在一次急性发作经治疗缓解后，可出现反复的发作和缓解相交替，很难治愈。少数重症病例可因穿孔、腹膜炎、休克、大出血、严重水电解质紊乱及各种并发症而死亡。多数患者在接受适当的内、外科治疗后都有临床症状的缓解效果。本病复发率很高，文献报道远期复发率可达 50% 以上，以往认为复发原因为病变肠段切除不够彻底，现在认识到本病是一种全身性的胃肠道疾病，术后复发大多数是发生了新的病灶。手术死亡率为 4%，远期死亡率为 10% ~ 15%，原因在于感染或衰竭。Crohn 病可发生癌变，尤其是旷置的肠段。

第七章

结、直肠及肛门疾病

第一节　结直肠癌

结直肠癌俗称大肠癌，是一种常见的消化系统恶性肿瘤，其发病有一定的地域特征，并与生活方式密切相关。在美国，结直肠癌的发病率及死亡率在所有恶性肿瘤中均排第三位，根据美国癌症研究所 (National Cancer Institute, NCI) 和美国癌症协会 (American Cancer Society, ACS) 的资料，2007～2011 年美国结直肠癌年标化发病率及死亡率分别为 43.9/100 000 和 16.3/100 000，结直肠癌发生率在 50 岁以上人群中每年下降 4.3%，50 岁以下人群中每年增长 1.8%，而死亡率每年降低 2.5%，预计 2015 年新增结直肠癌病例 132 700 人，同时 49 700 人死于结直肠癌。我国曾是结直肠癌的低发地区，2011 年卫生部公布的恶性肿瘤死亡趋势报告显示我国结直肠癌的发病率和死亡率分别为 23.03/100 000 和 11.11/100 000，在常见恶性肿瘤中分别排第六位和第五位，但发病率呈迅速上升趋势，尤其以经济发达地区更为显著。2015 年国家卫生计生委发布《中国结直肠癌诊疗规范（2015 版）》，结直肠癌在中国的发病率居所有恶性肿瘤第三位，2014 年新发病例 31 万人，死亡 15 万人。上海、广州、深圳结直肠癌发病率已攀升至所有恶性肿瘤第二位，北京、天津则位于第三位，且均为消化系统恶性肿瘤的第一位。其中，上海 2013 年结直肠癌发病率仅次于肺癌，排在第二位，为 56.0/100 000。与此同时，结直肠癌的肿瘤部位也在近年来发生了明显改变，近端结肠癌或右半结肠癌的比例逐渐升高，而直肠癌的比例逐渐下降。美国 2006—2010 年结肠癌占结直肠癌总发病率的 65%，而我国直肠癌比结肠癌发病率高，比例约 (1.2～1.5)∶1，但近年来结肠癌发病比例增高。上海作为结直肠癌高发地区，其结肠癌和直肠癌的发病比例分别为 60.7% 和 39.3%。目前普遍认为结直肠癌是一种与生活方式密切相关的恶性肿瘤，当饮食随着经济的发展逐渐由高纤维、低脂肪向高脂肪、高蛋白、低纤维过渡时，结直肠癌的发病率也逐渐升高，国内部分经济发达地区已经表现出这种趋势。随着经济的发展，该趋势将扩大到更广的范围，结直肠癌也将越来越成为威胁健康的重要因素。

【病因】

结直肠癌的病因复杂多样，包括遗传因素、生活方式和其他疾病等。结直肠癌的发生是一个渐变的过程，通常从正常黏膜到腺瘤形成，再到结直肠癌的形成需要 10～15 年的时间，期间需要肿瘤相关基因的多阶段参与，包括 APC、K-ras、DCC 以及 p53 等。结直肠癌的多种病因均通过加速上述过程中的一个或多个阶段促进癌变。

1. 遗传因素与结直肠癌　遗传引起的结直肠癌主要见于家族性腺瘤性息肉病 (familial adenomatouspolyposis，FAP) 癌变和林奇综合征 (Lynch syndrome)FAP 是一种常染色体显性遗传性疾病，约占所有结直肠癌的 1%，90% 的患者携带抑癌基因 APC 的生殖细胞系突变，另有约 10% 的患者则携带 MUTYH 基因突变，这部分患者的息肉数量往往较少，也称为衰减型家族性腺瘤性息肉病 (attenuated familial adenomatous-polyposis，aFAP)。FAP 常于青年时期发病，3/4 的患者在 35 岁以前癌变，50 岁以后几乎将全部发展为癌。林奇综合征，既往曾称为遗传性非息肉病性结直肠癌 (hereditory nonpolyposis colorectal cancer, HNPCC)，也是一种常染色体显性遗传疾病，约占所有结直肠癌的 3%，其发生机制是任一 DNA 错配修复基因 (mismatchrepair，MMR)(包括 MLHI、MSH2、MSH6、PMS2 和 EP-CAM) 突变引起微卫星中重复单位的插入或缺失，并引起微卫星功能发生改变，继而导致基因调节功能改变，最终加速腺瘤癌变。林奇综合征患者发生结直肠癌的总风险为50%～80%，平均诊断年龄为46岁。其他遗传性结直肠癌还包括 Gardner 综合征、PJ 综合征（Peutz-Jegher's syndrome，PJS）、家族性结直肠癌 X 型（Familial CRC type X）等。

结直肠癌的遗传易感人群包含任何携带 APC、DCC、K-ras、p53 等基因突变的个体。上述基因的突变均能加快结直肠癌演进过程中的关键步骤，从而使结直肠癌发病可能性明显增加，发病年龄明显提前。国内外研究均发现结直肠癌患者的亲属发生结直肠癌的危险性较一般人群明显增加，除生活方式类似外，遗传易感性是其中更重要的原因。

2. 生活环境与结直肠癌　大量流行病学研究表明，与遗传因素相比，生活方式对于结直肠癌的发生有着更加重要的作用　最经典的案例是中国和日本结直肠癌的发病率远低于美国，但中国和日本在美国的第二代移民的结直肠癌发病率明显升高，几乎达到美国当地人的水平。这间接表明结直肠癌的发病与生活习惯和膳食结构有着密切关系。通常认为，高脂肪、高蛋白、低纤维素的饮食增加了结直肠癌患病的危险性。其机制可能与胆汁酸的代谢有关，胆汁酸的脱羟作用在肠道内产生了致癌物质。高脂肪、高蛋白饮食使胆汁酸在肠道内通过缓慢且浓度升高，而高纤维饮食则使胆汁酸在肠道内被稀释且可以快速通过。研究发现动物脂肪及畜类动物蛋白的摄入与结直肠癌的患病风险呈正相关，而粗粮、蔬菜、水果的摄入与结直肠癌的患病风险呈负相关。因此，以禽类及鱼类蛋白代替畜类蛋白并增加植物性食品的摄入或可能降低结直肠癌患病的风险。另外，摄入过多的煎炸食品与腌渍食品也与结直肠癌的发生有关，前者在煎炸过程中蛋白质过度受热而产生某些致癌物质能促进结直肠癌发生；后者则与产生致癌物质亚硝酸盐有关。微量元素摄入的减少，尤其是缺钼、硒等与结直肠癌的发生可能相关，而钙的摄入量增加和远端结直肠癌的发生呈负相关关系。

经常参加体育锻炼或者从事体力劳动者结直肠癌（尤其是近端结肠癌）的患病风险降低，而经常处于坐姿的职业则患病风险升高。进一步的研究发现，高能量代谢与结直肠癌的发病呈负相关，基础代谢率则与结直肠癌的发病呈正相关，但其具体的生物学机制目前仍不清楚。吸烟与多种恶性肿瘤的发生均有关，在结直肠腺瘤的研究中也发现吸烟可以使发病率提高约2/3，由于腺瘤是结直肠癌的癌前病变，该证据支持吸烟是结直肠癌发生的相关因素。

3. 其他疾病与结直肠癌　结直肠癌的癌前病变包括结直肠息肉、腺瘤、炎症性肠病等其中以结直肠腺瘤最为多见，约半数以上的结直肠癌由其演变而来。依据病理类型，绒毛状腺瘤癌变率约30%～40%，管状腺瘤癌变率约5%；依据腺瘤数目，单个腺瘤约30%癌变，2～5枚腺瘤约50%～75%癌变，≥6枚腺瘤癌变率约80%；依据腺瘤大小，小于1cm的腺瘤癌变率约为1.3%，1～2cm的腺瘤癌变率约9.5%，而大于2cm的腺瘤癌变率则达到46%。家族性腺瘤性息肉病（FAP）如不予治疗，3/4的患者在35岁以前癌变，至50岁时几乎所有的病例都发生癌变。Peutz-Jeghers息肉病也称黑斑息肉病，是一种家族性疾病，癌变率在5%～22%之间。溃疡性结肠炎与克罗恩病可以引起肠道的多发溃疡及炎症性息肉，发病年龄越小、病变范围越广、病程越长，其癌变的可能性越大。溃疡性结肠炎发生结直肠癌的风险较一般人群增加20倍，而克罗恩病发生结直肠癌的风险也较一般人群增加5～10倍。

血吸虫病与结直肠癌的发病也存在一定关系。血吸虫病高发地区其结直肠癌也明显高发。在血吸虫病合并结直肠癌病例，癌组织周围可见大量陈旧性血吸虫卵的沉积。浙江省嘉善县市在20世纪70年代曾是血吸虫病的流行区，也成为结直肠癌的高发区。

近年来有研究显示，胆囊切除和阑尾切除术后结直肠癌的患病风险明显增大。前者可能与胆囊切除术后胆汁分泌及进入肠道的规律紊乱，胆汁持续分泌与肠道内食物作用产生致癌物质有关；后者机制不明。

4. 结直肠癌的早期筛查　结直肠癌的病因学基础决定了其可能预防和早诊早治　结直肠癌的早期筛查作为一种二级预防手段可以早发现和早治疗癌前病变和早期癌，从而有效地降低结直肠癌的死亡率。美国癌症协会（ACS）、美国胃肠病学会（AmericanCollege of Gastroenterology，ACG）以及美国综合国家癌症网（National Comprehensive Cancer Network，NCCN）等以粪便潜血试验（facal occult blood test，FOBT）、结肠镜及气钡双重对比造影为基础提出了各自的大肠癌筛查指南。在过去的二十年中，美国结直肠癌发病率和死亡率下降，很重要的因素归因于早期筛查。我国由浙江大学郑树教授牵头开展了早期结直肠癌筛查实践，并形成一套适合中国国情的以高危因素调查问卷和粪便潜血试验为初筛，全结肠镜为精筛的筛查方案。继而中华医学会消化病学分会于 2011 年制定了中国结直肠肿瘤筛查、早诊早治和综合预防共识意见。上海市作为中国结直肠癌最高发的地区之一，开展了"上海市社区居民大肠癌筛查"项目，截至 2015 年 8 月已经累计筛查 178 万人，共发现结直肠癌高危对象 34 万人，其中 9.4 万人接受肠镜检查，共检出大肠癌 2100 例，早期率在 40% 左右，同时还检出了结直肠息肉 1 万余例。其他的筛查方法还有螺旋 CT 仿真结肠内镜、胶囊内镜、粪便 DNA 检测和血浆 Septin9 基因甲基化检测等。

【病理】

1. 大体分型

（1）早期结直肠癌：癌组织局限于黏膜和黏膜下层称为早期结直肠癌。上皮重度异型增生及不能判断浸润深度的病变称高级别上皮内瘤变，如癌组织浸润固有膜则称黏膜内癌。Kudo 根据内镜下所见将早期大肠癌分为下列三型：①隆起型（I 型），又分为有基型（I p）、亚有基型（I ps）和无基型（I s），多为黏膜内癌；②表面型（II 型），又分为表面隆起型（II a）、表面平坦型（II b）和表面隆起伴凹陷型（II c），多为侵犯黏膜下层癌；③凹陷型（III 型），均为黏膜下层癌。约 42% ~ 85% 早期大肠癌呈有基型，余 15% ~ 58% 则呈无基型。隆起型腺瘤的恶变率低于平坦型，平坦型腺瘤的直径越大，恶变机会越高，而凹陷型病变的恶变率比平坦型更高。

（2）进展期结直肠癌：可分为下列几种类型：①隆起型：向肠腔内生长，瘤体呈球形或半球形，似菜花状，四周浸润少，预后好；②溃疡型：向肠壁深层生长并向四周浸润，早期可有溃疡，边缘不整齐，沿肠壁横向扩展，成环形。易发生出血、感染或穿透，转移较早。溃疡型又分为局限溃疡型与溃疡浸润型，前者溃疡肿瘤组织边缘呈堤状隆起，切面边界尚清；后者溃疡边缘无堤状隆起，主要向深层浸润生长，切面边界不清；③浸润型：癌肿沿肠壁浸润，使肠壁增厚，但表面常无明显的溃疡或隆起，累及范围广，转移早，预后差；④胶样型：少见，外形或呈溃疡或伴有菜花样肿块，但外观呈半透明胶冻样。

2. 组织学分型

（1）腺癌：占绝大多数。镜下见分化不同的腺样结构，也可见少量神经内分泌细胞及 Paneth 细胞。国内又细分为管状腺癌及乳头状腺癌两种，后者恶性程度较低。

（2）黏液腺癌：由分泌黏液细胞组成，以细胞外黏液湖或囊腺状结构为特征。癌细胞位于大片黏液中或位于充满黏液的囊壁上，预后较腺癌差。

（3）印戒细胞癌：是从黏液腺癌中分出来的一种类型。其胞质内充满黏液，核偏向一侧，呈圆形或卵圆形，典型的转移方式为腹膜播散及腹腔种植转移，预后很差。

（4）未分化癌：少见。癌细胞体积小，无腺上皮或其他分化特征的恶性上皮细胞肿瘤，呈圆形或不规则形，排列不整齐，浸润明显，易侵入小血管和淋巴管，预后最差。

（5）其他：如鳞癌、鳞腺癌、髓样癌以及无法确定类型的癌等，极少见。

3. 组织学分级 2010 版 WHO 标准依据腺癌中腺样结构的百分比分为三级：1 级为高分化，腺样结构大于 95%；2 级为中分化，腺样结构 50% ~ 95%；3 级为低分化，腺样结构 0% ~ 49%；4 级为未分化，包括无腺样结构、黏液产生、神经内分泌、鳞状或肉瘤样分化等。

4. 肿瘤预后分期 结直肠癌分期的依据是肿瘤浸润肠壁的深度、淋巴结转移的范围以及是否出现远处器官转移。Dukes 分期目前临床上已较少使用。目前最常用的是由美国癌症联合委员会（AJCC）/国际抗癌联盟（UICC）制定的结直肠癌 TMN 分期系统（2010 年第 7 版），具体如下：

T 原发肿瘤

Tx 原发肿瘤无法评价

T0 无原发肿瘤证据

Tis 原位癌：局限于上皮内或侵犯黏膜固有层

T1 肿瘤侵犯黏膜下层

T2 肿瘤侵犯固有肌层

T3　肿瘤穿透固有肌层到达浆膜下层，或侵犯无腹膜覆盖的结直肠旁组织

T4a 肿瘤穿透腹膜脏层

T4b 肿瘤直接侵犯或粘连于其他脏器或结构

N　　区域淋巴结

Nx　区域淋巴结无法评价

N0　　无区域淋巴结转移

N1　　有 1～3 枚区域淋巴结转移

N1a 有 1 枚区域淋巴结转移

N1b 有 2～3 枚区域淋巴结转移

N1c 浆膜下、肠系膜、无腹膜覆盖结肠或直肠周围组织内有肿瘤种植，无区域淋巴结转移

N2　　有 4 枚或 4 枚以上区域淋巴结转移

N2a 有 4～6 枚区域淋巴结转移

N2b 有 7 枚及更多区域淋巴结转移

M　　远处转移

Mx　远处转移无法评价

M0　　无远处转移

M1　　有远处转移

M1a 远处转移局限于单个器官或部位（如肝脏、肺、卵巢和非区域淋巴结）

M1b 远处转移分布于 1 个以上的器官或部位或腹膜转移

根据不同的原发肿瘤、区域淋巴结及远处转移状况，分别对预后进行了适当的分组（表 7-1）。

表 7-1　结直肠癌的预后分组

预后分组	T 分组	N 分组	M 分组	Dukes 分组
0	Tis	N0	M0	—
I	T1～2	N0	M0	A
ⅡA	T3	N0	M0	B
ⅡB	T4a	N0	M0	B
ⅡC	T4b	N0	M0	B
ⅢA	T1～2	N1/N1c	M0	C
	T1	N2a	M0	C
ⅢB	T3～4a	N1/N1c	M0	C
	T2～3	N2a	M0	C
	T1～2	N2b	M0	C
ⅢC	T4a	N2a	M0	C
	T3～T4a	N2b	M0	C
	T4b	N1～2	M0	C
ⅣA	任何 T	任何 N	M1a	—
ⅣB	任何 T	任何 N	M1b	—

5. 临床与病理的联系　病理结果直接关系到结直肠癌患者的术后治疗和随访方案，并与患者预后密切相关。完整的手术病理报告的内容需要包括以下几点：①患者基本信息；②大体标本情况，如肿瘤大小，大体类型，两端切缘距离肿瘤的长度；③分化程度；④肿瘤浸润深度（T 分期）；⑤检出淋巴结

数量、阳性淋巴结数量（N 分期）以及癌结节数量；⑥切缘情况，包括近端切缘，远端切缘以及环周切缘；⑦新辅助放疗和（或）化疗疗效评估：0 级，完全反应，无肿瘤残留。1 级，中度反应，少量肿瘤残留。2 级，低度反应，大部分肿瘤残留。3 级，无反应；⑧脉管侵犯情况；⑨神经侵犯情况；⑩MMR 蛋白（MLHI，MSH2，MSH6，PMS2）表达情况；⑪如确定为复发或转移性结直肠癌，应该包含 K-ras，N-ras 和 Braf 基因状态。完整病理学报告可以指导临床医师制订治疗方案，但其前提又是临床医师填写详细的病理学诊断申请单，详细描述手术所见及相关临床辅助检查结果并清楚标记淋巴结。临床医师与病理医师的相互交流、信任和配合是建立正确分期和指导临床治疗的基础。

【结直肠癌的转移】

转移是结直肠癌患者的一个重要死亡原因，转移途径包括淋巴转移、血运转移以及种植转移等。

淋巴转移是结直肠癌的重要转移途径，淋巴结转移与癌的浸润程度有关。淋巴管在黏膜下层和浆膜下层最丰富。当癌侵入黏膜下层，即有发生淋巴道转移的可能。当肿瘤穿透肌层或浆膜下层时即会发生淋巴结转移，首先累及病变部位旁的淋巴结，然后发展至病变肠段系膜内供应动脉旁淋巴结，再按各自的引流途径到达肠系膜上或下动脉根部淋巴结，以后沿腹主动脉旁的淋巴结继续向上转移，故在晚期病例可出现左锁骨上淋巴结转移。当正常的淋巴流向受阻时，可跨越转移或逆行转移至原发部位邻近动脉分支供应区域的淋巴结。

血运转移是结直肠癌远处器官转移的主要方式，常见的转移部位依次为肝、肺、骨、脑。肝脏是结直肠癌最为常见的转移器官，15% ～ 25% 的结直肠癌患者在确诊时即合并肝转移，而另有 15% ～ 25% 的结直肠癌患者在结直肠癌原发灶根治术后发生肝转移。其可能机制是：结直肠恶性肿瘤细胞突破基底膜及细胞外基质，通过门静脉系统回流至肝脏，通过肝脏的"捕获"作用在肝脏种植，得到肝动脉和（或）门静脉的血供而逐渐增殖。肺是结直肠癌转移的另外一个重要的靶器官，约 10% 的结直肠癌出现肺转移，但肺转移常伴随其他肺外器官的转移，所有结直肠癌肺转移的患者仅有 20% ～ 40% 转移灶局限于肺。在结直肠癌转移过程中一些基因的作用也得到研究，如 MMP 基因促进肿瘤突破基底膜，E-cadherin 基因促进肿瘤在靶器官种植，VEGF 基因能够促进肿瘤新生血管的生成，为转移的肿瘤组织提供血供，而 survivln 基因及 p53 基因则抑制肿瘤的凋亡，促进肿瘤的增殖，使肿瘤迅速生长。

结直肠癌种植转移最常见的形式是腹腔种植及卵巢种植。典型的腹腔种植转移可见腹膜壁层和脏层、网膜和其他器官表面粟粒样结节。术后肿瘤种植转移指由于术中操作挤压、破坏或接触肿瘤组织，导致肿瘤细胞脱落、种植于伤口或腹腔中，在得到血供后生长并导致转移。无瘤原则是防止术后肿瘤种植转移最为有效的手段。卵巢转移可以由肿瘤种植而来，也可以由肿瘤直接浸润侵犯、血行转移及淋巴结转移而来。来源于结直肠的卵巢转移癌，若病理性质为印戒细胞癌并伴有卵巢间质肉瘤样浸润，可以称为 Krukenberg 瘤。以下对结肠癌和直肠癌予以分别叙述。

一、结肠癌

【临床表现】

结肠癌的主要临床表现为腹痛、排便习惯和性状改变、腹部包块、肠梗阻和全身症状（如贫血、消瘦、乏力和低热等）。其临床表现与病灶大小、所在部位、病理类型有关。早期结肠癌患者在临床上可无任何症状，随着病程的进展，一系列症状和体征才逐步出现。因为右半结肠和左半结肠在胚胎发育上有所不同，其距肛门的距离和肠管直径也不同，还有结肠肝曲和结肠脾曲的存在，所以两部位结肠癌的临床表现有所不同。

1. 结肠癌常见症状

（1）排便习惯及性状的改变：多为最早出现的症状。排便习惯改变常表现为排便次数增多，排便不畅，里急后重，腹泻、便秘，或腹泻与便秘交替出现；排便性状改变则多为粪便变形或变细，并有黏胨样便。

（2）血便：根据出血部位、出血量和速度，以及肿瘤发展程度，可有柏油样便、黏液血便、鲜红色血便、便中带血或仅表现为粪便潜血试验阳性等不同表现。结肠癌有时不一定出现血便，有时表现为间断性和隐性出血。从另一角度，血便也不意味一定是结肠癌，很多肠道疾病如结肠腺瘤、结肠炎等都会出现血便。

痔也是血便的最常见原因，但痔出血的血液覆盖在粪便表面，与粪便不混合，且呈鲜红色。而下段结肠癌的血便常与粪便混合，夹杂于粪便之中，还常伴有黏液、脓血，甚至有坏死组织，便血颜色也较痔出血为暗。

（3）腹痛和腹胀：腹痛与腹胀为结肠癌常见症状。腹痛性质可分为隐痛、钝痛与绞痛。定位不确切的持续性隐痛最为常见，排便时加重，约 60% ~ 80% 的结肠癌患者可出现不同程度的腹痛。腹胀常为肿瘤引起不同程度肠梗阻的表现，阵发性绞痛伴明显腹胀和停止排气排便提示完全性肠梗阻。突发性全腹剧痛伴腹膜刺激征考虑肠穿孔可能。

（4）腹部包块：腹部包块约占右半结肠癌首诊患者的 60% 左右；左半结肠癌以腹部包块就诊的患者较少，约占 20% ~ 40%。因结肠癌恶性程度较低，扪及腹部包块的大部分患者还可以行根治手术。肿块常可以推动，有时可能随体位而改变位置，特别是肿瘤位于横结肠或乙状结肠，肿块活动度更大。扪及肿块可以作为结肠癌的初步定位依据。

（5）全身症状：随着病程进展，患者可出现慢性消耗性症状，如贫血、消瘦、乏力及发热，晚期出现恶病质。晚期病例还可以出现黄疸、水肿、腹水等症状，有些可以在左锁骨上触及肿大淋巴结。

2. 右半结肠癌临床表现　右半结肠肠腔宽大，肠腔内粪便为液状，癌肿多为溃疡型或突向肠腔的肿块形，很少形成环状狭窄，肠梗阻发生少，但容易破溃出血和继发感染。腹痛、排便性状改变、腹块、贫血、消瘦、低热或恶病质表现较左侧多见。

（1）腹痛：约 75% 的患者有腹部隐痛，初为间歇性，后转为持续性，常位于右下腹。如肿瘤位于肝曲处而粪便又较干结时，也可出现绞痛，类似胆绞痛。

（2）粪便性状的改变：早期粪便稀薄，排便次数增多，有脓血和黏液样便，肿瘤体积逐步增大而影响粪便通过时，腹泻与便秘常交替出现。粪便可以是暗红色或潜血试验阳性。

（3）腹部包块：就诊时半数以上患者可发现腹部包块。包块可能是癌肿本身，也可能是肿块浸润至肠外而引起周围组织器官粘连所形成的团块，肿块质地偏硬，可有压痛。

3. 左半结肠癌临床表现　左半结肠肠腔较小，肠腔内粪便相对干结。左半结肠癌多数为浸润型常引起环状狭窄，硬结的粪便、环状狭窄以及肠蠕动功能的减弱导致急、慢性肠梗阻更为常见。贫血，消瘦，恶病质等晚期现象相对少见，也较少扪及肿块。

（1）腹痛：突发性左下腹绞痛伴腹胀、肠蠕动亢进、停止排气排便，是癌肿伴发急性肠梗阻的主要表现；慢性梗阻时则表现为腹胀不适、阵发性腹痛、肠鸣音亢进、便秘，可见黏液脓血便。

（2）排便困难：半数患者有排便困难，随着病程的进展，排便困难愈见严重。如癌肿位置较低，还可有排便不畅和里急后重的感觉。

（3）粪便带血或黏液：由于左半结肠中的粪便渐趋成形，血液和黏液不与粪便相混，部分患者的粪便中肉眼可见鲜血和黏液。

【诊断】

1. 临床表现　结肠癌早期症状并不明显，对于年龄 > 40 岁且有下述表现时应高度警惕患有结肠癌的可能：①排便习惯改变或腹部不适；②出现血性、脓性或黏液性粪便；③出现进行性贫血、消瘦、乏力；④扪及腹部肿块；⑤肠梗阻相关症状。

2. 疾病史和家族史　需要重点询问结直肠癌癌前病变和遗传性结直肠癌的病史和家族史。　3. 体格检查

（1）一般状况评价：可有贫血、消瘦等表现，多见于右半结肠癌或晚期结肠癌。

（2）腹部体检：部分患者可触及腹部肿块；若出现肠梗阻，可见胃肠型及蠕动波等。

（3）直肠指诊：凡怀疑结直肠癌者必须常规行肛门直肠指诊，了解直肠肿瘤大小、质地、占肠壁周径的范围、基底部活动度、距肛缘的距离、肿瘤向肠外浸润状况、与周围脏器的关系、有无盆底种植等。直肠指诊对于低位直肠癌的诊断尤为重要，对于合并骶前种植的结肠癌也有一定的诊断价值。直肠指诊时需注意仔细触摸，动作轻柔，退指时观察指套是否血染。

4. 实验室检查

（1）血常规，肝肾功能：消耗症状较重时可出现贫血，电解质紊乱等；肝转移的患者可能出现肝功能异常。

（2）癌胚抗原（carcino-embryonic antigen，CEA）：是常用的消化系统肿瘤的诊断方法，但敏感性较低，对于早期结肠癌诊断价值不大，对中晚期结肠癌具有一定诊断价值，常用于术后随访和检测复发转移。

（3）其他肿瘤标志物：糖类抗原（carbohydrate an-tigen,CA），比如 CA199、CA242、CA50、CA724、小肠黏蛋白抗原（SIMA）等也用于结肠癌的诊断；甲胎蛋白（α-fetoprotein，AFP）常用以鉴别原发性肝癌与结直肠癌肝转移，后者 AFP 值往往正常；若出现卵巢转移，则 CA125 可能升高。

（4）粪便潜血试验（FOBT）：粪便潜血试验为常用的结直肠癌筛查方法，阳性结果并不表明一定有结直肠癌，但需要进一步深入检查以排除结直肠癌的可能；阴性结果也不能简单的排除结肠肿瘤的存在。

（5）粪便基因标志物：利用粪便中结直肠癌 DNA 标记物来诊断结肠癌近年来取得一定进展。利用对 APC、K-ras、p53、long DNA 以及 Bat-26 的检测来诊断结肠癌，其敏感率可以达到 62% ～ 97%，特异性则达到 93% ～ 100%。Muller 等通过检测粪便中 SFRP2 基因甲基化来诊断大肠癌，其敏感性与特异性分别达到 99% 和 77%。

5. 其他检查

（1）钡剂灌肠造影检查：为传统且常用的检查，但诊断率不高，近年来常用 X 线气钡双重造影来提高诊断率，但其假阳性与假阴性结果较多。肠梗阻、肠坏死、肠穿孔、进行性出血为其禁忌证。

（2）电子结肠镜检查：是诊断结肠癌的最主要的方法，可以明确肿瘤的大小、部位、形态，通过活检还可以明确病理诊断，对指导手术治疗具有重要价值。纤维结肠镜也可以用来治疗早期结肠癌，对晚期结肠癌进行姑息性治疗以缓解症状，以及解除结肠癌造成的梗阻为进一步手术创造条件。相对禁忌证包括：①患者一般状况不佳，难以耐受检查；②腹膜炎、肠穿孔、腹腔内广泛粘连；③严重肛周或肠道感染；④妇女妊娠期和月经期。

（3）超声检查：用于了解患者有无肿瘤转移，尤其是肝转移。具有方便快捷的优势。

（4）CT：CT 可以术前判定肿瘤位置，肿瘤是否穿透肠壁，邻近器官有无侵犯，有无淋巴结转移以及有无远处转移。其针对 > 1cm 的肝转移灶的敏感性和特异性可达 90% ～ 95%。CT 可以在术前对于结肠癌进行准确分期，为合理治疗提供依据。

（5）MRI：主要用于评价肝转移病灶，肝被膜下病灶以及骶前种植病灶等。

（6）PET/CT：在临床的应用越来越广泛，但不常规使用，对于术前检查提示Ⅲ期以上结肠癌，可能合并远处转移，和结肠癌术后复发转移的检测具有一定的优势。检查费用较高，需考虑患者经济承受能力。

【治疗】

1. 手术治疗 若肿瘤可以完全切除，则宜首选根治性切除手术；若术中发现肿瘤已不能完全切除，则可以考虑姑息性减瘤手术或结肠旁路手术以解除肠梗阻等并发症。

（1）结肠癌术前准备

1）全身疾病的治疗：术前评估患者全身各系统器官功能，调节患者全身情况，以使患者能够耐受手术。

2）术前化疗：尽管从理论上通过术前化疗可以减少肿瘤的负荷，增加肿瘤切除的可能性，减少术中肿瘤的播散而引起的转移，但目前的循证依据并不支持在无转移的结肠癌患者中应用术前化疗。但对于肿瘤复发或转移性结肠癌患者，术前化疗有明显的获益，目前较为有效的药物有氟尿嘧啶（5-FU）、奥沙利铂（L-OHP）和伊立替康（CPT-11）等，还可以考虑联用靶向治疗。根据给药途径可分为经静脉全身化疗和动脉插管区域化疗等。其中，对于转移灶无法切除的转移性结肠癌患者进行联合分子靶向药物的化疗的疗效已有公认：单纯化疗的肝转移灶转化切除率约为 10%，若联合靶向治疗，可将转化切除率进一步提高至 25% 左右。

此外，术前局部化疗预防术后肝转移发生的研究目前尚处于探索中。复旦大学附属中山医院对Ⅲ期结直肠癌患者采用了术前肝动脉联合肿瘤区域动脉灌注化疗的策略，具体方案为 5- 氟脱氧尿苷 1000mg、奥沙利铂 100mg、丝裂霉素 20mg，分别灌注于肿瘤区域动脉和肝动脉，结果显示可降低Ⅲ期结直肠癌术后肝转移的发生率、延缓肝转移的发生时间和提高术后 3 年生存率。

3）肠道准备：包括肠道清洁和减少肠道细菌两个方面，目的为减少术中污染以及术后感染的机会。传统的肠道准备包括术前 3 天开始口服半流质饮食，术前 1 ~ 2 天流质饮食；同时口服泻药，可选择的泻药包括：甘露醇、50% 硫酸镁、番泻叶以及乳果糖等；口服抗菌药物，通常选用庆大霉素和甲硝唑，每天 3 次，同时给予维生素 K。

传统的肠道准备过程复杂，目前多选用快速肠道准备，即口服聚乙二醇电解质，其成分包括聚乙二醇、无水硫酸钠、氯化钠、氯化钾、碳酸氢钠等。聚乙二醇电解质中的高分子长链聚合物不被肠道吸收，增加了局部的渗透压，使水分保留于结肠肠腔内，粪便被软化、含水量增加，促进肠蠕动而产生导泻的效果。同时加入了电解质，能够保持电解质平衡。常用方法为：成人用量 2 包，每包以 1000mL 水稀释，共 2000mL. 液体在 1 ~ 1.5 小时内口服完毕。一般 4 小时后即可达到满意的肠道准备效果。

然而，21 世纪初北欧国家提出的结直肠手术快速康复外科方案（enhanced recovery after surgery，ERAS）逐渐受到关注。ERAS 主张不常规行机械肠道准备（具体内容见本章 ERAS 相关专题）。一直以来，术中肠道内容物的存在被认为与吻合口瘘相关，故而机械性肠道准备被认为是减少吻合口瘘和感染并发症行之有效的方法，但是这个理念并不是基于坚定的事实，而是更多地依赖专家的观念。目前越来越多循证医学证据对结直肠手术术前机械性肠道准备提出质疑。2007 年 Jung B 等实施的一项多中心随机临床试验，共纳入了 1343 名准备实施结肠手术患者，随机分为 2 组，一组实施术前机械性肠道准备，另一组则不实施。结果显示，机械性肠道准备并不降低并发症的发生率，在择期结肠手术前可以略去。另外，ERAS 方案认为术前口服抗菌药物肠道准备也缺乏依据，可以取消。

（2）根治性手术：结肠癌根治术的解剖基础为结肠的淋巴引流与结肠的营养血管相伴行，分为结肠边缘淋巴结、中间淋巴结以及主淋巴结。边缘淋巴结为肿瘤上下 5cm 以内肠旁的边缘动脉与肠壁之间的淋巴结，主淋巴结为结肠血管根部周围的淋巴结，中间淋巴结为位于结肠系膜内的动脉干及其分支动脉周围的淋巴结，通常分为 5 组，包括回结肠淋巴结、右结肠淋巴结、中结肠淋巴结、左结肠淋巴结以及乙状结肠淋巴结。相邻的血供动脉旁淋巴结有交通。因此结肠癌根治术的原则为距离肿瘤 5 ~ 10cm 的肠段连同原发病灶、结肠系膜和淋巴结一并切除，清扫肿瘤部位所在的一组以及上下两组的淋巴结，包括边缘淋巴结以及主淋巴结。

1）右半结肠切除术（图 7-1，图 7-2）：盲肠及升结肠癌的根治性切除，应同时切除回肠末段 15 ~ 20cm、盲肠、升结肠、横结肠右半部及相关的系膜和脂肪组织，切除部分大网膜。切断及切除回结肠动脉、右结肠动脉、结肠中动脉右支及其伴随的淋巴结。结肠肝曲癌切除范围应超过横结肠中段。

2）横结肠切除术（图 7-3）：横结肠癌根治术的切除范围包括升结肠上 1/3、横结肠以及降结肠上 1/3，并切除相关的系膜、脂肪以及淋巴结，完全切除大网膜，切断结肠中动脉、右结肠动脉以及左结肠动脉的上升支。

3）脾曲癌切除术（图 7-4）：结肠脾曲癌根治术不必切除乙状结肠，切除范围包括横结肠左半、脾曲以及降结肠，并切除相关系膜及脂肪组织，切断结肠中动脉左支以及左结肠动脉，清扫所属区域淋巴结。

4）左半结肠切除术（图 7-5）：左半结肠切除术切除的范围包括横结肠左半、降结肠、部分或全部乙状结肠，以及相关的系膜和淋巴组织。切断结肠中动脉左支，左结肠动脉，或乙状结肠动脉，清扫相关区域淋巴结。

5）乙状结肠癌切除术（图 7-6）：乙状结肠癌根治术切除的范围包括降结肠下段、乙状结肠以及直肠中段以上，切除相关系膜。脂肪及淋巴组织，切断乙状结肠动脉，或切断肠系膜下动脉根部以及直肠上动脉，清扫区域淋巴结。

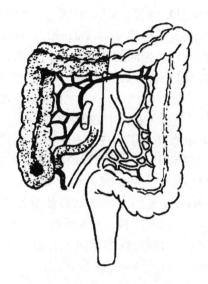

图 7-1 盲肠和近段升结肠切除围

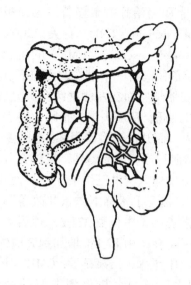

图 7-2 上段升结肠和肝曲切除范围

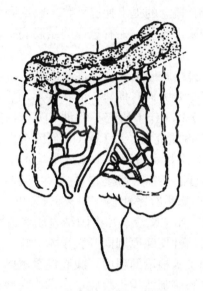

图 7-3 横结肠癌手术切除范围

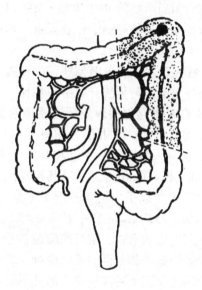

图 7-4 结肠脾曲癌切除范围

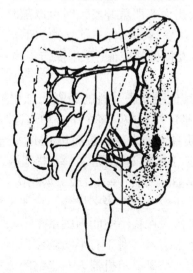

图 7-5 左半结肠切除术

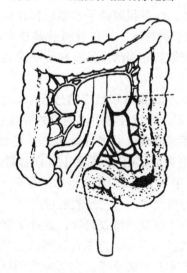

图 7-6 乙状结肠癌切除术

过去 30 年直肠癌治疗效果显著改善，患者生存已超过结肠癌。主要原因与实行全直肠系膜切除（totalmesorectal excision, TME）有关。2009 年 Hohenberger 等提出了与 TME 相对应的全结肠系膜切除（completemesocolic excision，CME）的概念。TME 和 CME 有相同的胚胎学理论基础，即在中肠或后肠的脏层和壁层筋膜间有一个潜在的无血管胚胎性解剖间隙，在直肠被 Heald 称为"神圣平面"（Holy plane）。上述胚胎学层面在左侧继续向上延续，经乙状结肠、降结肠，达胰腺背侧及包绕脾脏，右侧由盲肠向上经升结肠，达胰头十二指肠，终于系膜根部，结肠的淋巴引流被结肠脏层筋膜像信封一样包被局限于系膜内，而开口于血管根部。因此，根据 CME 的概念，手术中应在直视下锐性游离脏壁层间筋膜间隙，保持脏层筋膜的完整性，根部充分暴露营养血管结扎之。如此可最大限度地减少腹腔肿瘤播散和获得最大限度地区域淋巴结清除，从而获得更低的局部复发和更好的生存受益。目前多项研究已经证实 CME 可以提升手术标本质量和改善预后。Hohenberger 等的大样本回顾性数据显示，CME 可清除更多数量的淋巴结（中位数 32 枚，预后界值为 < 28 枚 vs ≥ 28 枚，5 年局部复发率由 6.5% 下降到 3.6%，肿瘤相关生存率由 82.1% 增加到 89.1%。Bertelsen 等的回顾性临床研究，纳入了 1395 名患者，其中 364 例行 CME 手术，结果显示，CME 与传统手术相比，可提高 4 年无疾病生存（85.8%vs75.9%），按照预后分期进行亚组分析得到类似的结论：Ⅰ 期：100%vs89.8%；Ⅱ 期：91.9%vs77.9%；Ⅲ 期：73.5%vs67.5%。CME 手术虽有收益，但是手术难度高于常规手术，并发症可能性增加等因素均限制了其推广应用。目前尚无高质量的 RCT 支持 CME，但是 CME 概念的提出拥有外科、解剖和胚胎学理论基础以及一定的临床证据，为结肠癌治疗效果进一步改善带来了希望，并有望成为结肠癌手术的质量控制标准。

腹腔镜结肠癌根治术：随着微创外科的发展，腹腔镜结肠癌手术已经逐渐成熟。目前已有多个 RCT 证明腹腔镜结肠癌根治术与传统开腹手术相比，在短期疗效方面有优势，而在远期预后方面没有差异，其中比较知名的临床研究包括西班牙巴塞罗那研究、美国 COST 研究、欧洲 COLOR 研究、英国 MRC CLASICC 研究、德国 LAPKON Ⅱ 研究和澳大利亚 ALCCaS 研究等。以 COLOR 研究为例，该研究共纳入 1248 名患者，随机分入腹腔镜手术组和开腹手术组，结果显示腹腔镜手术组平均术中出血量明显减少（100mLvs175 mL，P < 0.001），术后肠道功能恢复更快，所需麻醉药物更少，住院时间也明显缩短。从远期预后来看，腹腔镜手术组和开腹手术组 3 年无疾病生存率相仿（74.2%vs76.2%，P = 0.70），3 年总生存率也相仿（81.8%vs84.2%，P = 0.45）。因此，NCCN 指南和中国结直肠癌诊疗规范均将腹腔镜结肠癌切除术列为标准术式。结肠癌腹腔镜手术的根治性切除原则同开腹手术一样，但需要有经验的医师来进行，对无经验、非专科训练的医师，常达不到手术根治的程度。腹腔镜手术的主要优点在于手术创伤小，术后粘连少，术后恢复快。但并不是所有结肠癌都适用于腹腔镜手术，一些肿瘤巨大、周围组织受侵明显、腹腔粘连严重的结肠癌，腹腔镜操作往往很困难。另外，在腹腔镜手术时应时刻做好中转开腹手术的准备，以备腹腔镜手术难以操作或出现大出血等严重并发症时可以随时中转为开腹手术。新近出现的 3D 腹腔镜技术，是传统腹腔镜技术的进一步发展，具有三维立体的手术视野和手术操作的纵深感。3D 腹腔镜结肠癌根治术具有和传统腹腔镜手术相同的适应证，手术操作步骤和技巧也基本一致，正在国内逐步推广。

腹腔镜手术在不断成熟和推广的过程中，也在与其他结直肠外科的新兴概念相融合。CME 手术最初由 Hohenberger 提出时以开腹手术的方式完成，后续推广过程中，多个中心均通过腹腔镜完成 CME 手术，发现无论从手术时间，并发症发生率，还是标本质量方面来看，腹腔镜 CME 是安全可靠的。Storli 等又对比了 123 例开放 CME 手术和 128 例腹腔镜 CME 手术的远期预后，结果显示 3 年无疾病生存率（74.8%vs80.0%；P = 0.405）和 3 年总生存率（80.4%vs88.2%；P = 0.152）均相仿。

机器人结肠癌根治术：与传统腹腔镜相比，机器人在构造上有诸多优势，比如灵活的机械臂，精准的操作，稳定的镜头以及三维视野等，这些优势使得机器人在狭小空间内的手术中表现突出。因此，在结直肠癌领域，机器人更加适合于直肠癌或乙状结肠癌根治术。对于右半结肠癌根治术，也有少量研究对比了机器人手术和腹腔镜手术，大部分为回顾性研究，结果显示机器人右半结肠癌根治术是可行，安全可靠，在术中出血量、中转开腹比例以及围术期并发症发生率等方面均与腹腔镜手术相仿。但是机器人右半结肠癌根治术手术时间长，费用高，这些都是限制其推广应用的因素。

2. 化疗 化疗是结肠癌的重要的综合治疗手段之一，对于已行根治性切除的结肠癌或已行 R0 切除的转移性结肠癌，术后辅助化疗可以降低术后复发和远处转移风险。对于可 R0 切除的转移性结肠癌，新辅助化疗可以减少术后复发的概率，增加治愈的可能性；对于无法 R0 切除的转移性结肠癌，术前化疗可能使肿瘤降期，增加肿瘤及转移灶的根治性切除机会；化疗还可以作为晚期失去手术指征患者的治疗手段，减缓疾病进展以及延长生存时间。目前应用于临床的结直肠癌化疗药物包括奥沙利铂（L-OHP）、依立替康（CPT-11）、氟尿嘧啶（5-FU）及其前体药物、氟尿嘧啶增效剂亚叶酸钙（LV）等。各种化疗药物均以 5-FU 作为基础，不同的组合衍生出不同的化疗方案，目前临床常用的化疗方案列表如下（表7-2）。

（1）常用化疗药物

1）氟尿嘧啶（5-FU）：5-FU 是用于结肠癌化疗最早的有效药物，并且目前仍是常用化疗方案中最基本的药物。5-FU 是尿嘧啶的同类物，进入人体细胞后可转化为有效的氟尿嘧啶脱氧核苷酸，通过与脱氧胸苷酸合成酶结合，阻断脱氧核糖尿苷酸转化为脱氧胸苷酸，而干扰 DNA 的合成，达到抗肿瘤的作用。5-FU 是时间依赖性药物，维持一定时间的血药浓度可以明显加强其疗效，因此目前强调采用持续静脉滴注。

表 7-2 结直肠癌常用化疗方案

L-OHP：奥沙利铂；LV：亚叶酸钙；5-FU：氟尿嘧啶；CPT-II：依立替康；Cape：卡培他滨

方案	药物	剂量	给药方式	给药时间	给药时间
mFOLFOX6	L-OHP	85mg/m²	静滴	d1	2 周
	LV	400mg/m²	静滴	d1,d2	2 周
	5-FU	400mg/m²	静滴	d1,d2	2 周
	5-FU	1200mg/m²	静滴	d1,d2	2 周
FOLFIRI	CPT-11	150～180mg/m²	静滴	d1	2 周
	LV	200mg/m²	静滴	d1,d2	2 周
	5-FU	400mg/m²	静滴	d1,d2	2 周
	5-FU	1200mg/m²	静滴	d1,d2	2 周
CapeOX	L-0HP	130mg/m²	静滴 2h	d1	3 周
	Cape	1000mg/m²	口服 bid	d1～d14	3 周

2）亚叶酸钙（LV）：LV 是 5-FU 增效剂，常与 5-FU 联合应用以提高其效果，单药使用无抗肿瘤作用。大致机制为 5-FU 的活性形态氟尿嘧啶脱氧核苷酸与能胸苷酸合成酶结合而干扰 DNA 合成，LV 可与二者形成更加稳定的三联复合物而加强 5-FU 的作用。

3）奥沙利铂（L-OHP）：奥沙利铂是第三代铂类抗癌药物，为结直肠癌化疗的一线药物。在体内和体外研究中，均可观察到奥沙利铂与 5-FU 联合应用的协同细胞毒作用，具体机制不详。奥沙利铂联合 5-FU 和 LV 的 FOLFOX 方案是目前结直肠癌术后辅助化疗和晚期结直肠癌姑息化疗最有效的方案之一。FOLFOX 方案依据用药剂量不同以及 5-FU 给药方法的不同分为 7 种，临床最常应用的为改良的FOLFOX6 方案，即 mFOLFOX6。

4）伊立替康（CPT-11）：CPT-11 最早作为 5-FU 和 LV 化疗无效的二线药物，后 CPT-11 联合 5-FU和 LV 的方案，即 FOLFIRI 方案，经临床研究证实用于进展期结直肠癌的姑息化疗可以明显改善预后。CPT-11 及其活性代谢物 SN-38 可与拓扑异构酶 I-DNA 复合物结合，从而阻止断裂单链的再连接，达到抗肿瘤的作用。CPT-11 并不建议用于结肠癌的新辅助化疗和辅助化疗，但其与奥沙利铂一样可以为进展期结直肠癌首选的化疗药物之一。临床最常应用的方案为 FOLFIRI。

5）卡培他滨（Cap）：5-FU 的前体，是一种口服化疗药物。卡培他滨在肿瘤组织内转化为 5-FU，进而发挥治疗作用。由于卡培他滨转化为 5-FU 需要胸腺嘧啶磷酸化酶的催化，而肿瘤组织中此酶的浓度要高于正常组织，所以卡培他滨可以在肿瘤内发挥更大的作用而对于正常组织的毒性作用相对减少。卡培他滨为结直肠癌一线治疗药物之一，可以单药应用，单药剂量为 $2\,500mg/m^2$ 每日一次口服，持续 14 天，然后休息 7 天，每三周为一个周期。也可与奥沙利铂联合为 CapOX 方案（表 7-2），文献报道其与 FOLFOX 方案相比，疗效相似而毒性降低。

6）去氧氟脲苷：是氟化嘧啶衍生物中的新型 5-FU 前体，该药在肿瘤组织中能将高活性的嘧啶核苷磷酸化酶（PyNPase）转换成 5-FU，从而起作用，具有选择性的抗肿瘤效应。

7）优福定（UFT）：是替加氟（FT207）与尿嘧啶以 1∶4 比例配制而成的复合药物。与亚叶酸钙口服片剂联合应用适合于老年患者以及难以耐受静脉化疗的晚期结肠癌患者。

（2）辅助化疗：是结肠癌根治术后最重要的辅助治疗手段，其主要目的是降低远期复发转移的风险，一般选用经静脉全身化疗的方式。2000 年以前，辅助化疗方案仅有 5-FU+LV。此后，随着奥沙利铂以及卡培他滨等化疗药物的相继出现，辅助化疗的效果有了极大的提升。著名的 MOSAIC 研究对比了 FOLFOX 方案和 5-FU+LV 方案在结肠癌辅助化疗中的效果，结果显示，FOLFOX 方案可以显著提高术后 3 年无疾病生存率（78.2%vs72.9%）。另外 CapOX 方案也有相应的 RCT 支持其疗效。但关于伊立替康用于辅助化疗的多个临床试验均发现，无论推注或输注 5-FU/LV 联合伊立替康，均不能带来有意义的生存获益，而且化疗毒性风险增加，因此伊立替康不应常规用于结肠癌的辅助化疗。

结肠癌根治术是否需要辅助化疗由其病理报告决定：I 期患者不需要辅助化疗；II 期患者存在争议，一般认为有高危因素 [T4；肿瘤伴穿孔或梗阻；淋巴管、血管、神经侵犯；检出淋巴结＜12 个；肿瘤为低分化或未分化（MMR 高频突变患者除外）] 的患者需要辅助化疗；III 期必须行辅助化疗。建议辅助化疗持续时间为半年。

（3）姑息化疗：是进展期结肠癌综合治疗的重要治疗手段，可以使部分原无手术指征的结肠癌或有转移患者获得手术切除的机会。根据给药途径可分为经静脉全身化疗和动脉插管区域化疗等。化疗方案通常与术后辅助化疗方案相同，其中伊立替康在晚期肠癌中的疗效得到多项临床试验证实，并可以根据疗效为术后的辅助化疗做出指导与评价；动脉插管区域化疗主要针对肝转移病灶，常用的方法为肝动脉灌注化疗（hepatic artery infusion，HAI）。HAI 即在影像学引导下，选择肝内肿瘤的滋养动脉，有针对性地输注化疗药物，其可以单独或与全身化疗一起使用，常用药物包括 5. 氟脱氧尿苷、奥沙利铂、丝裂霉素等，还需加用地塞米松及肝素等预防急性毒性反应或血栓形成。HAI 可以一次性注入药物或者置泵持续注入药物，用药剂量文献报道各有不同。文献报道全身化疗或 HAI 应用于原不可切除的结肠癌肝转移患者，给药 3～8 个疗程不等，通常 3～4 个疗程评估一次手术可能性，可以使约 20% 原本已无手术机会的患者获得根治性手术切除的机会。

（4）局部化疗：包括肝脏的局部化疗和腹腔内局部化疗。肝脏局部化疗主要应用于结肠癌肝转移的治疗，可以作为预防术后肝转移的方法，也可以作为晚期失去手术机会的结肠癌患者的姑息治疗手段。常用的局部化疗方案包括肝动脉灌注化疗（hepatic ar-tery infusion，HAI）和肝动脉栓塞化疗（transcatheter ar-terial chemoembolization，TACE）。TACE 是经介入的方法超选供应肝转移灶的肝动脉，注入化疗药物并栓塞相应动脉，以达到化疗与切断血供的双重目的。腹腔内局部化疗，主要用于结肠癌腹腔播散的患者，常用的方法为腹腔热灌注化疗（continuous hyperthemic peri-toneal perfusion chemotherapy，CHPPC），利用热疗能增加化疗药物疗效的热动力效应，将热疗和化疗相结合，以达到腹腔内播散病灶的局部控制。目前相关的临床研究大多为回顾性研究，且多限于应用方法和可行性的探讨，尚未形成成熟的体系，有待进一步推广。

3. 分子靶向治疗　分子靶向治疗是以分子生物学为基础，针对肿瘤细胞受体、关键基因或调控分子，设计分子靶向药物，特异性的杀伤肿瘤细胞的治疗方法。在结直肠癌方面，分子靶向药物主要包括抗血管内皮生长因子（vascular endothelial growth factor，VEGF）受体的单抗，如贝伐珠单抗（bevacizumab）

和抗表皮生长因子受体（epidermal growth factor receptor，EGFR）的单抗，如西妥昔单抗（cetuximab）和帕尼单抗（panitumumab）。最初，靶向药物用于化疗耐受的转移性结直肠癌患者，可显著延长总生存。后续的临床证据使靶向治疗的地位逐步提高，也确立了和化疗联合使用的治疗模式。目前，诸多高质量RCT均证明在转移性结直肠癌的一线治疗中，靶向治疗联合化疗对比单纯化疗能带来更多的生存获益。据此，靶向治疗联合化疗已成为转移性结直肠癌的一线治疗方案。在靶向药物适应证不断扩大的同时，亦有部分研究关注于术后辅助化疗联合靶向治疗的问题，美国的 N0147 研究和欧洲的 PETACC8 研究均显示术后辅助化疗（FOLFOX4 或者 mFOLFOX6）联合西妥昔单抗对Ⅲ期结肠癌患者无益，DFS 和 OS 均相仿，可能的解释是西妥昔单抗对于微转移灶有不同的活性形式。总的来说，分子靶向治疗目前仅适用于转移性结直肠癌，可显著提高其预后。但是靶向药物价格昂贵，极大地限制了其推广运用。

抗 EGFR 单抗有明确的疗效预测标志物，即 K-ras 和 N-ras 基因。所有患者在使用前均应进行 K-ras 和 N-ras 基因状态监测，仅 K-ras 和 N-ras 全野生型的患者才能从抗 EGFR 单抗治疗中获益。CRYSTAL 研究是首个对比化疗（FOLFIRI）联合西妥昔单抗和单纯化疗在进展期结直肠癌一线治疗中疗效的 RCT，共纳入了 1198 名患者，结果显示 K-ras exon2 野生型的患者中，靶向组中位总生存期（23.5月 vs20.2月，P = 0.0093），中位无疾病进展期（9.9 个月 vs 8.4 个月，P = 0.0012）以及客观反应率（57.3%vs39.7%，P < 0.001）均有明显提高。同类研究还有很多，OPUS 研究选择了西妥昔单抗联合 FOLFOX 方案，PRIME 方案则选择帕尼单抗联合 FOLFOX 方案，结果均与 CRYSTAL 研究相一致。目前抗 EGFR 单抗相关研究的热点集中在继续寻找疗效预测指标，以筛选出最适合该治疗的人群。上述几个研究后续报道均显示 K-ras exon 3 和 4 以及 N-ras exon2、3 和 4 均有预测疗效的作用，成为新的预测标志物。抗 EGFR 单抗特异性的不良反应为痤疮样皮疹，常见于面部，有研究表明早期出现皮疹的患者可能获得更好的生存期。

抗 VEGF 单抗能抑制血管生成，阻碍肿瘤血供，从而达到抗肿瘤的作用，适用于所有进展期结直肠癌患者。N016966 研究是首个评价贝伐珠单抗联合 CapOX 或 FOLFOX4 方案一线治疗进展期结直肠癌疗效的临床试验，结果显示靶向组无疾病进展期明显延长（9.4 个月 vs8.0 个月，P = 0.0023）。抗 VEGF 单抗最严重的不良反应包括消化道穿孔、出血、动脉血栓栓塞等，因此肠道支架置入后，处于原发灶（和）或转移灶手术围术期，以及有出血或血栓风险的患者不能使用或在严密监测下使用。

另有研究头对头对比抗 VEGF 单抗和抗 EGFR 单抗联合化疗的疗效。FIRE-3 研究发现，虽然主要研究终点客观缓解率未达到显著差异，但在最终治疗终点总体生存方面，西妥昔单抗 +FOLFIRI 与贝伐珠单抗 +FOLFIRI 相比，中位总体生存期延长 3.7 个月，死亡风险降低 23%。而 CALGB80405 研究主要研究终点，贝伐珠单抗 + 化疗组和西妥昔单抗 + 化疗组的中位总体生存期分别为 29.0 个月和 29.9 个月，次要研究终点中位无进展生存期分别为 10.8 个月和 10.4 个月，均无显著差异。

除此之外，靶向药物还有针对多种激酶的瑞格菲尼（regorafenib）等，可用于化疗及其他靶向治疗均无效的进展期结肠癌患者。

4. 放疗　由于对结肠癌放疗的疗效存在争论，因此文献报道很少。一般放疗是作为联合于手术、化疗等手段治疗的措施之一。局部放疗适用于切缘阳性或切缘离肿瘤边缘十分接近或肿瘤未完全切除的患者。锁骨上淋巴结或腹膜后淋巴结有转移的患者应用放疗局部照射有一定的疗效。

择期结肠手术患者最佳的围术期方案是腹腔镜微创手术联合快速康复外科。

【结肠癌肝转移的治疗】

肝脏是结肠癌最常见的远处转移器官，结肠癌肝转移可以在术前、术中或术后随访中被发现。结肠癌肝转移的早期仅表现为结肠癌本身的症状，并无肝脏受累症状。当发生广泛肝转移时，可以出现肝区疼痛、腹胀、食欲减退以及上腹部肿块等肝脏受累症状；部分原发灶症状轻微的患者可由于体检如超声或 CT 检查发现肝转移而首诊。晚期患者可因累及肝内胆管而出现黄疸，可致门脉高压或低蛋白血症，出现腹水，预后不良。

目前针对结直肠肝转移的治疗方案很多，包括手术治疗、化疗（全身静脉化疗和介入治疗）、靶向治疗和其他多种局部治疗（射频消融、微波消融、无水乙醇注射和冷冻术）等。其中手术是目前唯一有效的治愈手段。国外大宗病例报道治愈性肝切除术的手术死亡率1%～2.8%，术后5年生存率34%～48%，但仅有10%～25%结直肠癌肝转移患者确诊时适合于手术切除，另有约15%～20%的患者经过化疗或者化疗联合靶向治疗，即转化治疗后可获得切除肝转移灶的手术机会，其他的患者肝转移灶始终不可切，治疗重点应为转移灶的局部控制。

中国结直肠癌肝转移诊断和综合治疗指南（V2013）扩展结肠癌肝转移的手术适应证，具体包括：①原发灶能够或已经根治性切除；②根据肝脏解剖学基础和病灶范围肝转移灶可完全（RO）切除，且要求保留足够的肝脏功能，肝脏残留容积≥50%（同步原发灶和肝转移灶切除）或≥30%（分阶段原发灶和肝转移灶切除）；③患者全身状况允许；④没有不可切除的肝外转移灶。

对于有切除适应证的肝转移灶推荐手术治疗，同时或分期切除皆可。Wagner报道116例结直肠癌肝转移患者行肝转移灶切除术，与70例药物治疗组作对照，其5年生存率分别为25%与2%，表明手术切除肝转移灶能极大地提高生存率。肝转移灶手术后超过一半的患者会复发，对于这类患者可以行多次切除，Pessaux曾报道结直肠癌肝转移患者行单次转移灶切除、复发后二次切除与二次复发后再切除的对比研究，结果显示5年生存率依次为33%、21%、36%，三组数据的无显著性差异，提示即使肝转移切除后复发，只要有手术适应证均应力争手术切除，其远期效果与首次切除相仿。

对于潜在可切以及由于转移灶过大或邻近分支血管而不可切的肝转移，均可尝试进行转化治疗，即通过化疗以及靶向治疗缩小转移灶从而获得手术机会。单纯化疗的转化切除率不足10%，联合靶向治疗则可显著提高转化切除率。复旦大学附属中山医院发起的NCT01564810研究对比了化疗（FOLFOX或FOLFIRI）联合西妥昔单抗和单纯化疗在转移性结直肠癌一线治疗中的效果，主要随访终点转化切除率有明显差异（25.7%vs. 7.4%，P＜0.01）。贝伐单抗联合化疗同样可以提高转化切除率，但是由于其抗血管机制，使其更容易形成肿瘤内空洞或坏死而不是肿瘤缩小，因此在转化切除方面效果略逊于抗EGFR单抗。

【梗阻性结肠癌的治疗】

梗阻性结直肠癌是老年人肠梗阻的主要病因之一。约70%的梗阻性结直肠癌发生在左半结肠及直肠，30%发生于右半结肠。梗阻性结直肠癌的常见的病理类型为环周生长的浸润型癌，多为Ⅲ或Ⅳ期，也有部分患者因肿块型癌占据肠腔一圈而引起梗阻。梗阻性结直肠癌常伴有贫血、低蛋白血症及电解质紊乱。

梗阻性结直肠癌常以肠梗阻为首发症状急诊入院。在患者一般情况允许下，均可考虑急诊手术治疗。右半结肠梗阻性结肠癌常行Ⅰ期根治性切除并吻合。虽然难以在术前行肠道准备，但是大多数左半结肠梗阻性结肠癌的Ⅰ期手术切除吻合目前认为是安全的，术中若能够行较为理想的肠道灌洗，使肠腔清洁之后仍可以行根治性切除，Ⅰ期吻合。若肠道不能充分灌洗或患者情况差、肠壁水肿明显，则可行肿瘤切除、近端造口手术。若梗阻时间较长，梗阻近端肠管常扩张并增生性肥厚，肿瘤切除后近端肠管与远端肠管直径相差较大，不利于Ⅰ期吻合，此时也应考虑近端造口术，待4～6个月后行Ⅱ期吻合手术。若术中发现其他不利于Ⅰ期吻合的因素，也不应强行吻合。

近来临床上已开展了术前经结肠镜放置肠梗阻导管或肠梗阻记忆合金支架等治疗方法，可进行减压引流和必要的肠道准备以提高根治性手术切除率和Ⅰ期吻合率。复旦大学附属中山医院报道了30例胃肠道癌性梗阻的患者经放置金属支架后1～3天梗阻症状得以缓解或完全解除。另有15例急性完全性肿瘤性低位结直肠梗阻患者行肠梗阻导管置入术，其中13例获得成功，冲洗引流后腹部X线片显示肠管扩张较明显好转，气液平面减少，并进一步接受了结直肠癌根治手术，无围术期死亡、术后吻合口瘘、出血等严重并发症。因此，结直肠癌致急性肠梗阻患者，首选急诊放置金属支架，待7～10天后即可行结直肠癌根治微创手术。

【预后】

结肠癌在消化系统肿瘤中属于预后较好的一种。当然有个体差异，与肿瘤的分期、分型、在结肠中的位置、自身身体条件、辅助治疗措施等因素有关。高危人群的结肠癌筛查以及健康饮食习惯可以降低结肠癌的发病率与死亡率。结肠癌5年总体生存率在50%～60%之间，若按照预后分析划分，Ⅰ期约为90%～95%，Ⅱ期约为80%～85%，Ⅲ期约为60%～70%，Ⅳ期则不足20%，Ⅳ期患者如能接受转移灶根治性手术，将获得与Ⅲ期患者类似的生存。

二、直肠癌

（一）临床表现

早期直肠癌仅限于黏膜层常无明显症状，仅有间歇性少量便血和大便习惯改变。肿瘤进展后出现破溃，继发感染，可产生直肠刺激症状，表现为大便次数增多，里急后重或排便不尽感；肿瘤破溃感染后可有出血及黏液排出。便血为直肠癌最常见的症状，80%以上的直肠癌有便血。癌引起肠腔狭窄可致腹胀、腹痛、排粪困难甚至肠梗阻，如癌累及肛管括约肌，则有疼痛。男性直肠癌可侵犯尿道、前列腺和膀胱，女性直肠癌可侵犯阴道后壁，并出现相应症状。病程晚期，肿瘤可侵犯骶神经导致会阴部疼痛；癌转移至肝和腹膜时，可出现黄疸、腹水等征。

（二）诊断

直肠癌早期症状不明显，最初多为无痛性便血、黏液血便或大便次数增多，不易引起重视，常被误诊为"痔疮"或"痢疾"，使病情延误。因此对由上述表现者，应认真做下列检查。

1. 直肠指诊　直肠指诊目前仍是诊断直肠癌最基本、最重要和最简单的方法。直肠癌好发于直肠中、下段，约80%的直肠癌可经直肠指诊发现，在直肠癌被误诊者中，约80%是因未行直肠指诊。

2. 实验室检查

（1）粪隐血试验：此方法简便易行，且由于80%～90%的直肠癌有便血，此试验可作为直肠癌普查初筛的常规检查，但阴性结果亦不能完全排除肿瘤。

（2）血清癌胚抗原（CEA）检测：CEA检测特异性较差，有一定的假阳性和假阴性，不适合普查和早期诊断，但对估计预后、检查疗效及复发有一定帮助。对CEA升高的直肠癌患者，术后应随访CEA水平，如下降表示手术效果好，如不降或反升则有复发或转移。化疗后如CEA下降，表示对化疗敏感，反之则无效。对术前CEA不升高者，术后监测CEA意义不大。

3. 内镜检查和影像学检查

（1）直肠镜、乙状结肠镜检查：对所有指诊怀疑直肠癌者均应做内镜检查，在内镜直视下协助诊断并取活检做出病理诊断。取活检时需考虑不同部位的肿瘤细胞分化存在差异，要做多点活检，以便明确诊断。

（2）钡剂灌肠、纤维结肠镜检查：适用于直肠上段或乙状结肠与直肠交界处癌的检查，尚可除外结肠部同时有多发性原发癌或息肉。

（3）CT检查：可明确肿瘤大小、肠壁内外及周围淋巴结受累情况，对直肠癌分期有重要意义。但难以发现直肠黏膜表面异常或直径小于1cm的病灶，因此不能作为早期诊断的方法。当肿瘤向肠壁外生长，侵及周围组织使肠壁外侧轮廓模糊时，CT有助于做出诊断。直肠癌在CT图像上表现为：腔内肿块，肠壁局限性或环形增厚超过2cm，病变区CT值为40～60Hu，病变区弥漫性钙化或坏死导致病变中央密度降低，直肠周围组织结构模糊、增厚或密度增加。CT对晚期和复发性直肠癌的评估意义较大，可以直接观察到肿瘤侵犯邻近组织，尤其Miles手术后不能做内镜和直肠腔内超声者，手术后3个月可做盆腔CT扫描作为基础，便于以后随访时对照用。随访时复查CT，与术后3个月的摄片比较，若发现有组织影增大，中央出现低密度区或弥漫性钙化，则可能有复发。诊断不能明确时，可在CT引导下做细针吸取细胞学诊断。但CT对判断淋巴结转移准确性较差。

（4）直肠腔内超声检查：是探测直肠癌外侵和直肠壁浸润的一种新的诊断方法，于20世纪80年代开始应用于临床，用于直肠癌的术前分期。腔内超声能准确地诊断出肿瘤所侵犯的部位及大小。在正常人，直肠内超声图像上可见到同心圆排列的直肠壁各层结构。由内向外分别是：黏膜、黏膜肌层、黏膜下层、肌层和浆膜或直肠周围脂肪。而肿瘤表现为局部破坏的不规则影像，失去了原直肠周围的正常腔隙结构。近年来，不少国内外文献报道，直肠腔内超声检查判断肿瘤侵犯深度对直肠癌术前分期较CT摄片更灵敏和精确。但腔内超声对淋巴结的检查只能估计其大小，不能分辨其性质。

（5）MRI检查：对盆腔肿块有较高的敏感性，能根据解剖学改变和信号强弱的变化来区别其良、恶性，对直肠癌的外侵，MRI 检查较 CT 更有意义，用于直肠癌的术前分期。MRI 检查尚优于直肠内超声检查，直肠内超声不能探测肿瘤的广度和传感器探头外的淋巴结，对直肠系膜淋巴结诊断准确率低，而 MRI 观察范围广，可识别肿瘤浸润深度、直肠系膜累及、淋巴结及肿瘤的位置，对直肠高位病变或狭窄亦可成像。

（三）治疗

近年来，随着学者们对直肠盆底结构局部解剖、直肠癌肿瘤生物学的再认识，医疗器械设备的不断发展，外科医师手术技巧和手术方法的改进以及多学科规范化、个体化综合治疗的广泛应用，使直肠癌外科治疗模式发生了根本性的变化。现代直肠癌外科仍遵循肿瘤根治第一、器官功能保留最大化的治疗原则。直肠癌的外科治疗 5 年生存率在 50% ~ 60% 左右，局部复发率和远处转移的发生率较高。为了更好地提高治疗效果，应强调早期发现、早期诊断、早期治疗，对进展期直肠癌应强调规范化的综合治疗。

直肠癌手术应遵循 Heald 1982 年首先提出的全直肠系膜切除术（total mesorectal excision，TME）原则，所谓直肠系膜是一潜在间隙，内含淋巴和脂肪组织，不是真正的肠系膜。直肠癌术后局部复发最可能是由于原发肿瘤远侧的直肠系膜内残留了播散的癌组织。直肠癌外科治疗的 TME 定义为直视下完整锐性切除直肠及直肠系膜，并保证切除标本环周切缘阴性。该法切除了包括盆腔筋膜脏层内的全部直肠系膜，其目的在于整块地切除直肠原发肿瘤及所有的区域性播散。这一手术使术后 5 年局部复发率降至 4% ~ 10%，无瘤 5 年生存率为 80% 以上，这是近年来对直肠癌手术的理念革新和技术规范，被称为"直肠癌手术新的金标准"。

1. 手术治疗　直肠癌的治疗以手术根治切除为主，根治范围包括全部癌灶、两端足够的肠段、周围可能被癌浸润的组织及有关的肠系膜和淋巴结（图 7-7）。

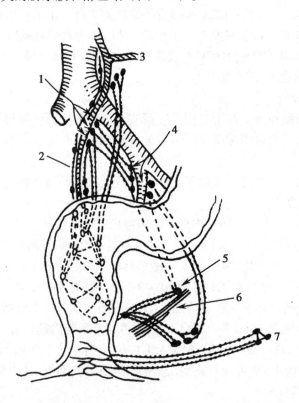

图 7-7　直肠壁内外淋巴系统的引流途径虚线网示肠壁内淋巴系统 1. 乙状结肠动脉 2. 痔上动脉 3. 结肠左动脉 4. 髂内淋巴结 5. 闭孔淋巴结 6. 肛提肌 7. 腹股沟淋巴结

（1）直肠癌根治，永久性结肠造瘘

1）腹会阴联合切除术（APR 手术）：这一经典的手术方式由 Miles 于 1908 年首次提出，其手术过程和操作至今改变不多。适用于距肛缘 7cm 以下的直肠下段癌。手术范围包括乙状结肠及其系膜、直肠、肛管、肛提肌、坐骨肛门窝脂肪和肛周皮肤，一般包括全部乙状结肠及结肠系膜内直肠上、肠系膜下血管及淋巴结及连接直肠上部分腹膜（图7-8）。此手术缺点是需做永久性人工肛门，给患者带来不便。

2）盆腔后部切除术（后盆腔清除术）：主要适用于女性低位直肠癌，尤其癌位于直肠前壁或侵及直肠前壁Dukes B、C期的低位直肠癌，手术切除范围基本上同腹会阴联合切除，再联合阴道侧后壁、子宫和双侧附件一并切除。

3）盆腔脏器清除术（全盆腔清除术）：适用于直肠前壁癌向膀胱后壁及前列腺或者尿道浸润无法分离者。手术切除范围为腹会阴联合切除连同全膀胱、前列腺及部分后尿道一并切除。需做永久性人工肛门及尿路改道术。此手术创伤大，并发症多，术后粪便和尿路双重改道给患者生活带来很大不便，故临床应用较少。

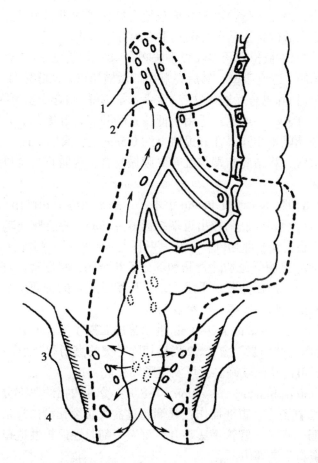

图7-8　直肠癌经腹会阴联合切除术虚线示切除范围　1. 主动脉周围淋巴结 2. 乙状结肠系膜淋巴结 3. 肛提肌上淋巴结 4. 坐骨肛管间隙淋巴结

4）直肠癌扩大切除术：随着对直肠淋巴结转移规律的深入研究，近来发现直肠癌尤其是位于腹膜返折以下的直肠癌侧方淋巴结转移发生率较高。故对于癌下缘位于腹膜返折以下的直肠癌，有侧方淋巴结转移的可能性，除了进行上方淋巴结清扫外还应进行侧方清扫，即行扩大根治术。手术清扫范围为：腹会阴切口，上方清扫直肠系膜下动脉根部，如同APR手术，肛提肌于起始部切断，根部切断直肠下动脉，彻底清除坐骨肛门窝内脂肪淋巴组织，并清除髂内动脉及其主要分支周围的脂肪淋巴组织。对病灶局限固定于骶2平面以下、无远处转移的直肠癌，可合并行部分骶、尾骨切除。针对传统腹会阴联合切除术治疗低位直肠癌术后局部复发率较高的缺点，近年来提出了柱状腹会阴联合切除术（CAPR）的手术方法和经肛提肌外腹会阴联合切除术（ELAPE）。

（2）保留肛管括约肌的直肠切除术

1）直肠前切除术（Dixon手术）：适用于肿瘤下缘距肛缘6～7cm以上的直肠中上段癌。远侧切断距肿瘤缘3～5cm，在腹腔内直肠与乙状结肠做吻合，完全保留肛门括约肌，该术是直肠癌切除术中控制排粪功能最为满意的一种手术。但是直肠下段切除组织和范围有限，根治不彻底，盆腔内吻合困难，术后有一定的并发症，如吻合口瘘、盆腔感染出血、吻合口狭窄和复发等。传统手工行结直肠吻合，现多采用吻合器手术，这是一种新型的外科技术，经过多年的临床实践效果满意。器械吻合优点为：扩大了前切除的适应证，使更低位的直肠癌得以经此手术保留了肛门括约肌功能。

吻合器手术过程与前切除大致相同，主要操作步骤为：在肿瘤下方3cm处用旋转头线型闭合器关闭并切断远端直肠，切除肿瘤段直肠、乙状结肠及其系膜淋巴结，近端结肠行荷包缝合并置入钉钻座，经肛门放人端－端吻合器，其锥形头从直肠闭合端中央戳空而出，插入钻座中心杆内，旋紧尾端螺杆使两断端靠紧，击发切割，打钉变成吻合。双吻合器方法较通常吻合器操作更简便、安全，吻合成功率高，对远端直肠可一次切割闭合，避免了低位盆腔内荷包缝合操作的困难和污染盆腔的缺点，尤其适用于低位和超低位直肠吻合术，成为低位直肠癌实行保肛手术的首选术式。

2）经腹骶联合切除术：因中低位直肠癌经腹手法吻合困难，有人采用腹骶联合切除术。右侧卧位，首先进腹游离直肠和乙状结肠，缝合腹壁，然后在骶尾部做横切口，切除尾骨，暴露直肠，将乙状结肠、直肠和肿瘤由骶部切口牵出，切除吻合后送入盆腔。该手术暴露好，吻合安全可靠，但手术费时，并发症多。

3）经腹肛切除吻合术（Parks手术）：适用于低位直肠肿瘤，肛提肌上方残留直肠太短而无法进行低位吻合者，腹部手术与前切除术相同，在肛提肌上约0.5cm处将直肠横断，齿状线上1cm处将黏膜环形切除，将近端结肠拉至肛缘，将结肠断端与肛管黏膜做吻合。为防止吻合口瘘，可做一临时性横结肠造口。

4）直肠经腹、肛管拉出切除术（改良Bacon手术）：手术适应证和操作与Parks手术基本相同。在剥离直肠黏膜和切除直肠肿瘤后，经肛门拉出近端结肠6~7cm，将直肠残端与结肠浆肌层缝合固定，拉出肠段在术后12~14天在齿线平面切断，并将其断段与齿状线做一圈缝合，该术式现已较少应用。

5）Maunsell-Weir手术：经腹低位切除直肠和部分乙状结肠，将肛管、直肠外翻，近端结肠经肛门拖出，在肛外做结肠直肠吻合后退回盆腔。手术优点：保留了正常的排便反射及肛管括约肌功能，缺点为手术困难，根治性差，易出现吻合口瘘、狭窄及复发。

6）Tumbull-Curait手术：即将Maunsell-Weir手术分成二期手术：肛管、直肠残端拉出外翻，中央置一胶管，使外翻肛管、直肠与结肠浆膜愈合，2周后切除外突的直肠和结肠，将结肠端与直肠黏膜缝合，推回肛门。手术比较安全，肛门功能较好。但可发生肠坏死。

7）经括约肌间手术（intersphincteric resection，ISR）：分为内括约肌部分切除和内括约肌全切除。适用于T1和部分T2期低位直肠癌，腹部操作：远端超过盆底肌裂孔沿内外括约肌间隙游离，保证远端切缘阴性前提下行乙状结肠／直肠—肛管手法吻合，可做一临时性保护性造口。该术式肿瘤根治性和肛门功能评估还有待大样本资料长期随访。

8）经前会阴平面超低位前切除术（APPEAR）：英国的Williams等首先应用，适用于常规需要行APR手术或全直肠切除手术而不能保肛的良恶性疾病。该技术是先通过腹部游离直肠中上段，再经前会阴平面（男性在直肠和尿道之间，女性在直肠和阴道之间）途径到达所谓"无人区"，游离下段直肠，切除标本后通过吻合器或手工缝合的方法保留肛管括约肌。"无人区"所含的直肠位于盆底肌肉组织中，其上界为肛提肌的上沿，下界为肛门外括约肌的上缘（在肛管直肠连接处为耻骨直肠肌），加行保护性回肠造口。

（3）治愈性局部切除术：在对直肠癌病理学和生物学特性的深入研究中，人们发现早期直肠癌淋巴转移率低于10%，在早期病例中行局部扩大切除可获得治愈性的效果。但仍需按临床和病理学特点严格选择手术病例。此手术适用于：年老、体弱及合并严重器质性疾病不能耐受根治手术的患者，病灶限于黏膜层，位于直肠中下端直肠病灶，分化好或中等，直径小于3cm，活动度好，与肌层无粘连、肠壁外无侵犯及无淋巴结转移的直肠癌。

1）经肛门局部切除：经肛门局部切除术包括传统的经肛门局部切除术和经肛门内镜微创手术（TEM），适合于距齿状线5cm以下的病灶，根据切除深度分为黏膜下切除及全层盘状切除。经肛门黏膜下切除术适用于病灶尚未侵及直肠肌层者，切缘距癌1cm以上，经肛门全层盘状切除术适用于溃疡性肿瘤，将肠壁全层切除，切缘 2cm 以上。对于超过 T2 的直肠癌不适于行局部切除术，因为随着分期的增加，淋巴结转移率增高，行局部切除术后的局部复发率也会增高。

2）经括约肌局部切除：适合于齿状线上 5 ~ 12cm 之间的 Dukes A 或 B 期肿瘤。术中需仔细切开括约肌每一层肌肉组织，切除肿瘤后用不吸收缝线逐层缝合切断的括约肌，为防止切口感染可做临时性肠造口。

3）经骶骨部切除：适用于距齿状线 5cm 以上中上位直肠癌。在骶尾关节处做横切口，切除尾骨及部分骶骨，以获得对高位直肠肿瘤的暴露

（4）腹腔镜直肠切除术：美国的 COST 研究、欧洲的 COLOR 研究以及英国的 CLASSIC 研究奠定了腹腔镜手术在结肠癌手术治疗中的地位。目前腹腔镜直肠癌手术在国内外也已广泛开展，近年来 3D 腹腔镜手术、机器人辅助腹腔镜直肠手术也逐步在临床推广应用。其手术方法有以下几种：①腹腔镜辅助的腹会阴联合切除。腹腔镜下游离降结肠与乙状结肠，腹腔镜下分离结肠系膜血管，离断降结肠。会阴部做切口，直视下分离直肠下端与腹腔会合，拖出直肠及病灶，降结肠近端自左下腹拉出造口；②腹腔镜辅助直肠切除及通过吻合器吻合术。经腹腔镜分离左半结肠，离断结肠，经左下腹切口将直肠拉出，结扎血管，常规法切除病变肠段，在近端结肠做荷包放入吻合器钉钻座，放入腹腔，重建气腹，自肛门伸入管状吻合器，做降结肠直肠吻合。腹腔镜手术优点是：手术切口小，疼痛轻，术后恢复快，缺点为需要一定时段的学习曲线，手术器械的依赖性强。

（5）其他手术

1）经腹直肠切除、永久性结肠造瘘术（Hartmann 手术）：适用于直肠癌经腹切除后因全身和局部条件不宜做吻合者。手术操作基本与 Dixon 术相同，只是远端予以缝闭，近端自腹壁引出造瘘。

2）结肠造瘘术：目的是减压和排粪。适用于伴急性肠梗阻及肿瘤无法切除者。分为临时性和永久性两类。造口方式可为端式造口和襻式造口。造口部位多选在乙状结肠或横结肠。

2. 转移和复发患者的治疗

（1）局部复发直肠癌（LRRC）的治疗：直肠癌局部复发是指直肠癌根治术后原发肿瘤部位或者术野范围内出现与原发疾病病理相同的肿瘤。常见的复发部位有吻合口、盆腔器官、会阴部、骨性骨盆、淋巴结等，患者可出现肠梗阻、腹痛、便血、会阴部坠胀、包块、会阴部窦道不愈等临床症状。有时临床症状多不典型，与肿瘤复发部位密切相关，也较常被患者忽视。统计资料显示，60% ~ 80%LRRC 患者在肿瘤根治术后 2 年内复发，50% 的复发患者肿瘤局限于盆腔内。最新统计数据表明，进展期中低位直肠癌局部复发率为 6%～10% 左右。虽然所占的百分比不高，但绝对数值还是不小。若不经治疗，LRRC 患者的中位生存期低于 8 个月。虽然放／化疗能部分改善 LRRC 患者的生活质量，但 LRRC 预后仍极差，中位生存期仅为 4 ~ 13 个月，许多患者常在痛苦和绝望中等待死神的来临，是结直肠外科领域的诊治难题。多学科协作模式下的 LRRC 手术是目前唯一有机会根治直肠癌复发的治疗手段。对符合手术指征的患者而言，LRRC 不再是绝症，是有希望治愈的，应该摒弃姑息疗法的传统思想，采取多学科积极治疗。国内外统计数据表明，LRRC 的 R0 手术后 5 年生存率约为 40% ~ 70%，最高可达 77%。复旦大学附属华山医院 LRRC 手术的经验是通过借助多学科平台技术，采用经腹经会阴经骶三入路、术前多模态影像融合、术中肌电检测、肠排列等技术，在完成肿瘤 R0 切除的基础上，最大限度保护患者的术后生理功能。

（2）肝转移的治疗：对于直肠癌切除术后肝转移手术的指征，以往受限于肝转移癌数目、大小、分布的可切除性标准已经被摒弃，取而代之以新的标准：①所有的肝脏转移灶均 R0 切除后，尚能够保留足够的残余肝（约 30% 正常肝脏或 50% 硬化肝脏）；②没有无法切除的肝外转移灶。对同期肝转移的处理多主张分期行肝转移灶切除。理由是：①同期的切口暴露困难；②除发现转移灶外，可能还有隐藏着的微小结节而术前未做仔细检查；③原发灶生物学特性不明，不能选择手术类型；④分期切除比同期切除预后好。故尽可能原发灶切除后 4 ~ 6 个月再行肝转移灶根治术。但随着微创外科技术和综合治疗手段的进步，现在有越来越多的医师逐步接受了原发灶和肝转移灶的同步切除手术。肝转移癌切除术后有 10% ~ 20% 的患者可在肝内再次复发，近来多主张再次手术以提高生存率。目前认为手术治疗直肠癌肝转移是唯一能治愈的手段，但切除率仅为 10% ~ 15%。对许多不能切除的患者可通过全身化疗（可联合

分子靶向药物）、肝动脉化疗等多种治疗手段来获得肿瘤降期，以获得更多的根治性切除机会，有效率为 50% ~ 70%。

3. 男性直肠癌术后性功能障碍的处理

（1）发生机制：男性阴茎勃起由副交感神经控制，起于骶 2 ~ 4 的内脏传入纤维，自骶孔发出盆内脏神经沿盆腔与腹下神经汇合而形成盆丛；而射精则由交感神经控制，其于胸 12 至腰 1，沿主动脉下降，形成上腹下丛和分出腹下神经。盆丛位于直肠壶腹的外前侧，紧贴盆侧壁。在一般的经腹会阴切除手术不易损伤盆丛，但在 Miles 术会阴操作时，勃起神经可能随 Waldayer 筋膜的撕裂而在其骶根部断裂；副交感神经纤维更可在前列腺周围丛处损伤，如在直肠癌浸润直肠前列腺筋膜而行广泛切除时。交感神经损伤则多发生在其骶岬水平和直肠周围近腹膜处。Miles 术后性功能障碍的发生率可高达 20%，在扩大根治术后尤为多见，偶见于直肠前侧切除术后。

（2）预防和治疗：关键在于术中保护自主神经，打开后腹膜后，在腹主动脉近分叉处的前方游离并保护交感神经，随后行淋巴结清扫。直视神经束的行径，在直肠侧后方切开其固有筋膜，认清腹下神经丛及其膀胱支和直肠支，保护其膀胱支，在骶前切断直肠及其直肠支神经。如癌已浸润直肠周围脂肪和直肠前列腺筋膜，行扩大根治术就很难保护前列腺周围丛副交感神经。在彻底清除癌和淋巴结病灶的条件下，自主神经的完整保护就成为次要地位。自主神经损伤引起的性功能障碍很难恢复，如应患者要求，可试行膨胀的阴茎假体植入术。Furlow WL 曾报道临床应用 175 例，168 例患者感到满意。

4. 放射治疗

（1）直肠癌术前放疗：又称新辅助放疗，常结合氟尿嘧啶为基础的同期化疗，适用于距肛缘 10cm 内 T3-4Nx 或 TxN（+）的进展期中低位直肠癌，其目的是：①使肿瘤缩小，提高手术切除率；②减少淋巴结转移；③减少远处转移；④减少局部复发机会。多采用体外照射，放疗后手术时间随剂量不同而异。长程放化疗：45 ~ 50Gy/25 ~ 28Fx，放疗同期联合氟尿嘧啶类药物，放疗结束后 6 ~ 10 周接受手术；短程放疗：25Gy/5Fx，放疗结束后 1 周接受手术。目前认为术前放疗比术后放疗更有效，术前放疗的局部复发率明显低于术后放疗。

（2）直肠癌术后放疗：术后放疗可减少局部复发率，提高生存率。适用于手术切除不彻底，Dukes B、C 期患者或任何一期的直肠中、下段癌。常用剂量为 45 ~ 55 周内 45Gy/（20 ~ 25）次。

（3）直肠癌术前、术后放疗及放疗 – 手术 – 放疗：被称之为"三明治"式治疗，此法可提高疗效。可于术前一次照射 5Gy，然后手术，手术后再放疗 45Gy/5 周。Mohiuddin 报道此法治疗的 5 年生存率为 78%，明显高于单纯手术者的 35%。

（4）术中放疗：近年来有报道采用术中直视下放射治疗，这样可提高肿瘤组织的照射剂量并减少正常组织的不必要照射。应一次照射 10 ~ 20Gy，适用于肿瘤过大而无法切除或局部复发病例，效果很好。

（5）不能手术直肠癌的放疗：对晚期直肠癌不能手术者，部分患者在接受一定剂量的放疗后可以增加手术切除的机会，大多可以达到缓解症状或镇痛的效果。

5. 化学治疗　主要用于手术切除后预防复发或转移及治疗未切除尽的残留癌。在结、直肠癌的化疗领域中，最常用的化疗药物氟尿嘧啶（5–FU）目前仍占主导地位。

用药方案有下列几种：①每周给药一次方案：每次 5–FU 500 ~ 750mg，缓慢静脉注射，每周一次。②负荷剂量方案：5–FU 每日 12mg/kg，连用 5 天，以后隔日半量给药，直至出现毒性反应或 11 次后每周 15mg/kg 维持，其有效率为 33%。辅助化疗的时间，有认为以 5–FU 为主的化疗药物，在术前术中就开始使用，即使癌肿早期，术前很可能已有远处转移灶存在，在术中其可消灭手术中逸出的癌细胞，术后化疗持续 0.5 ~ 2.0 年。

5–FU 可单独给药（氟嘧啶甲氨酸酯剂卡培他滨口服化疗）也可联合化疗，目的在于增加疗效，减少化疗药物的毒性和耐药性。目前有 5–FU 和丝裂霉素（MMC）或 5–FU 和顺铂（DDP）/奥沙利铂或 5–FU 和伊立替康联合等方法。部分患者联合分子靶向药物贝伐单抗或西妥昔单抗可进一步提高疗效。

第二节 肛裂

肛裂是齿状线下肛管皮肤层裂伤后形成的纵形缺血性溃疡，呈梭形或椭圆形，常引起剧痛，反复发作，难以自愈。肛裂绝大多数是在肛管后正中线上。

肛裂分急性和慢性两种。急性肛裂病史短，裂口创面新鲜，色红，基底浅平，无瘢痕形成。慢性肛裂病史长，裂口色苍白，基底深，底部肉芽组织增生、裂口上端常见肥大肛乳头，下端皮肤水肿增生形成"前哨痔"。此三者被称为肛裂"三联症"。慢性肛裂用非手术治疗很难痊愈。

【病因】

肛裂的发生可能与肛管的特殊解剖有关，肛管外括约肌在肛门后方形成肛尾韧带，该韧带的血供及伸缩性差。肛管向后、向下形成肛管直肠角，排便时肛管后侧所承受压力较大，在后正中位处易受损伤。慢性便秘患者，因大便干硬，排便时用力过猛，容易损伤肛管皮肤。如此反复损伤会使局部裂伤深及皮肤全层，形成一慢性溃疡。此外，齿状线附近的慢性感染，如肛窦炎等向下发展形成皮下脓肿，脓肿破溃后即形成慢性溃疡。

近来研究发现，肛裂的形成与内括约肌痉挛有关。内括约肌痉挛导致肛管压力增高，引起肛管后壁本身血供差的基础上缺血加重。

【症状与诊断】

肛裂常见于中、青年人，常见症状为疼痛、便秘和便血，疼痛是肛裂的主要症状。排便时肛管扩张，干硬的粪块直接刺激肛裂溃疡面的神经末梢，以及排便后肛管括约肌的长时间痉挛，导致了患者排便时和排便后肛门的剧烈疼痛，患者因肛门疼痛而不愿大便，久而久之引起便秘并使便秘加重，便秘后更为干硬的粪块通过肛管，使肛裂进一步加重，如此形成恶性循环。出血也是肛裂的常见症状，色鲜红，但出血量不多，仅见于粪便表面或在便纸上发现，很少发生大出血。

根据上述典型症状，结合体检发现肛管后正中位上的肛裂溃疡创面或肛裂"三联症"，即可明确诊断。若侧方有肛裂或患多处裂口，应考虑克罗恩病、溃疡性结肠炎、结核病、白血病、AIDS或梅毒的可能。如溃疡创面经适当的治疗后难以愈合，则有必要行活检以排除恶性肿瘤。

【治疗】

对肛裂的治疗原则是软化、通畅大便，制止疼痛，解除括约肌痉挛，促进溃疡创面愈合。具体需根据急、慢性肛裂来选择不同的治疗方案。浅表的急性肛裂可采用非手术治疗，多能治愈；慢性肛裂者多需手术治疗。

1. 非手术治疗

（1）急性肛裂患者可通过软化大便，保持大便通畅，局部用浓度为 1∶5 000 高锰酸钾温水坐浴，或局部红外线、微波照射进行治疗。肛裂创面可用20%的硝酸银烧灼以利于肉芽组织生长。疼痛甚者，局部涂以镇痛油膏。

（2）药物治疗期望通过药物缓解内括约肌痉挛，改善局部血供，达到肛裂溃疡愈合的目的。由此诞生了几类有"化学性内括约肌切开术"作用的药物。①一氧化氮供体：其代表药物为硝酸甘油膏（glyceryltrinitrate，GTN），局部应用可降低肛管压力，使肛管的血管扩张。主要不良反应是头痛。耐受性和依从性差是影响疗效的重要因素；②钙离子通道阻滞剂：通过限制细胞的钙离子内流降低心肌和平滑肌的收缩力，从而降低肛门内括约肌张力。常用的有硝苯地平和地尔硫䓬，硝苯地平局部应用与肛门内括约肌侧切术相比，治愈率分别为93%和100%。但口服钙离子通道阻滞剂治愈率低，且会出现较多的不良反应；③肉毒杆菌毒素（botulinum toxin，BT）：其注射治疗肛裂的主要机制是阻断神经和肛门内括约肌的联系，缓解内括约肌痉挛，降低肛管压力。1990年始用于肛裂的治疗。有研究将其与硝酸甘油膏、地尔硫䓬软膏进行治疗比较，三者的治愈率相近，应用肉毒杆菌毒素的复发较多。主要不良反应是暂时性的肛门失禁。

慢性肛裂的药物治疗大部分学者认为应首选GTN，GTN治疗失败时采用BT注射疗法。

2. 手术治疗

（1）肛管扩张术：适用于急、慢性肛裂不伴有肛乳头肥大或"前哨痔"者。局麻下进行，要求扩肛逐步伸入 4～6 指，以解除括约肌痉挛。优点是操作简便，不需特殊器械，疗效快，术后只需每日坐浴即可。但此法可并发出血、肛周脓肿、痔脱垂及短时间大便失禁，并且复发率较高。

（2）肛裂切除术：切除肛裂及周围瘢痕组织，使之形成 新鲜创面而自愈。全部切除"前哨痔"、肛裂和肛乳头肥大，并切断部分内括约肌。目前此法仍常采用，优点是病变全部切除，引流畅，便于创面从基底愈合；缺点是创面大，伤口愈合缓慢。

（3）内括约肌切断术：基于慢性肛裂患者内括约肌张力过高的学说，内括约肌发生痉挛及收缩是造成肛裂疼痛的主要原因，故可用括约肌切断术治疗肛裂。自 1959 年 Eisenhammer 提出侧位内括约肌切断术以来，该手术已成为慢性肛裂的首选手术方法。但 术者必须有熟练技术，掌握内括约肌切断的程度，否则可能造成肛门失禁的不良反应。方法有下列两种：①侧位开放式内括约肌 血管钳由切口伸到括约肌间沟，显露内括约肌后，直视下用电刀切断内括约肌，并切取一小段肌肉送活检，两断端严密止血。可一并切除肥大肛乳头和"前哨痔"。此法优点：直视下手术，切断肌肉完全，止血彻底，并能进行活组织检查；②侧位皮下内括约肌切断术：摸到括约肌间沟，用小尖刀刺入内、外括约肌之间，由外向内将内括约肌切断。此法优点是避免开放性伤口，痛苦少，伤口小，愈合快；缺点是肌肉切断不够完全，有时易并发出血。上述各术式有各自的特点，二者在治愈率和失禁率方面无明显差异。术者应根据患者病情及自身情况酌情选用。

第三节　痔

现代认为痔是肛垫病理性肥大、移位以及肛周皮下血管丛血流淤滞所形成的团块。现代概念与痔的传统定义有较大差别。传统认为痔是直肠下端黏膜下、肛管和肛缘皮肤下层的静脉丛瘀血、扩张和迂曲所形成的柔软静脉团。痔在任何年龄都可发生，当其不伴出血、疼痛或脱垂等症状时，不能称为是病；只有当肛垫肥大合并上述症状时，才被认为是一种疾病。

一、概　述

【病因】

痔的病因尚未完全清楚，可以由多种因素引起，目前有下列几种学说。

1. 肛垫下移学说　肛管血管垫是位于肛管、直肠的一种组织垫，又称"肛垫"，系出生后就存在的解剖结构。肛垫的主要结构包括黏膜上皮、血管、Treitz 平滑肌、弹力纤维和结缔组织。在协助括约肌维持肛管的正常闭合以及精细控便等方面起着重要的作用。Treitz 肌由 Treitz（1853）首先描述，起自肛管内括约肌内侧面，该肌是介于肛门衬垫和肛管内括约肌之间的平滑肌，其功能是防止肛垫滑脱。随着年龄增长退行性变加重，肛垫松弛、肥大而易损伤出血，后期 Treitz 肌肥厚或断裂，肛垫下移脱出肛门。肛垫充血程度除受便秘、妊娠等肛管压力影响外，还与内分泌、精神等因素有关。

2. 静脉曲张学说　已知痔静脉扩张、回流受阻是内痔成因之一。在解剖上，门静脉系统及其属支直肠静脉丛无静脉瓣，血液易于淤积而使静脉扩张、迂曲，加之直肠上、下静脉丛壁薄、位置浅、抵抗力弱及末端直肠黏膜下组织松弛，都不利于静脉回流而导致其扩张。屏气时腹内压增高、便秘、妊娠和盆腔内巨大肿瘤等因素，可使直肠静脉回流受阻而曲张成痔。慢性感染亦可损伤肛管、直肠静脉壁而导致静脉曲张。

3. 遗传、地理及饮食因素　痔患者常有家族史，可能与饮食、排便习惯和环境等因素有关，但遗传是否与痔的发生有关，目前尚无明确证据。在我国山区和农村居民的痔发生率低，可能与其高纤维素饮食结构有关。

【病理和分类】

根据所在的解剖部位不同，可将痔分为三类（图 7-9）：

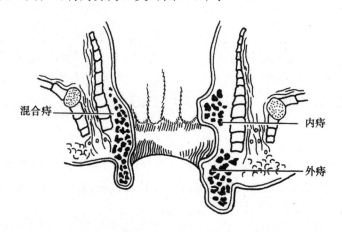

图 7-9　痔的分类

1. 内痔位于齿状线上方　表面为黏膜覆盖，是肛垫的病理性肥大及移位，包括血管丛扩张、纤维支持图 7-9 痔的分类结构松弛或断裂。常见于直肠下端的左侧、右前和右后三处。初起内痔突向肠腔，日久可逐渐突出肛门外，表现为便血和脱垂。

2. 外痔位于齿状线下方　表面由肛周皮肤覆盖，皮下血管丛扩张，表现为隆起的软团块，常指血管性外痔。另有血栓性外痔、结缔组织外痔（皮垂）和炎性外痔。

3. 混合痔在齿状线附近　为皮肤黏膜交界组织覆盖，是内痔和相应部位的外痔相融合而成，兼有内痔和外痔的两种特点。

二、内　痔

【分期】

关于痔的分期方法，一直没有取得一致的意见。1979 年，美国肛肠外科医师协会（ASCRS）组织痔的专题研讨会共介绍 4 种分类方法：Gabriel 分类法、Dodd 分类法、Smith 分类法和 Salvati 分类法。我国痔的分期一直参照 Salvati 分类法。我国的《痔诊断暂行标准》，根据痔病出血和脱垂的严重程度将内痔分为 4 期：

第一期：主要是排便时出血，呈滴血或喷血状，出血量较多，痔块不脱出肛门。肛镜见直肠下端黏膜呈质软、红色的结节或团块状突起。

第二期：除便血外，排粪时痔块可脱出肛门外，排便后可自行复位。

第三期：排便、用力屏气或咳嗽等腹内压增高时，痔块即可脱出肛门，不能自行复位，需用手推回或卧床休息后方可使痔块回纳。

第四期：痔块长期脱出于肛门外，不能回纳或回纳后立即脱出。

根据内痔发生的部位，分原发性内痔（母痔）和继发性内痔（子痔），继发性内痔常与母痔相连。母痔及子痔都可脱出肛门外，呈梅花状者称环状痔。若内痔脱垂，水肿不能回纳，称嵌顿性内痔；若有血液循环障碍，称绞窄性内痔。

【临床表现】

1. 便血　为内痔最常见的早期症状。其特点是无痛性、间歇性便后出血。出血可呈滴血状或喷血状，数日后可自行停止。便秘、粪便干硬或食用刺激性食物是痔出血的常见诱因。

2. 肿块脱出　内痔发展至第二、三期时即可脱出肛门外。脱出的痔块初时便后可自行回纳，以后逐渐增大，不易自行复位，必须用手推回，不然脱出的痔块有嵌顿的可能。

3. 疼痛和瘙痒　单纯性内痔无疼痛，当内痔或混合痔脱出嵌顿，出现感染、糜烂、血栓形成甚至坏死时则有不同程度的疼痛。痔块脱出或肛门括约肌松弛时，常有分泌物流出而刺激肛门皮肤，产生瘙痒不适甚至慢性湿疹。

【诊断】

根据病史及直肠下端和肛门的检查，内痔诊断并不困难。除一期内痔外，其他三期内痔均可在肛门视诊下见到，必要时可于蹲位卜用力屏气或排粪便后立即观察，这时可清楚地看到痔块大小、数目及部位。直肠指诊多无异常发现，但应除外直肠癌及直肠息肉等引起便血的其他病变。肛门镜检查大部分可直接窥视内痔呈紫红或暗红色结节状突起，有时局部伴出血或糜烂。

【鉴别诊断】

内痔的诊断多无困难，但应与下列疾病鉴别：

1. 直肠癌　临床上易将直肠癌误诊为内痔，这类教训已非罕见，主要原因是仅凭症状而诊断，也不详细询问便血的情况，忽视直肠指诊及内镜检查，尤其是直肠指诊。直肠癌为高低不平的肿块或边缘隆起的溃疡病灶，易出血，常伴有肠腔狭窄。

2. 直肠息肉　也可有便血，当息肉脱出肛门外易被误诊为痔脱垂。但直肠息肉为圆形，呈实质性，多有蒂，色泽为黏膜样粉红色。

3. 肛管、直肠脱垂　与环状痔不同，直肠脱垂黏膜呈环形，表面光滑，色粉红，括约肌松弛，而环状痔黏膜呈梅花瓣状，色暗红。

【治疗】

根据现代痔的概念，痔的治疗原则是治疗痔的症状而不是根治痔本身，因此以往见痔就治很显然是一种错误的观念，需要加以纠正。现代观点认为，痔无症状时不需要治疗，只有合并脱垂、出血、嵌顿和血栓时才需要治疗。对有症状的痔治疗目的是消除或缓解症状，不是根治有病理改变的肛垫。由于肛垫在控便过程中发挥作用，因而从保持肛垫和肛管黏膜完整性的角度出发，应该加强保守治疗和非手术治疗。手术治疗时不应破坏或尽量少破坏肛垫组织。内痔的治疗方法很多，在治疗上应采取个体化原则，根据病情选择使用。

1. 生活习惯的调理　改善饮食结构，多饮水，多进膳食纤维，定时排便，保持大便通畅，避免腹泻或便秘，便秘时可用轻泻剂通便。温水坐浴，保持肛门部清洁，促进局部血液循环，有利于预防痔的发生和改善痔的初期症状。

2. 非手术治疗　非手术治疗在消除症状方面疗效良好，不损伤肛垫，适用于症状、体征较轻一、二期的内痔，有症状的痔 80% 以上可经非手术治疗消除症状。

（1）药物内服：临床上治疗痔病的主要口服中成药，大致分为循环调节剂、纤维素增补剂和消炎止痛剂等几类。循环调节剂：改善动、静脉张力，保护微循环和减轻肛门局部水肿，主要有痔血胶囊、爱脉朗、消脱止和槐角丸等。纤维素增补剂：改善粪便性状，增加肠道蠕动，减轻排便阻力。适用于痔病症状轻微者，有麻仁丸和通泰胶囊等。消炎止痛剂：具有抗炎、消肿和止痛作用。适用于痔的急性发作期，如出现内痔嵌顿、水肿或肛周炎症。有脏连丸、化痔丸和玄胡止痛片等。

（2）药物外用：可采用肛门栓剂、外敷膏剂和蒸洗剂。如痔疮宁栓、马应龙痔疮膏和复方角菜酸酯栓等。近年来使用的太宁栓剂，其主要活性成分角菜酸酯（海藻提取物）可长时间（8～12 小时）在直肠黏膜面形成一层黏液性膜状保护结构，有效地隔离污染物，保护受损黏膜并使其修复；其所含二氧化钛和氧化锌有止痒、抗炎、减轻黏膜充血及收敛作用；且有一定润滑作用，利于粪便排出。治疗痔急性发作有效，且起效较快，安全性高，但对于痔的脱垂治疗效果差。

（3）非手术肛垫固定术：包括硬化剂注射法、胶圈套扎法、枯痔钉法和物理疗法如针灸疗法、微波疗法、红外线凝固疗法、冷冻和激光疗法等。①硬化剂注射法是 19 世纪一直沿用至今的有效方法，原理是硬化剂使局部形成无菌性炎症，致黏膜下组织纤维化，起止血和固定肛垫作用，而非血管栓塞。常用 5% 苯酚植物油、5% 鱼肝油酸钠、5% 叶酸尿素奎宁水溶液、4% 明矾水溶液和消痔灵等；②胶圈套扎法自 1963 年 Barron 介绍以来，至今仍不失为一种介于注射疗法和手术疗法之间的有效方法，其原理是将胶圈套人内痔根部，阻断痔的血运，使其缺血坏死脱落，由于套扎点是在齿状线上方 1cm 以上，通常是无痛的。

适用于各期内痔及混合痔的内痔部分，以第二、三期内痔最适宜；③物理疗法有一定效果，但有并发症（如激光疗法，常有痔核炎症疼痛、肛缘水肿和创口愈合缓慢等；微波对散热能力差的组织和器官，较易产生伤害），其在治疗中不占优势地位，但患者易接受，治疗早期痔还是可行的。

3. 肛管扩张术　Lord（1969）认为痔的存在与直肠下端及肛管出口狭窄有关，故主张用肛管扩张术治疗以降低肛管压力并使排便通畅，不再发生静脉丛充血，减轻痔的症状。扩肛术适用于肛管高压或疼痛剧烈者，如内痔嵌顿、绞窄。

4. 手术治疗　痔的手术治疗主要以症状明显的三、四期脱垂性内痔和混合痔为主，尤其是环形混合痔；或保守治疗无效才考虑手术治疗。传统术式过多破坏了肛垫组织，现已逐渐被吻合器肛垫悬吊术所替代。

（1）外剥内扎术（Milligan-Morgan 术）：即开放性血管垫切除术。在痔块根部作 V 形切口，剥离、缝扎、切除曲张静脉团，最后缝合黏膜切口。一次最多只能切除 3 个孤立痔块，以免肛管失禁或狭窄。手术简单，愈合快，且并发症少，疗效可靠。

（2）痔环切术（Whitehead 术）：治疗环状痔的一种手术方式，存在已有 200 余年的历史。但该手术完全破坏了齿线附近的黏膜，手术后黏膜外翻，大便失禁发生率高，近年来不大使用。

（3）吻合器痔上黏膜环切术（Procedure for prolapse and hemorrhoids，PPH 术）：肛垫理论的发展使人们改变了痔手术的观念，20 世纪 90 年代以来兴起的 PPH 手术是痔治疗的重要进展之一。该手术由意大利医师 Longo 在 1998 年首先提出并使用，通过特制的吻合器环形切除肛垫上方（齿状线上 2 ~ 4cm）直肠下端黏膜和黏膜下层组织一周并钉合，使脱垂肛垫上移，起到悬吊肛垫的作用，明显缓解脱垂症状；同时切断直肠黏膜下供应痔的部分动脉，术后痔血供减少，痔块在术后 2 周左右逐渐萎缩。原则上不切除痔块，若环形痔块大且严重脱垂，亦可同时切除其上半部分。PPH 手术具有操作简单、术后并发症少、术后处理容易以及恢复快的优点。PPH 手术近期效果良好，但远期疗效文献报道不一。Senagore 等对 232 例行 PPH 术的患者随访显示，近 11% 的患者术后因持续又严重的疼痛、出血等而再次手术。国内报道术后痔相关症状复发率为 12.7%，其中最主要的表现为痔核脱出（10.9%），其次为便血和肛门疼痛。近几年来，在 PPH 的基础上又发展了一种新的手术方式即选择性吻合器痔切除术（Tissue-se-lecting therapy stapler，TST），其治疗原理及手术操作类似 PPH，区别在于其是选择性地切除痔上黏膜而非全部黏膜环切。二者在痔的症状改善上疗效相似，但在术后并发症（尿潴留、术后疼痛、出血、肛门坠胀、吻合口狭窄）方面，TST 明显优于 PPH 术，且 TST 操作更简单，术中突发事件更少。

5. 急性嵌顿性内痔的手术治疗　内痔脱出嵌顿，特别是环形痔急性脱垂嵌顿，有广泛血栓形成及严重水肿，此时行急诊痔切除术被认为有可能发生化脓性门静脉炎等严重并发症，多采用非手术治疗，但治疗时间长，可并发溃疡和组织坏死，治疗成功后仍需择期手术。目前认为，痔急性期水肿并非感染所致，且肛周组织有较强的抗感染能力，行急诊痔切除与择期手术一样安全，并发症并不增加。若患者不宜行痔切除或痔套扎，可行侧位内括约肌切断术。此法适用于内括约肌张力过高和伴有肛管高压的患者。手术后疼痛即刻缓解，水肿、脱垂于手术后数日内逐渐好转。

四、外　痔

外痔位于齿状线以下，表面为肛管皮肤覆盖。外痔可分为血栓性外痔、结缔组织外痔（皮垂）、血管性外痔及炎性外痔四种，常见的为血栓性外痔和结缔组织外痔。

（一）血栓性外痔

血栓性外痔较常见，可因外痔静脉丛的静脉炎导致静脉血栓形成，也可因用力排便或剧烈活动而使肛缘的静脉破裂，血液渗至皮下组织内形成血栓性肿块。临床表现为剧烈疼痛和局部肿胀，初起肿块较硬，触痛明显，数日后血块逐渐吸收变软，疼痛减轻。如发病在 1 ~ 2 天内而疼痛不减轻者，则需要切除血栓或切除痔核，如在发病后 3 ~ 4 天以后疼痛逐渐减轻，肿块缩小变软，往往不需手术，经对症治疗常可治愈。

（二）结缔组织外痔

简称皮垂，为肛门边缘皮肤皱褶、增厚形成的皮赘。其内为增生的纤维结缔组织，很少有扩张的血管，通常是血栓性外痔或肛门部手术的后遗症，多无明显症状，偶有瘙痒或异物感。可采用通便、保持肛门周围清洁和避免局部刺激等措施，一般不必行手术切除。

第四节　肛管、直肠周围脓肿

肛管、直肠周围脓肿是指肛管、直肠周围软组织内或其周围间隙发生的急性化脓性感染，并形成脓肿，是常见的肛管直肠疾病，其性质与全身其他部位的脓肿相似，但破溃或切开后常形成肛瘘。

本病以中青年多见，儿童和老年少见，但也可发生在婴幼儿。常常是混合感染，主要的病原菌是大肠埃希菌、厌氧菌和类杆菌，其次是葡萄球菌、链球菌和变形杆菌，有时可见结核分枝杆菌感染。

【病因和病理】

肛管及直肠下部周围有丰富的蜂窝组织，容易感染并形成脓肿，这类脓肿的感染病灶大多来自肛腺，因肛窦开口向上，粪便容易进入肛窦而导致肛腺感染。Eisenhammer（1956）认为肛腺感染先蔓延至内外括约肌间形成括约肌间脓肿，然后向下、外和向上扩散发展成不同部位的脓肿（图7-10）。腹泻和服用剧烈的泻药也是引起肛腺和肛窦感染的重要原因。有些脓肿并不来源于肛腺，可由肛管或肛门损伤、肛裂、血栓性外痔、内痔注射、肛管直肠脱垂、肛管直肠手术或放射治疗后引起。此病也可来源于败血症、糖尿病、血液病和营养不良等全身性疾病；少数病例可源于结核、溃疡性结肠炎、克罗恩病或HIV感染等。

【诊断和治疗】

肛管、直肠周围脓肿有局部持续性疼痛及畏寒、发热、头痛、食欲不振及白细胞升高等全身中毒症状。症状随脓肿的大小和部位而略有不同，如浅表的肛门周围脓肿以局部症状为主，而深部的骨盆直肠窝脓肿则以全身症状为主。检查时，浅部脓肿局部有压痛性肿块或扪及波动感，诊断容易；而深部脓肿肛周外观无异常，直肠指诊可扪及压痛性肿块。临床诊断有困难者，可借助于直肠内超声检查（IRUS）帮助确诊。IRUS可识别临床可疑的化脓性病灶，了解直肠周围病变，还可确定脓肿和瘘管与括约肌的关系。

一旦脓肿形成，就应积极做手术引流。肛管、直肠周围脓肿的手术要点为：脓肿定位准确，引流既要彻底又不要损伤肛管括约肌。手术前应穿刺定位，将抽得的脓液做微生物学检查，了解其菌种和来源，警惕肛瘘发生。如病原菌为葡萄球菌或链球菌等皮肤来源的病原菌，通畅引流后一般不继发肛瘘；如细菌为大肠埃希菌或厌氧菌等肠道来源的细菌则说明感染来源于肛腺，术中应仔细寻找并引流其内口，否则，简单的引流会继发肛瘘。

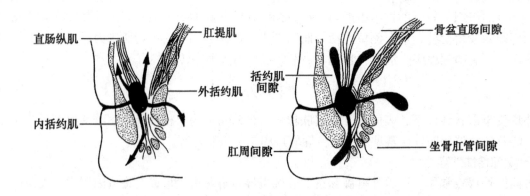

图7-10　直肠肛管旁间隙的感染途径　肛管、直肠周围脓肿分肛提肌下部脓肿和肛提肌上部脓肿，前者包括肛门周围脓肿和坐骨肛门窝脓肿，后者为骨盆直肠窝脓肿、直肠后脓肿及少见的高位肌间脓肿。

【各种脓肿类型】（图 7-11）

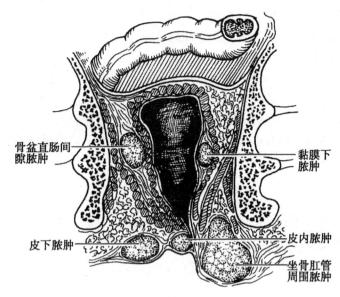

图 7-11　肛管直肠周围脓肿的位置

1. 肛门周围脓肿　肛门周围皮下脓肿最常见，多由肛腺感染经内外括约肌向下经外括约肌皮下部向外扩散而成，常位于肛门周围皮下部。脓肿一般不大，主要症状为肛周持续性疼痛，受压、咳嗽或排便时加重；如在肛门前部可引起排尿困难。全身感染症状不明显。局部检查见肛门边缘皮肤红肿，伴硬结和触痛。后期可有波动感，必要时可行穿刺证实。需及时引流，否则脓肿会在皮下蔓延至两侧坐骨肛门窝。

少数早期肛门周围脓肿用抗菌药物及局部理疗可以消退，但多数需手术引流。手术方法有两种：①如为单纯性脓肿，可在局麻下压痛最明显点或有波动感处穿刺定位后作一放射状切口。放出脓液后伸入手指探查脓腔大小，分开其间隔，扩大切口使其与脓腔直径等大，以利引流。最后将凡士林纱布填入脓腔；②如脓肿与肛陷窝相通，可于切开脓肿后用探针仔细寻找内口。然后切开瘘管，适当切除皮肤、皮下组织及内口周围组织，使之引流通畅。如内口较深，瘘管通过内括约肌，可采用挂线疗法。术中也可探查脓肿与括约肌间隙的关系以注意肛瘘的可能。如脓肿源自括约肌间隙，则说明感染来源于肛腺，需切开瘘管和内口，单做引流容易继发肛瘘；如脓肿与括约肌间隙无关系，则按单纯性脓肿处理，不会并发肛瘘，以上手术优点是脓肿一期愈合，不再形成肛瘘。如寻找内口困难，不要盲目寻找，以免使炎症扩散或形成假道，仅作切开排脓，待肛瘘形成后，再作肛瘘手术，这样效果好，治愈率高。

2. 坐骨肛门窝脓肿　此病也较常见，多由于肛腺感染经外括约肌向外扩散到坐骨肛管间隙而成。该间隙位于肛提肌以下，空隙大，脓肿范围较肛周脓肿深而广，局部疼痛和全身感染症状均较明显。如不早期治疗，脓肿可经肛管后方绕过括约肌到对侧坐骨肛门窝内形成马蹄形脓肿，或向上穿过肛提肌形成骨盆直肠脓肿，或蔓延至会阴部。初起表现为肛门不适或轻微胀痛，然后出现畏寒、发热、头痛和乏力等全身感染症状，局部疼痛加重，有时可出现排尿困难或里急后重。由于感染位置较深，早期局部体征不明显，以后出现红肿及压痛，脓肿较浅者可有波动感。直肠指诊患侧有压痛性肿块，甚至有波动感。

因其位置深易蔓延，故应尽早引流。在压痛最明显处先穿刺定位抽得脓液，然后在此处作一前后方向的弧形切口，切口离肛缘超过 5cm 以外，以避免损伤括约肌，且切口要足够大，伸入手指分开脓腔内纤维间隔，排出脓液，放置引流。

3. 骨盆直肠窝脓肿　临床较少见，此脓肿发生在骨盆直肠间隙内，位于肛提肌上方，盆腔腹膜以下，该间隙位置深，容积大，易形成大型脓肿。如脓液引流量超过 50mL，要考虑这一脓肿的可能性。感染常由直肠炎、直肠溃疡或外伤所致，也可由括约肌间脓肿、坐骨肛门窝脓肿或邻近组织炎症蔓延所致。

初起常表现为寒战、发热、全身乏力的全身感染症状，严重者可出现败血症，但局部症状不明显，不易早期诊断，患者仅感直肠坠胀及里急后重感，有时有排尿困难，肛周会阴部外观多无异常，下腹部有时可有压痛及肌紧张，指诊在肛提肌上方直肠壁可扪及压痛及隆起，甚至有波动感。确诊主要靠穿刺抽脓，也可借助直肠内超声（IRUS）帮助诊断。

这类脓肿大，易蔓延，应尽早做手术治疗。手术切口同坐骨肛门窝脓肿，但手术时切口应更大。将左手示指伸入直肠内探查脓肿位置并作引导，另一手持血管钳经皮肤切口，穿过肛提肌进入脓腔，再用手指伸入脓腔分开肛提肌纤维及脓腔间隔，扩大引流。冲洗脓腔后，放入橡皮管或烟卷引流。对于此类位于肛提肌以上的深部脓肿，切开引流创伤大，术后疼痛明显，甚至因括约肌损伤导致肛门功能障碍。因此有时可以在超声引导下穿刺置管、冲洗引流，此法安全、创伤小、患者痛苦较少，亦可达到理想的治疗效果。

4. 直肠后脓肿　此病发生在直肠后间隙内，该间隙位于骶前方及直肠后方。其病因和症状与骨盆直肠脓肿相似，患者自觉直肠内坠胀感，骶尾部酸痛排便时加重。体检见尾骨与肛门之间有深压痛，直肠指诊在直肠后方可摸到隆起或波动感。

手术方法同骨盆直肠脓肿的手术治疗，在肛门外侧多偏于后方，穿刺定位后由前向后切开，经坐骨肛门窝引流。

5. 高位肌间脓肿　这类脓肿发生在直肠下部括约肌间隙上部的直肠环肌和纵肌间的结缔组织内，位于肛提肌上方，以前称之为黏膜下脓肿，但真正的黏膜下脓肿少见。此脓肿多在直肠下部的两侧和后方，常由肛窦炎、直肠炎、内痔感染、直肠损伤和肛门周围脓肿等引起。发病隐匿。初起时肛门内有沉重感，以后酸痛，排便时疼痛加重，伴全身不适和发热，常在脓肿破溃后、脓液排出直肠时才引起注意。直肠指诊可扪及直肠内有卵圆形肿块，有触痛和波动感，内镜检查见直肠壁上圆形隆起，黏膜红肿。如已破溃，可见由破溃口流出脓液。

治疗时，用窥器显露肛管和直肠下部，可见脓肿，用小尖刀或电刀在直肠内纵向切开脓肿排脓，切口应足够大，使引流通畅，伤口内放入凡士林纱布引流。如脓肿已破溃，黏膜坏死，引流不畅可扩大创口，并切开至感染的内口，术后定期作直肠指诊或肛镜检查，以保持引流通畅。也可采用挂线疗法：显露直肠下部找到感染内口，将探针由瘘口向上探入 2.0 ~ 2.5cm 经黏膜穿入肠腔，挂上两条丝线，向两侧分别结扎，可使组织坏死。4 ~ 5 天后脓腔完全开放，这样可避免直肠壁一期切开后所致出血。若同时存在肛门周围脓肿或坐骨肛门窝脓肿，则先处理后者。

第五节　肛瘘

肛瘘是肛管或直肠与肛周皮肤相通的肉芽肿性管道，经久不愈或间歇性反复发作是其特点。早在公元前 5 世纪 Hippocrates 著文以及 1376 年 John 和 1612 年 Lowe 等著文讨论关于肛瘘的诊治方法以来，肛瘘的发病率不见下降，复杂性肛瘘的处理依然困难，肛瘘手术导致的肛门失禁等并发症仍有发生，故仍需重视。

【病因及病理】

除外先天性、肿瘤及外伤等，直肠肛管感染是肛瘘的主要病因。感染有特异性感染，如结核、克罗恩病、放线菌病及性病等；非特异性感染则多由于肛腺隐窝炎症所致。

解剖学显示有两类肛腺起自直肠窦下部，一类是黏膜下层的单纯腺体结构，另一类是穿入肌层的腺体分支管，也称肌内肛腺，其数目在 6 ~ 8 个之间，该肛腺主要导管多向外下方穿入内括约肌，Lockhart Mummery 认为这些腺体提供肠道细菌引起直肠周围脓肿的途径。肛管感染是沿内、外括约肌行走的肛管纵肌向直肠肛管周围组织蔓延的。肛腺的数目、深度和形态变异很大，半数的肛管可见肛腺管，其中 33% 穿入内括约肌，10% 的导管壁有黏液生成细胞，导管的开口位于肛管的后方，这也就是肛瘘多发于后位的原因。位于肌层内的肛腺和具有黏液分泌功能者一旦发生感染尤易形成肛瘘。Seow-Choen 分析肛瘘管道肉芽组织的细菌学调查，发现大肠埃希菌、肠球菌和脆弱类杆菌是主要的需氧菌和厌氧菌。

Goliger 认为肛腺隐窝感染学说并不能完全阐明肛瘘的发病过程，因为肛瘘肉芽组织中细菌量不多，毒力也不大。总之，肛腺与肛瘘之间的关系至今仍未完全明确，但从肛管、直肠周围脓肿的两种不同类型来看，一类是肛腺与肛瘘有关的原发性急性肛腺肌间瘘管性脓肿，另一类是肛腺与肛瘘无关的急性非肛腺瘘管性脓肿。前一类肛管直肠周围脓肿经破溃或切开引流后，脓腔缩小，形成迂曲的管道，外口缩小，成为肛瘘。肛瘘有内口、外口、瘘管及支管。内口是引起肛瘘的感染入口，多在肛窦内或附近，肛管后部中线两侧多见。有人称肛隐窝炎为肛瘘的伴发症或前驱病。肛隐窝炎好发于肛管后正中，这是因为该部位有较多且明显的隐窝，形似漏斗，易受粪便的刺激，肠腔内病原体可渗透到隐窝底部肛腺开口处，导致腺管水肿、阻塞而使炎症扩散。

肛瘘的主要瘘管是原发内、外口之间的瘘管，管道有弯有直，可浅可深，大多数瘘管行走在内、外括约肌之间，有的经过外括约肌进入坐骨肛门窝内，少数有分支。如主要瘘管引流不畅，可引发周围脓肿，破溃后形成小瘘管。外口是肛管直肠脓肿破溃或切开引流部位，在肛周皮肤上，大多靠近肛门。由于细菌不断通过内口进入瘘管，瘘管迂曲引流不充分，管壁由肉芽和纤维组织构成，故难以自行愈合。一般单纯性肛瘘只有一个内口和一个外口，这种类型最为多见，若外口暂时封闭，引流不畅，可继发脓肿，脓肿可向其他部位破溃形成另一外口。如此反复发作，可使病变范围扩大形成多个外口，这种肛瘘称为复杂性肛瘘。

肛瘘的发病及其发展：内口是感染的入口，已被公认，瘘管久治不愈是由于不断有感染来自内口，因此手术时正确寻找内口、切开或切除内口同时保护肛门括约肌功能是治愈肛瘘的关键。

【分类】

肛瘘的分类方法很多，常用的有：Goodsall 分类法、Milligan 分类法、Goligher 分类法、Steltzner 分类法和 Parks 分类法等。目前临床上最常用的是 Parks 分类法，该分类法对指导手术很有帮助（图 7-12）。

（1）括约肌间瘘

（2）括约肌上方瘘

（3）括约肌间瘘穿入直肠旁间隙

（4）括约肌外侧瘘

（5）经过括约肌瘘

（6）蹄铁形肛瘘

Parks 分类法共分成括约肌间瘘（再分成单纯性、高位盲管、高位直肠瘘口和无会阴瘘口等几种）、经括约肌瘘（在高位或低位穿入外括约肌，又分成非复杂性和高位盲管两种）、括约肌上瘘和括约肌外瘘 4 种。

1. 括约肌间瘘　多为低位肛瘘，最常见，占 70% 左右，为肛管周围脓肿的结果。瘘管穿过内括约肌间在内、外括约肌间下行，开口于肛缘皮肤。

2. 经括约肌瘘　可分高、低位的肛瘘，占 25% 左右，多为坐骨肛门窝脓肿的结果。瘘管穿过内括约肌和外括约肌深、浅部之间，外口有一个或数个，并有分支相互沟通，外口距肛缘较近。

3. 括约肌上瘘　为高位肛瘘，较少见。瘘管向上穿过肛提肌，然后向下经坐骨肛门窝穿出皮肤。因瘘管常累及肛管直肠环，故手术需分期进行。

4. 括约肌外瘘　最少见，为骨盆直肠脓肿合并坐骨直肠脓肿的后果。瘘管穿过肛提肌而直接与直肠相通。这类肛瘘常见于克罗恩病或外伤所致。

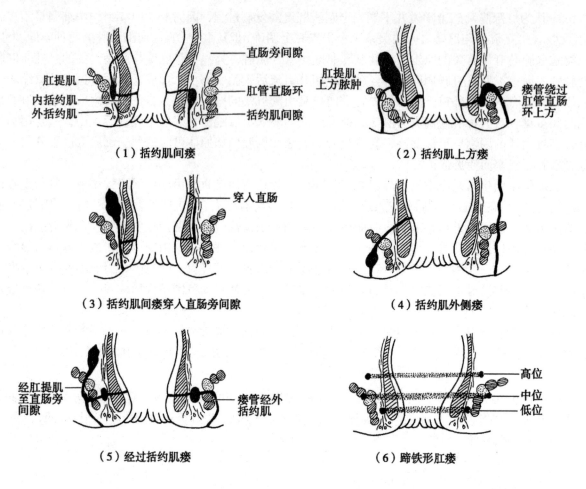

（1）括约肌间瘘 　　　　　　　　　（2）括约肌上方瘘

（3）括约肌间瘘穿入直肠旁间隙 　　　　（4）括约肌外侧瘘

（5）经过括约肌瘘 　　　　　　　　　（6）蹄铁形肛瘘

图 7-12　肛瘘的类型

【临床表现和诊断】

　　肛瘘常有肛周脓肿自行破溃或切开引流的病史，此后伤口经久不愈，成为肛瘘的外口。主要症状为溢脓，脓液多少与瘘管长短及病程长短有关，有时瘘口暂时封闭，脓液积聚，可出现局部肿痛伴发热，以后封闭的瘘口破溃，又排出脓液。如此反复发作可形成多个瘘管互相沟通。少数患者可由外口排出粪便和气体。肛门皮肤因脓液刺激常感瘙痒、变色和增厚，甚或并发慢性湿疹。

　　检查：外口常在肛周皮肤表面，凹陷或隆起，挤压有脓液流出，浅部的瘘管可在皮下摸到硬的条索，由外口通向肛门。高位肛瘘位置较深，不易摸到瘘管，且外口常有多个。如肛门左、右侧均有外口，应考虑为"马蹄形"肛瘘，这是一种特殊类型的肛瘘，瘘管围绕括约肌，由一侧坐骨肛门窝通向对侧，或呈半环形，如蹄铁状，在齿状线附近有一个内口，外口数目较多，位于肛门左右两侧。

　　诊断时需明确瘘管的走向，尽可能找到瘘管内口，方法有以下几种：

　　1. 直肠指诊　可初步了解内口位置、有无分支及其类型，指诊时可摸到内口似硬结，有压痛，按压后见脓液排出。

　　2. 肛镜检查　仔细检查齿状线上下，注意肛窦有无充血、凹陷或排脓，对可疑存在的内口可用探针探查以明确诊断。

　　3. 探针检查　可用探针探查瘘管的行径、方向和深浅，探针应细而软，从外口插入后沿管道轻轻探入，不可用力，以免探针穿破瘘管壁引起感染或假道。

　　4. 注入亚甲蓝染料　把 5% 亚甲蓝溶液自瘘管外口注入瘘道内，观察事先放入肛管直肠内白纱布上的染色部位以判断内口位置。对于复杂肛瘘患者有一定帮助。

　　5. 瘘管造影术　向瘘管内注入 30% ～ 40% 的碘甘油或复方泛影葡胺，X 线摄片可显示瘘管的部位、走向及分布。目前由于准确率不高，存在假阳性可能，故临床应用较少。

6. Goodsall 规律　在肛门中间画一横线，若肛瘘外口在横线前方，瘘管常呈直型，呈放射状分布；若外口在横线后方，瘘管常呈弯型，内口多在肛管后正中肛隐窝处。多数肛瘘符合上述规律，Goodsall 规律对预测后方外口的肛瘘行径相当准确，特别是在女性患者中，符合率达 97%，但它对前方外口的肛瘘预测不够准确。Goodsall 未认识到前方肛瘘也主要起源于前正中隐窝。Goodsall 规律对于复杂性肛瘘或复发性肛瘘不适用。

7. 经肛门腔内超声检查　对确定肛瘘分类及内口位置有一定作用，但准确率较 MRI 略低。另外，腔内超声可用于判断肛门括约肌完整性和寻找较小的括约肌间脓肿。

8. MRI 检查　MRI 可能是目前诊断肛瘘最为理想的手段之一，可在术前明确肛瘘类型，排除复发性肛瘘可能存在的其他原因。对复杂性肛瘘、马蹄形肛瘘和手术处理困难的病例，MRI 检查有其优势且准确率高，临床正确使用 MRI 尚可提高手术成功率并有效监测复杂性肛瘘的治疗效果。

【治疗】

肛瘘形成后不能自愈，需采用手术治疗。对有些复杂性或复发的肛瘘，如明确合并有结核、克罗恩病、放线菌病及性病时，需积极治疗合并的疾病，否则仅用手术不易治愈。手术方法是将瘘管切开，必要时将瘘管周围瘢痕组织同时切除，敞开创面以利于愈合。同时必须确定内口，并完全切除之，以防复发。根据瘘管深浅、曲直度及其与肛管括约肌的关系选用肛瘘切开、切除术或挂线疗法等治疗。非手术治疗包括热水坐浴，应用抗菌药物及局部理疗，但只适用于脓肿初期以及术前准备时。

1. 肛瘘切开术　适用于低位肛瘘。手术时充分敞开瘘管，利用肉芽生长使创口愈合。手术中先要确定内口位置，用探针检查或由外口注入亚甲蓝，也可在探针引导下边切开瘘道边逐步探查直至找到内口为止。弄清瘘管与肛管直肠环的关系，如探针在环下方进入，可全部切开瘘道而不引起肛门失禁。如探针在环上方进入直肠（如括约肌上瘘或括约肌外瘘），则不可将瘘管全部切开，应用挂线疗法或分期手术。第一期将环下瘘管切开，环上瘘管用挂线扎紧；第二期等大部分外部伤口愈合后，肛管直肠环已粘连固定，此时再沿挂线处切开肛管直肠环。术中应切除边缘组织及瘘管壁上的腐烂肉芽，使伤口呈底小口大的 V 字形，以便创口由深向浅愈合。

2. 肛瘘切除术　适用于瘘管壁较硬的低位肛瘘。术中先确定内口，明确瘘管与肛管直肠环的关系，用组织钳夹住外口的皮肤，从外向内将瘘管壁及周围瘢痕组织一同切除；创面完全敞开或部分缝合，止血后填入碘仿纱条或凡士林纱布。

3. 挂线疗法　适用于高位肛瘘或老年人有肛门手术史及肛管括约肌功能不良者，以及瘘管走向与括约肌关系不明确的患者。挂线疗法有两个目的：其一是松松结扎以供引流之用，或用以刺激瘘管壁周围产生炎症并纤维化，或标记瘘道。其二是紧紧结扎挂线以缓慢切割管壁，使被结扎的括约肌发生血运障碍，逐渐受压并坏死，并使基底创面逐渐愈合。此法的优点是肛管括约肌虽被切割，但不会收缩过多而改变位置，一般不会引起肛门失禁，术后 2 周左右被扎组织自行断裂。该方法成功的要点是：①要准确找到内口；②伤口必须从基底部开始，使肛管内部伤口先行愈合，防止表面皮肤过早粘连封闭。应用挂线疗法治疗复杂或高位肛瘘疗效满意，仅少数患者出现肛门失禁，复发率低。

4. 瘘管切除一期缝合术　适用于单纯性或复杂性低位肛瘘。术前需作肠道准备，术后控制排便 5 ~ 7 天，手术前、后使用抗菌药物。手术要点：①瘘管全部切除，留下新鲜创面；②皮肤及皮下脂肪不宜切除过多，便于伤口缝合；③伤口要缝合对齐，不留无效腔；④术中严格无菌操作，防止污染。

5. 视频辅助治疗肛瘘（video-assisted anal fistulatreatment，VAAFT）　Meinero 等 2006 年提出的一种既可用于诊断，又可用于治疗复杂或高位肛瘘的新的微创手术方式，通过肛瘘镜直观地找到内口，在视频下准确处理内口，然后由内向外清除瘘管。通过对 136 例经 VAAFT 治疗的肛瘘患者随访，术中内口发现率达 82.6%，术后一年治愈率达 87.1%，未发现并发症。目前国内对该技术应用还较少，远期疗效还需进一步观察。但 VAAFT 对于肛瘘外科治疗器械的改进有一定的价值，有望为肛瘘的微创治疗开辟一条新的途径。

第八章

下肢动脉疾病

第一节　概述

　　动脉硬化闭塞症 (arteriosclerosis obliterans，ASO) 是一种全身性疾患。可以发生在全身的大、中动脉,但以腹主动脉下端和髂、股、腘动脉最为多见。由于动脉硬化斑块和继发血栓形成导致动脉管腔狭窄或闭塞,引起下肢慢性缺血的临床表现。本病多见于男性,男女比为 4 : 1,发病年龄多在 50 岁以上。国外文献统计,55 ~ 70 岁年龄组中发病率达5%,而70 岁以上年龄组中可达8%。随着国人饮食结构的改变、社会老龄化和影像诊断技术的发展,本病在我国的发生率有增高趋势。

　　【病因】

　　引起下肢动脉硬化的原因和机制尚不完全清楚,但绝大多数观点认为病因是多源性的。高危因素按照相关性依次为性别、年龄、吸烟、高脂血症、糖尿病和高血压等。但要明确以上因素是单纯病因还是伴随情况目前还很困难。本病可能的发病机制主要有以下几种学说。

　　1. 损伤和平滑肌增殖学说　在大、中动脉壁中平滑肌细胞与弹性蛋白和胶原蛋白构成了中膜的平滑肌细胞层,管腔表面由单层内皮细胞层覆盖。各种造成动脉内膜损伤的因素如高血压、血流动力学改变、激素、免疫复合物、细菌病毒、糖尿病及低氧血症等,可使内皮细胞层受到破坏,进而促使平滑肌细胞增殖。这些增殖的细胞形成大量细胞外基质和脂质聚积,最终形成动脉硬化斑块。

　　2. 脂质浸润学说　脂质是通过血管内膜间隙渗入到内皮下,再经中层和外膜进入淋巴循环被清除。在动脉硬化过程中,低密度脂蛋白 (LDL) 主要聚积在动脉内膜。导致 LDL 在动脉内膜积聚的可能原因为:①动脉内膜通透性改变;②内膜的组织间隙增加;③血管细胞代谢 LDL 的能力降低;④从内膜运送 LDL 到中膜的过程受阻;⑤血浆中 LDL 的浓度增高;⑥在动脉内膜 LDL 与结缔组织复合物的特异性结合。因此,动脉壁内脂质代谢紊乱均可参与动脉硬化的病变过程。

　　3. 血流动力学说　在动脉硬化的发病过程中,血流动力学改变及特殊的血管解剖部位是两种相互关联的致病因素。硬化斑块好发于动脉分叉处等血管床的特定部位。导致斑块形成的血流动力学因素包括剪切力、层流、湍流及高血压等。硬化斑块好发于动脉的低剪切力区域。在动脉分叉处,血流速度减慢并发生层流现象,长期作用下可使血管壁内膜受损导致硬化斑块形成。湍流发生于狭窄病变的远端,对硬化斑块的破裂和血栓形成有一定作用。另外,某些特殊的解剖部位(如股动脉的内收肌管裂口)可对动脉壁造成慢性机械性损伤,促进硬化斑块的形成。

　　【病理生理】

　　本病的病理学变化主要是动脉壁内出现钙化和纤维化的粥样斑块,造成血管腔的不规则狭窄。随着斑块内脂质的不断积聚,还可发生斑块内出血和碎裂,并继发血栓形成,最终导致血管腔完全闭塞。病变呈进行性发展,范围常较广泛或呈多节段性,多见于股浅动脉和腹主动脉、髂总动脉和腘动脉的分叉处。当动脉发生狭窄或闭塞时,远端缺血组织可释放血管活性物质,导致小动脉和微血管扩张,代偿缺血组织的血流供应。病变进一步发展可使小动脉和微血管痉挛,内皮细胞肿胀,血小板聚集,白细胞黏附及局部免疫系统激活,微血栓形成,最终导致末梢微循环的灌注障碍。

　　下肢缺血可分为功能性缺血 (functional ischemia) 和严重肢体缺血 (critical limb ischemia) 两个阶段。

功能性缺血是指在静息状态下肢体有足够的血流供应，但随着肢体运动血流供应不能增加。临床上表现为间歇性跛行，其特点是：①疼痛出现于运动的肌肉群；②疼痛出现于一定的运动量后；③运动停止后疼痛迅速缓解。严重肢体缺血是指：①反复发作的静息痛持续 2 周以上，足或足趾出现溃疡和坏疽；②踝部动脉收缩压 ≤ 50mmHg，或足趾动脉收缩压 ≤ 30mmHg。

慢性下肢动脉缺血的临床症状不仅取决于病变的程度和范围，还取决于侧支循环的建立情况。侧支循环代偿越好则临床症状越轻。相反，如果在原有病变基础上出现急性血栓形成，可导致短时间内肢体组织缺血坏死。发生于下肢动脉不同部位的狭窄或闭塞可有以下几条侧支循环途径：①腹主动脉下端和髂总动脉闭塞时，可通过肋间动脉、腰动脉与髂腰动脉、臀动脉、旋髂深动脉和腹壁动脉建立侧支循环，另一条途径是通过肠系膜下动脉的左结肠分支及肠系膜周围动脉，经直肠血管进入腹壁下动脉；②髂外动脉和股总动脉闭塞时，可通过腹壁下动脉的臀支与股深动脉的旋股动脉分支建立侧支循环；③股浅动脉闭塞时，可通过股深动脉的穿通支与腘动脉的膝关节支建立侧支循环。

【临床表现和诊断】

本病早期患者多无明显症状，或仅有患肢足部发凉和麻木感。

随着病变进展可逐渐出现间歇性跛行，其典型症状是行走一定距离后出现下肢肌肉酸痛、痉挛和乏力，必须停止行走。休息数分钟后症状即可缓解，继续行走相同的距离可使疼痛重复出现。疼痛多出现于小腿腓肠肌群，如果伴有主髂动脉闭塞时，可出现臀肌酸痛。部分男性患者可有阳痿。

随着下肢缺血加重，间歇性跛行距离会逐渐缩短，直至出现静息痛。与跛行的疼痛不同，静息痛多位于足趾或前半足。起初出现于夜间，逐渐演变为持续性的剧痛。患者常抱足而坐，彻夜不眠。患肢的足趾和足部皮色苍白或青紫，温度降低，皮肤变薄，感觉减退。此时轻微的创伤即可导致溃疡和坏疽，好发于趾间、趾尖和足跟等受压部位。如果同时合并有糖尿病，可继发感染导致湿性坏疽。

对于有上述症状而怀疑有下肢动脉硬化性闭塞的患者应行临床体检，包括：

（1）动脉搏动：在病变动脉段的远端会有不同程度的动脉搏动减弱甚至消失。检查部位包括股动脉、腘动脉、足背动脉和胫后动脉。

（2）血管杂音和震颤：在主髂动脉和股总动脉存在狭窄性病变时，可在股动脉处闻及收缩期吹风样杂音，部分患者可扪及震颤。出现在脐周的血管杂音则提示腹主动脉分叉部和（或）髂总动脉存在狭窄性病变。

（3）皮肤改变：在患侧足部可有皮温降低，抬高患肢可出现足底皮色变白。严重缺血的患者可出现足部皮色苍白或青紫，在趾间、趾尖和足跟等部位可存在皮损、溃疡甚至坏疽。另外有部分患者会因动脉斑块碎屑的脱落造成末梢小血管微栓塞，在足背或胫后动脉搏动存在的情况下呈现足趾的青紫现象，临床上称蓝趾综合征（blue toe syndrome）。

鉴于本病为全身性病变，临床上需行全面的实验室和辅助检查，包括血压、血脂和血糖检查、动态心电图以及颈动脉和肾动脉的超声检查。同时，为了明确下肢动脉病变的程度和范围，还需行相应的辅助检查。目前常用的检查手段包括：

（1）下肢节段性测压和踝／肱指数测定：是血管无损伤检查中最常用的一种方法。通过测量大腿上部、大腿下部、小腿和踝部动脉的收缩压来初步判定闭塞性病变的部位和程度。如果两个节段之间的收缩压相差 > 30mmHg，则提示该处有闭塞性病变。通过测量踝部胫前或胫后动脉和肱动脉收缩压所得的比值称为踝／肱指数（ankle brachial index，ABI）。正常人在静息状态下踝／肱指数的范围为 1.0 ~ 1.3，小于 0.9 则提示有闭塞性病变。间歇性跛行患者的踝／肱指数多在 0.5 ~ 0.9 之间，而静息痛患者常低于 0.3。在本病的早期，部分有症状的患者在静息状态下的踝／肱指数可在正常范围，此时可通过运动平板诱发症状后再进行测量。在一些糖尿病患者中，因为中小动脉严重硬化导致血管壁弹性丧失，踝／肱指数会高于实际值。单纯依据踝／肱指数来判断病变的严重程度会产生偏差，此时应该结合多普勒波形进行诊断。

（2）双功超声检查：彩色多普勒超声可同时对动脉病变进行解剖学和血流动力学检查，对早期病变检出率高。缺点是检查费时且对检查者的专业要求高，对主髂动脉病变的检查容易受肠道气体影响。

（3）CT 和磁共振血管造影：通过连续模拟成像系统得到的 CT 和磁共振血管造影（CTA 和 MRA）可

清晰地显示下肢动脉的解剖形态，敏感性和特异性高，基本上可满足临床诊断的要求。

（4）数字减影血管造影：数字减影血管造影（DSA）是诊断下肢动脉硬化闭塞症的金标准，但随无损伤血管诊断技术的发展，作为一种创伤性的检查手段，DSA已不被列为常规的诊断方法。目前，DSA主要被应用于血管腔内治疗的术中诊断。

【鉴别诊断】

下肢动脉硬化闭塞症需与其他引起下肢肌肉酸痛、乏力的疾病相鉴别。

1. 血栓闭塞性脉管炎　多见于男性青壮年，好发年龄20～40岁。绝大多数有严重吸烟史。本病亦有典型的间歇性跛行，但病变多累及腘动脉、足背动脉和胫后动脉等中小动脉。部分患者可有小腿和足部的游走性静脉炎。血管造影可见动脉呈节段性狭窄或闭塞，病变段以外的动脉多正常显影。

2. 神经源性和骨关节疾病　椎间盘突出、腰椎管狭窄等可表现为臀部和大腿肌肉酸痛，典型的疼痛为从下腰部向臀部、大腿后方、小腿外侧直到足部的放射痛。并不总与运动有关，站立时可加重，改变体位可使症状缓解。髋关节病变也可导致大腿疼痛，一般在行走时立即出现，休息后不能马上缓解，髋关节活动可能受限。通过相应的体格检查和影像学检查进行鉴别诊断并不困难。相反，在临床上将间歇性跛行误诊为神经源性或骨关节疾病的情况并不少见，应引起重视。

3. 多发性大动脉炎　主要侵犯主动脉及其分支的起始部。当胸、腹主动脉出现严重狭窄时可出现间歇性跛行等下肢缺血症状。本病多见于年轻女性，活动期有发热和血沉增快等现象。多同时伴有颈动脉、锁骨下动脉和肾动脉的狭窄或闭塞。

4. 下肢动脉栓塞　急性下肢动脉栓塞如果在短时间内有足够的侧支循环代偿可不出现肢体坏疽，急性期后可有不同程度的下肢缺血症状。患者多有房颤病史，起病急。起病时有患肢疼痛、苍白、动脉搏动消失和感觉运动障碍等表现。起病前无间歇性跛行。血管造影可发现下肢动脉显影呈突然中断而病变近端的动脉显影正常。

【治疗】

动脉硬化闭塞症是一种全身性疾患，患者的生存预期明显低于同年龄的正常人群。间歇性跛行患者的5年、10年和15年生存率分别为70%、50%和30%。死亡原因中心血管事件占60%，脑血管事件占10%～15%。文献统计表明，仅有约25%的间歇性跛行患者的症状会出现进行性加重，只有1%～3.3%的患者最终需要行截肢手术。而手术治疗目前仍受到长期通畅率的困扰。因此，并非所有的患者都需要行手术治疗，对于早期的病变进行积极的外科干预是不必要的，有时还会因为治疗失败而加重症状。目前，明确的手术指征包括：①静息痛和肢体坏疽；②严重影响生活和工作的短距离间歇性跛行；③术后通畅率高的病变；④因斑块碎屑脱落而造成的蓝趾综合征。

下肢动脉硬化闭塞症的治疗分非手术治疗和手术治疗。

1. 非手术治疗　非手术治疗的目的包括：①延缓动脉硬化病变的进展；②促进侧支循环的建立；③预防足部的创伤和感染。无论患者是否接受手术治疗，非手术治疗的大部分内容必须贯穿整个治疗过程。

（1）戒烟：有非常明确的证据表明吸烟与导致动脉粥样硬化有关，因此戒烟是治疗下肢动脉硬化闭塞症的第一步，是其他治疗手段得以成功实施的必要条件。

（2）其他危险因素的控制：通过改变饮食结构和生活方式以及药物治疗等控制血压、血糖、血脂和体重，不仅能延缓下肢动脉硬化闭塞症的进展，而且能有效降低心脑血管事件的发生率。

（3）行走锻炼：大量证据表明有规律的行走锻炼能改变下肢动脉硬化闭塞症的自然病程。其可能的作用机制为：①增加侧支血管的数量和直径；②提高肌肉组织的摄氧和耐受无氧代谢的能力。对于除外运动禁忌的患者进行行走锻炼的要求为：①以正常速度行走直至出现症状；②休息直至症状消失后继续行走；③每天应保证至少1小时的锻炼时间。在出现症状后继续行走并不能增强锻炼的效果，相反会影响患者进行锻炼的积极性。

（4）足部护理：正确的足部护理能避免缺血的肢体因为不必要的损伤而导致溃疡和坏疽，其内容包括：①保持足部的清洁和干燥，对于皲裂的皮肤需使用护肤霜；②应由专业人员修剪趾甲和茧皮；③穿宽松的鞋；④避免各种可能导致足部受伤的活动，如赤足行走等；⑤禁止任何形式的热敷。

（5）药物治疗：所有下肢动脉硬化闭塞症的患者都必须接受药物治疗以控制各项危险因素，尤其是调脂药物已被证实有稳定动脉硬化斑块的作用。同时，患者还需要接受相应的药物治疗以预防血栓性病变和改善临床症状。有明确疗效的常用药物包括：

1）抗血小板药物：抗血小板药物能有效预防在动脉硬化基础上的急性血栓形成并明显提高术后动脉血管或移植血管的早期通畅率。目前常用的药物有阿司匹林和氯吡格雷，常用剂量是阿司匹林每日 1 次，每次 100mg 或氯吡格雷每日 1 次，每次 75mg。

2）西洛他唑：通过抑制血小板及血管平滑肌内磷酸二酯酶活性，从而增加血小板及平滑肌内 cAMP 浓度，发挥抗血小板作用及血管扩张作用。常用剂量是每日两次，每次 50mg。

3）己酮可可碱：通过增强红细胞变形能力、降低血浆纤维蛋白原的含量及抑制血小板聚集来达到降低全血黏度。常用剂量是每日两次，每次 400mg。

4）沙格雷酯：通过与 $5-HT_2$ 受体结合而选择性拮抗 5- 羟色胺，以抑制被 5- 羟色胺增强的血小板凝聚和血管收缩的作用。常用剂量是每日 3 次，每次 100mg。

5）前列腺素 E_1：主要作用是保护血管内皮细胞，扩张血管，调整 TXA_2/PGI_2 比值以及使 cAMP 增高来抑制血小板聚集作用。常用剂量是 20 ~ 60μg 溶于 250mL 或 500mL 生理盐水或 5% 葡萄糖注射液中缓慢静脉滴注。

6）基因治疗和自体干细胞移植：对无法行手术治疗的严重缺血肢体，促进新生血管形成是理想的治疗方法。目前临床上正在研究将具有促进新生血管生成的活性基因如血管内皮生长因子（VEGF）或自体干细胞通过定位转移途径导入缺血肢体，以促进侧支血管的形成而改善肢体的缺血状况，其近远期临床疗效还有待进一步观察。

2. 手术治疗　1947 年 Santos 完成了第 1 例主髂动脉内膜剥脱术，开创了下肢动脉硬化闭塞症的手术治疗。由于下肢动脉硬化性病变多数比较广泛，动脉内膜剥脱的疗效并不满意。20 世纪 70 年代起随着涤纶和 ePTFE 人工血管的相继出现，各种动脉旁路手术开始广泛应用于临床，成为下肢动脉硬化闭塞症的经典治疗方法。但是如何保持移植血管的长期通畅始终无法得到满意的解决。

1964 年，Dotter 采用同轴导管技术行经皮腔内血管成形术（PTA），开创了血管腔内治疗的先河。1974 年，Gruntzig 发明了双腔球囊导管，使 PTA 技术发生了革命性的进步。对于大、中动脉单一的局限性病变，PTA 的临床疗效较为满意。但其面临的最大问题是血管内膜增生和弹性回缩导致的再狭窄、血栓形成和球囊扩张后碎裂的斑块脱落造成远端动脉栓塞。20 世纪 80 年代中期，随着血管内支架（stent）在临床上的应用，这些问题得到了很大程度的解决，血管腔内治疗重新受到关注并得到迅速发展。与传统的旁路手术相比，血管腔内治疗的中远期通畅率略低，但创伤小、可重复操作以及治疗失败后仍可行旁路手术的优点仍使其受到欢迎。随着材料学和血管内技术的不断发展，血管腔内治疗的临床地位正不断地得到提升。

由于下肢动脉在不同的部位有不同的解剖学和血流动力学特征，因此临床医师应根据病变的部位和特点采用合适的手术治疗方法。

第二节　主髂动脉疾病

根据 2007 年发表的《下肢动脉硬化闭塞症的治疗——跨大西洋国际血管外科协会共识报告》（TASC Ⅱ），主髂动脉硬化闭塞症被分为四型（图 8-1）。

A 型：①位于单侧或双侧髂总动脉的狭窄；②位于单侧或双侧髂外动脉，长度 ≤ 3cm 的单一性狭窄。

B 型：①位于肾动脉下腹主动脉，长度 ≤ 3cm 的狭窄；②单侧髂总动脉闭塞；③未累及股总动脉，总长度在 3 ~ 10cm 的单一或多发性狭窄；④未累及股总动脉和髂内动脉开口的单侧髂外动脉闭塞。

C 型：①双侧髂总动脉闭塞；②未累及股总动脉，长度在 3 ~ 10cm 的双侧髂外动脉狭窄；③累及股总动脉的单侧髂外动脉狭窄；④累及股总动脉和（或）髂内动脉开口的单侧髂外动脉闭塞。

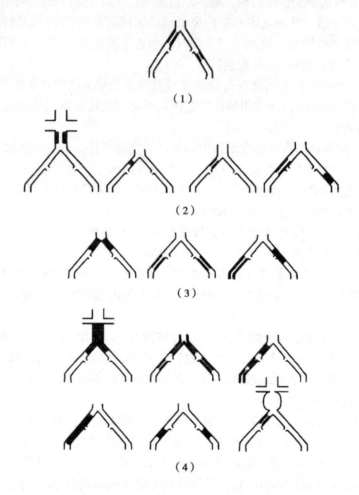

图 8-1　主、髂动脉硬化闭塞症分型

D 型：①肾动脉下主髂动脉闭塞；②位于腹主动脉和双侧髂动脉的广泛性病变；③位于单侧髂总动脉髂外动脉和股总动脉的广泛多发性狭窄；④位于髂总动脉和髂外动脉的单侧性闭塞；⑤双侧髂外动脉闭塞；⑥同时伴有无法行血管腔内治疗的腹主动脉瘤或其他需要行主动脉或髂动脉手术的病变。

　　一般认为，血管腔内治疗和旁路手术分别是 A 型和 D 型病变的首选治疗方法。B 型病变比较适合行血管腔内治疗，而 C 型病变行旁路手术的疗效优于血管腔内治疗。需要指出的是，治疗方法的选择不能仅依据病变的解剖学特点，必须同时考虑患者的全身状况是否适合行开放性的旁路手术。因此，术前必须进行心、肺等脏器功能的全面评估。对于有严重伴发疾病的部分 C 型和 D 型高危患者，仍应尽量考虑行血管腔内治疗。

　　1. 血管腔内治疗手术适应证为 A 型和 B 型患者。入路多选择经皮患侧股动脉逆行穿刺。如果股动脉搏动消失，可在超声导引下穿刺或切开在直视下穿刺股动脉。对于累及髂外动脉远端的病变可采取对侧股动脉或肱动脉入路。

　　导引钢丝能通过动脉的狭窄闭塞段是治疗成功的先决条件，在局限性病变中成功率接近100%，在长段闭塞中可达 80% ~ 85%。虽然 PTA 治疗主髂动脉闭塞有较高的远期通畅率，但大多数学者仍主张同时放置支架以避免血管弹性回缩和斑块碎裂脱落造成远端动脉栓塞。操作时原则上应先释放自膨式支架再行球囊扩张或选用球囊扩张式支架。对位于髂总动脉开口和腹主动脉分叉部的病变行 PTA 时，为了避免将斑块推向对侧髂动脉，可采用"亲吻式"支架置入术（kissing stent），可选择球囊扩张式支架以保证定位准确（图 8-2）。部分长段的髂动脉闭塞可伴有管腔内的血栓形成，为了避免血管再通后导致远端动脉栓塞，可先置管溶栓或取栓后再行腔内治疗。

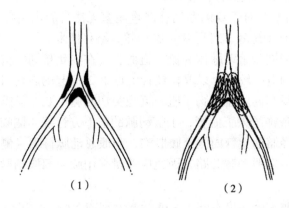

（1）　　　　　　　　　　　（2）

图 8-2　球囊支架定位

主髂动脉 PTA 的 1 年通畅率为 85%，5 年通畅率为 70%。支架置入术的 1 年通畅率为 95%，5 年通畅率为 75%～80%。虽然血管腔内治疗的远期通畅率略低于主－双股动脉旁路移植术，但是手术创伤小和并发症率低的巨大优势仍使其广受青睐。目前，部分 C 型和 D 型病变已不再被视为血管腔内治疗的禁忌证。

2. 主－双股动脉旁路移植术　手术适应证为双侧髂动脉病变而全身状况能胜任旁路手术的 C 型和 D 型患者。

采取腹部正中切口经腹腔途径手术。理论上，经后腹膜途径手术可降低术后肺部并发症的发生率并有利于术后胃肠道功能的恢复，但是临床实践表明相对于手术难度而言，其优势并不明显。

移植物可选择口径为 16mm×8mm 或 14mm×7mm 的涤纶或 ePTFE 分叉型人工血管，两者在远期通畅率方面无明显差异。近端吻合口应尽量靠近肾动脉下方以避免术后因吻合口近端病变进展导致旁路血管血栓形成。对于肾动脉下腹主动脉闭塞的 D 型病变，可于肾动脉下腹主动脉行局部内膜剥脱后再行吻合。近端吻合方式有端－端吻合和端－侧吻合两种。端－端吻合的优点是：①符合血流动力学特点；②可避免因斑块或血栓脱落造成远端动脉栓塞；③可避免人工血管与十二指肠的长期摩擦造成主动脉肠瘘。端－侧吻合的优点是：①可保留通畅的肠系膜下动脉；②对于仅累及髂外动脉的病变可保留髂内动脉的供血。两种吻合方式对于远期通畅率的影响并无差异。由于端－端吻合方式在旁路血管血栓形成后不利于侧支循环的建立，目前多数学者主张采取端－侧吻合方式。远端吻合口的建立对保持旁路血管的远期通畅更为重要，原则上应尽量将远端吻合口建立在股总动脉上以避免因吻合口远端病变进展导致旁路血管血栓形成。对于股深动脉开口的狭窄性病变应先行内膜剥脱后再行吻合。

对于伴有的股腘动脉硬化闭塞是否需要同时行旁路手术应视具体情况而定。一期行股腘动脉旁路术可更彻底地改善下肢的缺血症状，同时可避免腹股沟的手术瘢痕给二期手术带来不便，但是会增加手术的时间和创伤。对于大多数患者，单纯的主－双股动脉旁路术即可明显地改善症状。然而，对于股深动脉侧支代偿不充分的严重缺血患者应一期行股腘动脉旁路术。

主－双股动脉旁路移植术 5 年通畅率为 85%～90%，10 年通畅率为 70%～75%。

3. 股－股动脉旁路移植术　对于单侧髂动脉严重闭塞无法行腔内治疗的患者，如因全身状况无法胜任主－股动脉旁路手术，可行股－股动脉旁路移植术。

采取双侧腹股沟切口，移植物经耻骨上皮下隧道与股总动脉行端－侧吻合。移植物大多选择口径为 6～8mm 的带环 ePTFE 人工血管。单侧髂动脉的血流量可满足双下肢供血，但前提是髂动脉必须保证通畅，如果存在狭窄性病变应同时行支架置入术。输出道的血流状况是决定移植血管远期通畅率的重要因素。对于股深动脉开口的狭窄性病变应先行内膜剥脱后再行吻合，对于股浅动脉闭塞的严重缺血患者应同时行股腘动脉旁路术。

股－股动脉旁路移植术 5 年通畅率为 75%，低于主－股动脉旁路移植术。但是由于该术式创伤小、并发症率低且操作简便，临床上仍得到广泛采用。

4. 腋 – 股动脉旁路移植术　对于双侧髂动脉严重闭塞无法行腔内治疗而全身状况不能耐受主 – 双股动脉旁路术的部分 C 型和 D 型患者，可行腋 – 股动脉旁路移植术。

选择下肢缺血症状严重的同侧腋动脉作为流入道血管，在症状相同的情况下，则选择右侧腋动脉，因为左锁骨下动脉发生狭窄的概率较高。采取自锁骨中点下 2cm 起的斜切口，外侧达胸大肌外缘。沿肌纤维方向分离胸大肌，切开缘锁筋膜显露胸小肌，近缘突切断胸小肌，显露腋动脉。移植物可选择口径为 8 ~ 10mm 的带环 ePTFE 或涤纶人工血管，于腋动脉的前下方行端 – 侧吻合。移植物通过皮下隧道从胸大肌外缘至腋中线下行，经髂前上棘内侧至腹股沟，与股总动脉行端 – 侧吻合。由于腋 – 单股动脉旁路的远期通畅率明显低于腋 – 双股动脉旁路，因此应尽量采用腋 – 双股动脉旁路移植术。股动脉吻合有多种方式供选择（图 8-3）。

腋 – 单股和腋 – 双股动脉旁路移植术的 5 年通畅率分别为 50% 和 70%。

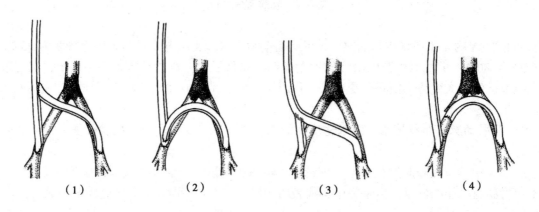

（1）　　　　　（2）　　　　　（3）　　　　　（4）

图 8-3　股动脉吻合方式

第三节　腹股沟远端动脉病变

根据 2007 年发表的《下肢动脉硬化闭塞症的治疗——跨大西洋国际血管外科协会共识报告》（TASC Ⅱ），股腘动脉硬化闭塞症被分为四型（图 8-4）。

A 型：①长度 ≤ 10cm 的单一性狭窄；②长度 ≤ 5cm 的单一性闭塞。

B 型：①多发性狭窄或闭塞，每处病变长度 ≤ 5cm；②未累及膝下腘动脉，长度 ≤ 10cm 的单一性狭窄或闭塞；③胫腓动脉不通畅的单一性或多发性股腘动脉病变；④长度 ≤ 5cm 的严重钙化性闭塞；⑤单一性腘动脉狭窄。

C 型：①总长度 > 15cm，伴有或不伴有严重钙化的多发性狭窄或闭塞；②经过两次腔内治疗后需再次手术的再狭窄或闭塞。

D 型：①累及腘动脉，总长度 > 20cm 的股总动脉或股浅动脉慢性闭塞；②腘动脉和近端分支的慢性闭塞。

动脉旁路移植术曾经是股腘动脉硬化闭塞症的传统治疗模式。但由于其远期通畅率不甚理想，目前大多数学者已不主张采用动脉旁路手术治疗间歇性跛行患者。虽然血管腔内治疗的中远期通畅率略低于旁路手术，但凭借其创伤小、可重复操作以及治疗失败后仍可行旁路手术的优点，现在已越来越多地应用于间歇性跛行和严重缺血患者的治疗。

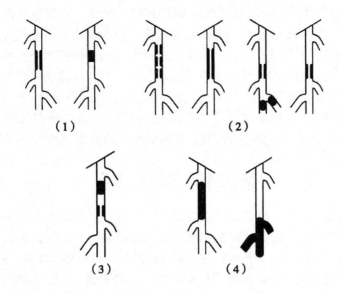

（1）　　　　　　　　（2）

（3）　　　　　　　　（4）

图 8-4　股腘动脉硬化闭塞症分型

1. 血管腔内治疗　血管腔内治疗是 A 型病变的首选治疗方法。随着导丝和导管的改进以及内膜下血管成形技术等的出现，一些 B 型、C 型和 D 型病变也能进行血管腔内治疗。

入路可选择经皮同侧股动脉顺行穿刺，如果病变累及股浅动脉起始段，应选择对侧股动脉入路。对于狭窄性病变，PTA 的成功率可达 98%。在长度 ≤ 10cm 的闭塞性病变中，成功率为 80% ~ 85%。由于股腘动脉段的狭窄性病变多较广泛，积极的 PTA 治疗可增加血栓形成和远端动脉栓塞等并发症的发生，因此对于 ≤ 50% 的狭窄性病变可不予处理。虽然支架置入术的中远期通畅率高于单纯 PTA 治疗，但鉴于股腘动脉段的解剖学特点仍应谨慎取舍。下肢的骨骼肌运动对动脉造成反复的挤压、牵拉和扭转作用可致血管内支架因金属疲劳而产生断裂并引起继发血栓形成，这种现象在近关节处尤为明显。因此，只有在 PTA 治疗后仍存在 > 30% 的残留狭窄或斑块碎裂出现夹层等的情况下，才应考虑置入支架。选择的支架应为自膨式镍钛合金支架。近年来，药物涂层支架已在临床上尝试应用以期提高中远期通畅率，但目前尚无证据表明其有明显疗效。

单纯 PTA 的 1 年和 3 年通畅率分别为 70% 和 55%，支架置入术的 1 年和 3 年通畅率分别为 75% 和 65%。

2. 股腘动脉旁路移植术　对于长段的闭塞性病变或血管腔内治疗失败的严重缺血患者，可行股腘动脉旁路移植术。

股腘动脉旁路移植术分膝上旁路和膝下旁路两种。近端吻合口必须建立在股总动脉上，如果建立在股浅动脉起始段上常会因病变进展而导致旁路血管血栓形成。选择远端吻合口部位时应确保旁路血管有较通畅的远端输出道。显露膝上腘动脉的切口位于股骨内侧髁上，平行于缝匠肌前缘，显露膝下腘动脉的切口位于膝下胫骨内侧缘。

移植物首选自体静脉，要求其口径不小于 4mm 且没有曲张改变。一般选取患侧的大隐静脉，如果血管条件不符合要求，也可选取对侧大隐静脉、小隐静脉或上臂静脉。由于静脉内存在多对静脉瓣，通常采取将大隐静脉取下倒置后进行移植，但是该方法的缺点为大隐静脉倒置后与近、远端动脉的口径可能不匹配。大隐静脉原位移植可有效解决这一问题，方法是在结扎大隐静脉各属支后将其保留在血管床上，用瓣膜切除器切除静脉瓣后，完成近远端吻合。原位大隐静脉移植较适合于将远端吻合口建立在远端腘动脉或胫腓动脉等小口径血管的旁路手术。就长期通畅率而言，两种移植方法无明显差异。如果无法获取符合要求的自体静脉，可选择 ePTFE 人工血管进行旁路移植。人工血管的口径多选择 6mm，行膝下旁路时，应选择带环人工血管以提高长期通畅率。

自体静脉旁路的 5 年通畅率约为 75%，人工血管膝上旁路和膝下旁路的 5 年通畅率分别为 50% ~ 60% 和 35% ~ 50%。

3. 胫腓动脉硬化闭塞的手术治疗 由于侧支循环代偿不充分且多数患者合并有糖尿病，胫腓动脉段的硬化闭塞往往会导致严重的缺血症状。由于远端血管口径小及流出道往往欠通畅，传统的旁路手术常无法实施，即使勉强为之，通畅率亦不高。因此，广泛胫腓动脉闭塞的严重缺血患者的保肢率较低。由于常规球囊扩张易造成血管内夹层以及缺乏合适的血管内支架，胫腓动脉硬化闭塞曾经一度被认为是血管腔内治疗的禁区。近年来，随着低顺应性小血管球囊的出现，胫腓动脉 PTA 在临床上得到迅速开展。只要遵循耐心操作、缓慢持续扩张的原则，发生血管内夹层等并发症的概率较低。虽然胫腓动脉 PTA 的远期通畅率不高，但是它能促进溃疡愈合，提高短期保肢率，在临床上仍有很高的实用价值。

第四节 糖尿病足

糖尿病是引起足部溃疡、感染、缺血以及截肢的主要原因。糖尿病足（diabetic mellitus foot，DMF）的概念由 Oakley 在 1956 年提出。根据世界卫生组织和国际糖尿病足工作组的定义，糖尿病足是糖尿病患者因周围神经和血管病变引起的一系列足部临床表现的总称，包括足部溃疡，感染或深部组织的破坏。糖尿病足溃疡的治疗复杂且昂贵，包括足部伤口的护理、控制感染、血管重建术、清创与截肢术、特殊鞋具的制作等，往往需要多学科的共同参与以及对患者长期指导和随访。

总体而言，糖尿病患者截肢的风险是非糖尿病患者高 15 ~ 30 倍。发生首次截肢后，有 9% ~ 17% 的患者在 1 年内将再次面临截肢，25% ~ 68% 的患者在 5 年内将接受对侧肢体截肢。缺血和感染是导致糖尿病患者截肢最常见的诱因，50% ~ 70% 的截肢由坏疽或迁延不愈的溃疡导致，20% ~ 50% 的截肢因感染导致，而绝大部分截肢都是由于缺血合并感染所导致的。糖尿病同时伴有周围血管疾病的发生率也存在人种差异，在一项国际多中心研究中，德国，坦桑尼亚和印度的糖尿病患者中，同时伴有周围血管疾病的发生率分别为 48%、14% 和 13%。糖尿病足对患者的身心功能和生活质量会带来灾难性影响，一旦发生截肢，绝大部分患者将无法生活自理，需要付出大量的经济和医疗资源来帮助其继续生活。

糖尿病足的发生机制较为复杂，通常由多因素共同导致，如神经病变、缺血、足部畸形与足部压力分布的异常、外伤以及不合适的鞋具等，这其中最重要的两个因素是神经病变和缺血。

高糖血症的长期作用可导致视网膜病变、糖尿病肾病及糖尿病神经病变（diabetic peripheral neuropathy，DPN），DPN 在病程 10 年以上的糖尿病患者中发生率至少为 50%。糖尿病神经病变可同时或部分累及运动神经、感觉神经和自主神经。感觉神经病变通常呈对称性的袜子 - 手套样分布，患者因保护性感觉缺失而无法感知足部的损伤，继而导致足部皮肤溃疡的形成。运动神经病变通常出现在周围神经病变后期，导致足部内源性肌肉萎缩，最终出现足部畸形产生典型的爪形趾、跖趾关节脱位和马蹄足。因运动神经改变导致切力及压力异常升高的部位，正是糖尿病足溃疡最易发生的部位。自主神经病变可导致血液分流及汗腺功能丧失，表现为皮肤的干燥和皲裂。神经病变虽然并不直接导致糖尿病足溃疡，但这三组神经受累后将导致足部对疼痛的反应减弱或消失，关节活动度受限，足部的生物力学改变导致的局部压力增高等，其联合作用的结果是足部保护机制的消失和易患外部创伤的风险增加，以上均是足部溃疡发生的重要因素。糖尿病足伴周围神经病变的症状可表现为足部的感觉异常，包括麻木感、针刺感、烧灼感或蚁行感。可使用单丝监测和振动感觉实验来发现和评估神经病变的程度。

【临床表现】

1. 缺血糖尿病 与周围动脉疾病（PAD）密切相关，男性糖尿病患者出现症状型 PAD 的风险是非糖尿病患者的 3.5 倍，女性则高达 8.6 倍。血糖控制不佳也会加速 PAD 的发生，HbAIC 每增加 1%，PAD 的发生率将上升 25% ~ 28%。缺血是糖尿病足患者常见的症状，至少 90% 的糖尿病截肢患者存在下肢缺血。

糖尿病可累及下肢各节段动脉的硬化狭窄，尤其多见于膝下水平动脉的钙化，狭窄和闭塞，而小腿水平的腓动脉又往往是这三支足向动脉（胫前动脉、胫后动脉和腓动脉）中最后受累的一支，足部血供的最终维持有赖于腓动脉及其终末分支与足背动脉和胫后动脉之间的侧支循环是否有效建立了足背部和足底部的血流代偿。是否存在膝下动脉流出道是判断下肢动脉低位血管旁路移植术和膝下血管腔内血管成形术是否可行的重要依据，由于足部的供血液循环存在一定的区域性，以此为基础有学者提出了 Angiosome 理论，即以糖尿病足出现溃疡的部位在解剖上相应的动脉供血区域作为手术的目标血管，以期通过改善溃疡区域的血流灌注，提高溃疡的愈合率。例如前足和足趾的溃疡应首选足背动脉做旁路移植或腔内血管成形术的目标血管。

糖尿病患者每年需常规随访下肢 ABI，它是糖尿病足溃疡是否存在缺血因素的重要依据，ABI < 0.6 往往提示严重缺血且创面预后不良。需注意，与非糖尿病患者相比，由于糖尿病患者存在动脉中层的钙化，在测定 ABI 时往往会因为动脉舒缩性的降低而使 ABI 的测定值高于真实值（如 ABI > 1.3），此时需要再结合其他检查方法，如多普勒超声、足趾收缩压、皮肤灌注压等手段以准确评估足部血流灌注的真实情况。CTA 和 MRA 在糖尿病 PAD 分级，血管重建方案的制订中具有重要作用，但需注意碘剂和钆剂对糖尿病伴有氮质血症或肾功能不全患者的影响。

2. 足部感染糖尿病 足感染是导致截肢和住院的主要原因，应对每例糖尿病足患者进行有无感染的评估。糖尿病足感染通常具备局部炎症体征，如皮肤红肿热痛和脓性渗出，但较少伴有全身脓毒血症的表现。探骨试验是一种常用的排除有无骨髓炎的方法，指以无菌棉棒或金属探针在溃疡表面向深部骨面探测，如能触及骨则为阳性。创面细菌培养有助于大部分感染的治疗，可通过拭子涂抹或深部组织手术活检获得，但需注意表浅拭子培养的结果易污染，深部组织组标本往往可获得真正的致病菌，其细菌培养及药敏结果可以指导抗生素的应用。足平片及 MRI 怀疑有骨髓炎时需获得骨标本并进行骨组织培养，合并严重感染（IDSA 分级为重度感染）的严重感染需行血培养及药敏。美国感染疾病学会对糖尿病足的感染分级见表 44-1。最初的抗生素使用为经验性，初始的抗生素治疗尽量选择窄谱的，最可能针对病原菌的抗生素，应包括针对金黄色葡萄球菌和需氧链球菌的药物，当患者存在感染耐甲氧西林的金黄色葡萄球菌（MRSA）或当地此类感染率较高时，治疗方案还应考虑针对 MRSA。当合并严重感染时，抗生素需覆盖金色葡萄球菌、大肠埃希菌和常见的革兰阴性菌。对中度或严重感染的患者及早进行外科清创及感染组织的清除可降低下肢截肢的风险。

【糖尿病足的治疗】

糖尿病足从病程上可分为三个阶段：糖尿病足溃疡前期、糖尿病足溃疡期、夏科关节病期。在所有糖尿病患者中，每年发生足部溃疡的风险为 2% ~ 6.8%，约有 50% 的糖尿病足溃疡（diabetic foot ulcer，DFU）将发生感染，在这其中有 20% 需要截肢。在欧美国家中，85% 的下肢截肢患者伴有足部溃疡形成。DFU 的发病率与截肢发生率存在人种差异，西班牙裔和美国黑人的发生率高于高加索白人，而高加索白人的发病率高于印度人。从病因学上，DFU 可分为神经性溃疡、缺血性溃疡、混合型溃疡（神经缺血性溃疡）。从程度上，国际上常用 Wagner 分级（表 8-2）评价 DFU，该分级系统最早由 Meggitt 在 1976 年提出，设有六个等级，分级因素包括溃疡深度、感染和周围动脉疾病。

2014 年，美国血管外科协会制定了 W1f1 分级，这一新的分级系统综合了溃疡面积和深度、动脉缺血和感染程度这三个影响创面愈合和 DFU 预后最重要的因素，使各科医师能够更准确地判断患者的严重程度，血流重建的获益，截肢风险和预后。

表 8-1 IDSA 分级（美国感染疾病学会糖尿病足感染分级）

感染程度	治疗建议
未感染的溃疡	不推荐抗生素治疗
轻度感染	
仅累及表皮和皮下组织，溃疡周围红斑≤2cm，极少量坏死	覆盖革兰阳性菌的头孢氨苄、克林霉素或磺胺类，抗生素疗程 7～14 天
中度感染	
累及肌腱、骨或关节	广谱覆盖
	如口服抗生素治疗无效，收入院备切开引流
溃疡周围红斑 > 2cm，深部脓肿或局部坏疽	阿莫西林－克拉维酸，左氧氟沙星，哌拉西林－他唑巴坦，氨苄西林－舒巴坦，喹诺酮类加克林霉素，如有 MRSA 感染史或危险因素，或 MRSA 培养阳性则选用覆盖 MRSA 的抗生素：磺胺类、厄他培南、利奈唑胺或万古霉素，抗生素疗程 2～4 周
重度感染	
全身炎症反应，发热，白细胞增多，代谢并发症	广谱抗生素，需住院治疗，软组织感染抗生素疗程 2～4 周，骨部感染抗生素疗程 4～6 周

表 8-2 Wagner 分级

分级	描述
0	溃疡前病变
1	表浅溃疡
2	深达肌腱、骨或关节的溃疡
3	深部溃疡伴脓肿或骨髓炎
4	前足坏疽
5	后足坏疽

　　糖尿病足溃疡的治疗是一个复杂而长期的过程，需要在多学科医护团队的配合下完成。包括内分泌科医生、血管外科医生、足踝外科医生（在美国为足病科）、整形外科医生、感染科医生、创面护理团队、鞋具师等共同参与，其治疗内容包含血糖控制、血供评估及必要的血流重建、创面处理、减压、控制感染、清创或截肢，以及特殊鞋具或支具的定制等。血供的重建与感染的处理前文已提及。专业的创面处理是糖尿病足愈合的必要条件，应该鼓励糖尿病足患者保护并定期检查下肢皮肤的完整性，对已形成DFU的患者应每日或隔日在无菌条件下评估并处理创面，换药时应清洗创面，保持创面湿润，控制渗出，采用无菌敷料或含有促进创面愈合材质的敷料覆盖，如创面周围有的坏死组织，应及时清除，这样有助于促进创面的愈合。其他促进 DFU 愈合的方法，包括高压氧舱、细胞因子治疗、干细胞治疗等，但尚缺乏有说服力的证据支持，故不作为常规推荐的治疗方法。

第九章

下肢静脉疾病

第一节　急性下肢深静脉血栓形成

下肢深静脉血栓 (deep vein thrombosis，DVT) 是严重的常见疾病，不仅发病率高，其并发症与后遗症还严重影响患者的生存质量及劳动能力，甚至可威胁患者的生命。在重症监护室内 DVT 的发生率为 25%～32%，其中 30% 的患者会在 10 年内复发，其中 9%DVT 会导致致命性的肺栓塞。因此积极预防及治疗，挽救患者的生命、改善生活质量有着重要意义。

【病因】

Virchow 三因素：静脉壁损伤、血液淤积和高凝状态是下肢深静脉血栓发病的主要机制，但是往往 DVT 是多因素作用的结果。

1. 静脉壁损伤　引起静脉壁损伤的因素包括血管的直接损伤、感染，也可通过血管活性物质（5-羟色胺、组胺和缓激肽）引起。静脉内膜损伤后释放出凝血因子Ⅲ、组织凝血活素，激活外源性凝血途径。

2. 血液淤积　长时间仰卧、长期肢体制动，全麻、感染或其他增加下肢静脉容量和减少静脉血流的因素都可引起静脉淤滞，另外解剖因素也是引起静脉淤滞的重要原因。髂静脉被夹在右髂总动脉和骶骨之间，容易使左髂总静脉长期处于前后壁压迫，静脉回流受阻，还可能形成髂静脉腔内纤维束带粘连。由于血液淤滞，导致组织缺氧，淤滞的血小板促进凝血酶的产生和释放，损伤静脉壁内膜，导致血小板沉着及凝血因子活化，进而血栓形成。

3. 高凝状态　手术和外伤增加循环组织的促凝血酶原激酶和激活前凝血质，降低纤溶活性，引起血液高凝状态。一些先天性高凝疾病，包括抗凝血酶Ⅲ缺乏、蛋白 C 和蛋白 S 缺乏等或者很多疾病都可使患者发展成获得性的高凝状态，如恶性肿瘤、妊娠、服用雌激素、播散性血管内凝血、肝素诱导血小板减少、骨髓及骨髓增殖性疾病、Cushing 病、糖尿病及肾病综合征等都有 DVT 的危险。

4. 其他因素

（1）炎症与 DVT：近年来，大量研究认为在 DVT 形成过程中，炎症作为一独立的危险因素可能起了关键作用，它可通过活化单核细胞和内皮细胞释放细胞因子和趋化因子参与凝血系统的激活，促使机体形成高凝状态。急性炎性损害时，白介素 -6、单核细胞趋化蛋白 -1、白介素 -8 血浆浓度明显增高，这些炎性因子可下调凝血酶调节蛋白 (TM)，TM 的下调不仅减少蛋白的活化，而且增加内皮对炎症介质的敏感性，从而促进白细胞的黏附，增加血管的通透性以及降低内皮表面抗栓特性。

（2）高同型半胱氨酸血症与 DVT：同型半胱氨酸 (Hcy) 是体内蛋氨酸代谢的中间产物，血液中总 Hcy 的浓度病理性升高导致高同型半胱氨酸血症在血栓栓塞性疾病的发病机制中起重要作用，已被认为是独立的危险因素之一。Hcy 可直接激活 V、X 和Ⅻ因子，抑制凝血酶调节蛋白在内皮细胞表面的表达及活性，进一步抑制蛋白 C 的激活，从而减少对 V a、Ⅷ a 和凝血酶的灭活。Hcy 是血小板活化剂，它可损伤血小板一氧化氮 (NO) ／一氧化氮合酶 (NOS) 系统，使 NO 生成减少；改变花生四烯酸代谢，使血栓烷 A_2 合成增加，前列环素生成减少；诱导黏附分子 P- 选择素等表达，抑制组织纤溶酶原激活物的形成，抑制二磷酸腺苷酶的活性，增强 ADP 对血小板的黏附和聚集作用，从而促进血小板黏附、聚集以及血栓形成。

【DVT 的易感因素】

Hull 等将手术患者的 DVT 易感因素分为低危、中危、高危三种。

低危：年龄小于 40 岁，在全麻下的腹部或胸部手术时间在 30 分钟内小腿 DVT 机会小于 10%，下肢近心侧 DVT 机会小于 1%，致命性肺动脉栓塞机会小于 0.01%。

中危：年龄大于 40 岁，在全麻下的腹部或胸部手术时间超过 30 分钟。小腿 DVT 机会 10% ~ 40%，下肢近心侧 DVT 机会 2% ~ 10%，致命性肺动脉栓塞机会 0.1% ~ 0.7%。

高危：有 DVT 或肺动脉栓塞病史、有严重外伤史、因恶性肿瘤需行腹部或盆腔广泛手术、下肢特别是髋关节手术。小腿 DVT 机会 40% ~ 80%，下肢近心侧 DVT 机会 10% ~ 20%，致命性肺动脉栓塞机会 1% ~ 5%。

Heit 等人研究认为其他独立的危险因素，如卧床制动、高龄、手术、外伤、伴有肢体麻痹的神经系统疾病、中心静脉置管、经静脉的起搏器、曾经有表浅静脉血栓、恶性肿瘤、静脉曲张、充血性心力衰竭、妊娠、口服避孕药物、激素治疗、严重的感染、凝血酶原基因突变、蛋白 C 或蛋白 S 缺乏、因子 V 的突变、抗心磷脂抗体阳性、抗凝血酶缺乏、红斑狼疮、Cockett 综合征、肥胖、下腔静脉畸形等，都会导致深静脉血栓的发生。

【病理及病理生理】

按照血栓的组成，静脉血栓有三种类型：①红血栓：最为常见。组成比较均匀，血小板和白细胞散在性分布在红细胞和纤维素的胶状块内；②白血栓：基本由纤维素、白细胞和成层的血小板组成，只有极少量红细胞；③混合血栓：由白血栓组成头部，板层状的红血栓和白血栓构成体部、红血栓或板层状的血栓构成尾部。

静脉血栓形成所引起的病理生理改变，主要是静脉回流障碍所发生的各种影响。静脉血液回流障碍的程度取决于受累血管的大小和部位，以及血栓形成的范围和性质。静脉血栓形成后，在血栓远侧静脉压力升高所引起的一系列病理生理变化，如小静脉甚至毛细静脉处于明显的瘀血状态，毛细血管的渗透压因静脉压力改变而升高，血管内皮细胞内缺氧而渗透性增加，以致血管内液体成分向外渗出，移向组织间隙，往往造成肢体肿胀。如有红细胞渗出于血管外，其代谢产物含铁血黄素，形成皮肤色素沉着。

在静脉血栓形成时，可伴有一定程度的动脉痉挛，在动脉搏动减弱的情况下，会引起淋巴瘀滞，淋巴回流障碍，加重肢体的肿胀。

【临床表现】

下肢深静脉血栓形成，可发生在下肢深静脉的任何部位，DVT 的症状有多种多样，83% 的患者出现下肢肿胀和水肿，另外可以有下肢的疼痛、红斑、发热、浅静脉曲张、足背屈时小腿疼痛、肿胀的下肢发绀甚至出现股青肿和股白肿。

1. 临床分型　①周围型：股浅静脉以远端的深静脉血栓形成；②中央型：髂股静脉血栓形成；③混合型：全下肢深静脉血栓形成。股青肿：深静脉血栓同时伴有下肢浅静脉严重瘀血；股白肿：深静脉血栓伴动脉痉挛持续存在。

2. 深静脉血栓形成的临床分期　①急性期：发病后 14 天以内；②亚急性期：发病第 15 天至 30 天；③慢性期：发病 30 天以后；④后遗症期：出现 PTS 症状如下肢静脉曲张、下肢肿胀甚至出现下肢溃疡。

孤立的腓肠肌间静脉血栓：孤立的肠肌间静脉血栓的患者中，如果未经过规范治疗，其中 15% ~ 23% 出现向近端延伸发展成深静脉血栓，2% 的患者可能发生致死性的 PE，5% ~ 10% 的患者可能出现反复发作的深静脉血栓。

【辅助检查】

1. 下肢顺行静脉造影　下肢顺行静脉造影是诊断 DVT 的金标准，可显示静脉阻塞的部位、范围及侧支循环情况。患者仰卧，取半直立位，头端高 30° ~ 45°。先在踝部扎一橡皮管止血带压迫浅静脉。用 12 号穿刺针直接经皮穿刺入足背浅静脉，在 1 分钟内注入 40% 泛影葡胺 80 ~ 100mL，在电视屏幕引导下，先摄小腿部 X 线片，再摄大腿及骨盆部 X 线片。但是受制于静脉造影的不方便、射线、造影剂过敏反应等不足，静脉造影在急性深静脉血栓的诊断应用逐渐被超声等无创检查代替。

2. **静脉测压** 用盛满生理盐水的玻璃测量器连续针头，穿刺足或踝部浅静脉，站立位足背静脉正常压力一般为 $130cmH_2O$，踝关节伸屈活动时，一般下降为 $60cmH_2O$。停止活动后，压力回升，回升时间超过 20 秒钟。主干静脉有血栓形成时，站立位无论静息或活动时压力，均明显升高，回升时间增快。这种检查用于病变早期侧支血管建立之前，才有诊断价值。

3. **血管无损伤性检查法** 近年来对诊断深静脉血栓形成的检查法有很大进展，无损伤技术的发展为本病的诊断提供了多种途径，彩色超声、阻抗体积描记（IPG）、磁共振静脉造影（MRV）、放射性核素检查及 D- 二聚体浓度测定等对本病的诊断都有较高准确性。

（1）超声波检查：多普勒超声能清晰地显示静脉形态、血栓部位、血管周围组织等，分辨率高的甚至能显示静脉内随血流浮动的血栓。超声检查目前在临床上应用最广，有相当高的检出率。其优点是：①无损伤；②能反复检查；③对有症状或无症状的患者都有很高的准确率；④能区别静脉阻塞是来自外来压迫或静脉内血栓形成；⑤对小腿静脉丛及静脉血栓再通的患者也有满意的检出率。超声检查结果完全依赖检查者的诊断水平，要求超声检查者对血管的解剖相当熟悉，否则其准确性将受到很大的影响。根据各家报道，超声对 DVT 的确诊率高低悬殊，自 31% ～ 94% 不等。

（2）电阻抗体积描记法：其原理是正常人深吸气时，能阻碍下肢静脉血回流，使小腿血容易增加；呼气时，静脉血重新回流，下肢血容量恢复常态。电阻抗体积描记法可以测出小腿容量的改变。下肢深静脉血栓形成的患者，深呼吸时，小腿血容量无明显的相应改变。检测时在大腿上绑充气压脉带，小腿上绑电极带。先将充气带内压力升至 50mmHg，持续 1 ～ 2 分钟，使下肢静脉充分扩张，静脉容量达到最大限度。再将充气带快速放气，测定电阻的下降速率。这种检查可以正确地诊断较大静脉的血栓形成，但对小腿较小静脉的血栓形成，对静脉未完全阻塞的无症状下肢静脉血栓，对已再通或侧支循环已形成的陈旧性血栓检出率低。

（3）磁共振静脉造影（MRV）：随着技术的不断发展，MRI 对下肢深静脉血栓形成的诊断优势逐渐得到体现。MRI 具有很高的软组织对比度，可以反映组织的特征和成分变化，因此，MRI 可以直接显示血栓，并能反映血栓的新旧。

（4）放射性纤维蛋白原试验：其原理是 ^{125}I 标记人体纤维蛋白原，能被正在形成的血栓摄取、形成的放射性，可从体表上进行扫描。这种试验操作简单，正确率高，特别是可以检出难以发现的较小静脉隐匿型血栓，灵敏度高。因此这可作为筛选检查。但其缺点主要有：①不能发现陈旧性血栓，因为它不摄取纤维蛋白原；②不适用于检查骨盆邻近部位的静脉血栓，因为在这一区域，有较大动脉和血供丰富的组织，有含核素尿液的膀胱，扫描时难以对比；③不能鉴别下列疾病：纤维渗出液炎症、浅静脉血栓性静脉炎、新近手术切口、创伤、血肿、蜂窝织炎、急性关节炎及原发性淋巴水肿。

（5）D- 二聚体浓度测定：二聚体是纤维蛋白复合物溶解时产生的降解产物。下肢静脉血栓形成同时纤溶系统也被激活，血液中 D- 二聚体浓度上升，但手术后或重症患者 D- 二聚体浓度也有升高，故其阳性意义并不大。如果 D- 二聚体浓度正常时，其阴性价值更可靠，基本可排除急性血栓形成的可能，准确率达 97% ～ 99%。

4. **血管腔内超声** IVUS 将超声探头装在导管头端，通过高频超声的从血管壁反射回来的信号，形成图像。在高位的静脉血栓或盆腔内的髂静脉内血栓诊治中，由于位置较深而且盆腔内的肠道气体可能影响普通的多普勒超声的诊断准确。IVUS 利用能实时呈现血管的横断面的特点，使超声探头在血管腔内轴向移动，扫描出的血管横断面图像，能重建出扫描血管的三维立体图像，对于判断血管壁、血管内膜下病变及血流流速提供重要的信息。对于一些高度狭窄和闭塞的病变，导管的无法通过病变。欧美正在研究一些前视性的超声导管，如 Ramnarine 等采用三维前视（forward-viewing）IVUS 导管，能观察到迂曲的病变血管或完全闭塞的血管远端·端数厘米的影像，并可以应用多普勒超声对其进行测量。IVUS 下肢静脉性疾病也可以发挥重要作用，对于陈旧性血栓、隐匿性血栓以及髂静脉压迫综合征合并血栓的病变可以有更直观的认识。在介入治疗造影中发现不了的细节：如血管壁的局部钙化、血管壁的纤维束、局部的血栓、血管的痉挛、支架是否贴壁等。随着研究的不断深入，技术上不断成熟 IVUS 在临床上应用也会越来越广泛。

【鉴别诊断】

在下肢深静脉血栓形成的急性期和慢性期分别应和下列疾病相鉴别：

1. 急性动脉栓塞 本病也常表现为单侧下肢的突发疼痛，与下肢静脉血栓有相似之处，但急性动脉栓塞时肢体无肿胀，主要表现为足及小腿皮温厥冷、剧痛、麻木、自主运动及皮肤感觉丧失，足背动脉、胫后动脉搏动消失，有时股、腘动脉搏动也消失，根据以上特点，较易鉴别。

2. 急性下肢弥散性淋巴管炎 发病较快，肢体肿胀，常伴有寒战、高热、皮肤发红、皮温升高、浅静脉不曲张，根据以上特点，可与下肢深静脉血栓相鉴别。

3. 淋巴水肿 下肢淋巴水肿有原发性和继发性两种，原发性淋巴水肿往往在出生后即有下肢水肿，继发性淋巴水肿主要因手术、感染、放射、寄生虫等损伤淋巴管后使淋巴回流受阻所致，因此可有相关病史。淋巴水肿早期表现为凹陷性水肿，组织张力较静脉血栓引起的下肢肿胀小，皮温正常。中晚期淋巴水肿由于皮下组织纤维化，皮肤粗糙、变厚，组织变硬呈团块状，一般不会出现下肢静脉血栓后遗症的临床表现，如色素沉着、溃疡等。

4. 其他疾病 凡因术后、产后、严重创伤或全身性疾病卧床患者，突然感觉小腿深部疼痛，有压痛，Homans 征阳性，首先应考虑小腿深静脉血栓形成。但需与下列疾病做鉴别：急性小腿肌炎、急性小腿纤维组织炎、小腿肌劳损、小腿深静脉破裂出血及跟腱断裂。后者均有外伤史，起病急骤，局部疼痛剧烈，伴小腿尤其踝部皮肤瘀血斑，可资鉴别。

【治疗】

深静脉血栓形成能诊断明确后，治疗主要目的是减少肺栓塞、预防血栓后综合征和慢性血栓栓塞性肺动脉高压、预防 VTE 的复发。因此治疗应包括急性期下肢静脉血栓本身、预防肺栓塞的发生以及慢性血栓后综合征的防治。抗凝治疗是静脉血栓栓塞性疾病治疗基础，新的治疗策略变化中，低分子肝素的治疗依旧是非常重要，口服维生素 K 拮抗剂（VKA）的时间更加明确，新型的抗凝治疗药物的日益得到认可，溶栓、介入或外科取栓及腔静脉滤器的适应证更加严格。

（一）急性期深静脉血栓的治疗

1. 一般处理 下肢抬高，垫高床脚 20 ~ 25cm，使下肢高于心脏平面，可改善静脉回流，减轻水肿和疼痛。应该早期开始下床活动时，穿弹力袜或用弹力绷带，可以减少下肢肿胀。

2. 抗凝疗法

（1）普通肝素：肝素具有明确的抗凝作用，其抗凝作用主要通过以下几方面发挥作用：抑制凝血因子 V、VII、IX、X 和 XI 的活性，阻止活性凝血酶形成；可直接灭活凝血酶；抑制凝血酶对因子VIII的激活，阻止可溶性纤维蛋白多聚体转变为不溶性纤维蛋白；刺激血管内皮细胞释放血浆素原活化素，从而促进纤溶活性；阻止和破坏血小板的凝集作用，减少血液黏稠度，改善血液循环。肝素在体内起效快，半衰期为 60 分钟，3 ~ 4 小时后作用消失。肝素水溶剂主要为每支 12 500U，相当于 100mg。

肝素用于治疗目的时可采用间断静脉注射或持续静脉点滴的方法。间断静脉注射为 125 ~ 250U/kg，4 ~ 6 小时 1 次。每次注射前查凝血时间调整下一次用量。采用持续静脉用药时先静脉一次性注射 125U/kg，使肝素体内浓度快速达到峰值，然后将肝素稀释液（肝素 200mg 溶于 5% 糖水 500mL）以 30mL/h 静脉持续滴注。3 ~ 4 小时做 1 次凝血功能检查，根据结果调整滴速。

肝素用于预防目的时由于肝素有引起出血的不良反应，术前或术后用肝素，可能造成创面渗血，术中失血加大。鉴于此，目前主张小剂量法，减少出血危险。具体方法是术前 2 小时，肝素 5 000U 皮下注射；术后每隔 8 ~ 12 小时，肝素 5 000U 皮下注射。

统计显示，小剂量肝素能明显降低术后下肢深静脉血栓形成的发病率以及肺栓塞的发病率，不增加术中、术后大出血，但伤口局部血肿较常见。用药期间，一般不需要检测出凝血功能，但应监测血小板，以防发生肝素引起的血小板减少症。

肝素的剂量个体差异很大，因此需根据实验室监测，随时调节肝素的用量。目前最常用的肝素监测指标是部分凝血活酶时间（APTT），用药期间 APTT 控制在正常对照的 1.5 倍或正常值的上限。APTT

首次检测是在肝素 5000U 静脉注射后，以后每 4 ～ 6 小时检测一次，待稳定后可每 12 小时检测 1 次。

肝素常见的不良反应包括：①出血：用药期间出现皮下瘀点、瘀斑应引起重视，如出现血尿、消化道出血，则应减少或停止用药，出血量大时，可用鱼精蛋白按 1 ：1 的比例静脉注射，对抗肝素的抗凝作用，但实际应用时需根据肝素注射后的时间来决定鱼精蛋白的用量，否则鱼精蛋白过量可引起血栓形成。一般注射肝素后 30 分钟，应用肝素剂量的半量鱼精蛋白对抗，1 小时后用 1/3 的肝素剂量的鱼精蛋白对抗，鱼精蛋白一次用量不超过 50mg。②肝素诱导的血小板减少症：可能与肝素引起的体内自体免疫反应有关，发生率为 1% ～ 2%，表现为血小板计数减少，严重时出现动脉、静脉内广泛性血栓形成。用肝素期间应注意检测血小板计数，如血小板低于 10×10^9/L 或在用药时出现血栓蔓延或有新的血栓出现，应考虑此并发症，并立即停药，改用阿加曲班（argatroban）或磺达肝癸钠。③骨质疏松症：当长期使用肝素时，可能会引起骨质疏松，甚至导致椎体或长骨骨折。

（2）低分子量肝素：肝素是一种混合物，其分子量组成为 4 000 ～ 20 000 道尔顿（Da），平均为 15 000Da。而低分子量肝素是从肝素中提取出来，分子量组成为 4 000 ～ 6 000Da，抗凝作用表现在对抗 X a 和 Ⅱ a 因子。相对于肝素，其抗 X a 因子的作用强于抗 Ⅱ a 因子（两者作用比为（2 ～ 4）：1，而肝素为 1 ：1），因此它出血倾向较肝素小，而半衰期较肝素长，皮下注射后生物利用度较肝素高。目前低分子量肝素广泛用于临床，并代替肝素成为预防血栓形成的首选药物。由于各个厂家出品的低分子量肝素其组成各不相同，具体剂量应参照各产品的说明书。低分子量肝素由于半衰期较长，一天仅需皮下注射 1 ～ 2 次。低分子量肝素也能引起血小板减少症，但较肝素发病率低，由于两者之间有交差作用，因此对于肝素引起的血小板减少症的患者，不能用低分子量肝素来替代。使用低分子量肝素一般不需要监测出凝血功能。低分子量肝素如过量，同肝素一样，可用鱼精蛋白与之对抗。

（3）香豆素衍生物：VKA 是深静脉血栓治疗的重要药物，常用的有华法林（warfarin）、醋硝香豆素（新抗凝）和新双香豆素等，一般用药后 24 ～ 48 小时开始发生效用，故常与肝素"桥接"使用。华法林具体使用方法是：首日 10mg 口服 1 次，次日改为 10mg 口服 1 次，第 3 日起每天口服 2.5mg，此剂量根据 INR 调整口服剂量。一般开始每周检测 INR 两次，将 INR 值控制在 2 ～ 3 之间，后改为每周检测 1 次，逐步过渡到每月检测 1 次，ACCP 第九版推荐，对于接受 VKA 治疗如果 INR 持续稳定，可以最长 12 周时间检测 1 次。下肢深静脉血栓患者华法林的用药时间一般至少 2 个月，如有过肺栓塞史，华法林用药时间可延长至 1 年。华法林受食物和药物有较大影响，指南同时建议避免同时服用非甾体抗炎药物包括环氧化物酶–2 选择性的非甾体抗炎药物和某些抗生素。如果华法林的过量，在新指南中推荐如果华法林过量，INR 在 3 ～ 4.5 之间，仅需停药并继续监测 lNR 和观察是否有出血的症状；如果 INR 在 4.5 ～ 10 之间不伴有出血，建议停用华法林，不建议常规使用维生素 K；如果 INR > 10，不伴有出血的患者，需要口服维生素 K。对于 VKA 治疗期间相关的大出血，建议用凝血酶原复合物快速逆转其抗凝作用，并且加用维生素 K5 ～ 10mg 静脉缓慢推注，而不是用血浆。

（4）新型的抗凝药物：近年来，出现了多种新型抗凝药物：人工合成戊糖磺达肝癸钠（fondaparinux）用于静脉血栓栓塞症的初始治疗，至少与低分子肝素或普通肝素同样安全有效。对于体重 > 100kg 的静脉血栓患者，指南推荐间接 X a 因子抑制剂的磺达肝癸钠从常规剂量 7.5mg 增加到 10mg。口服直接凝血酶抑制剂 Ⅱ a 因子直接抑制剂达比加群酯和 X a 因子直接抑制剂利伐沙班，治疗与传统的低分子肝素之后加华法林治疗一样安全有效，不需要监测，与华法林相比较颅内出血事件明显减少，受食物药物相互作用较小，口服生物利用度高，半衰期长，但目前国内达比加群酯和利伐沙班的价格较为昂贵限制了它的广泛使用。

（5）一些特殊类型的患者抗凝治疗方法：无癌症的 DVT 患者建议选择华法林长期治疗，伴有癌症的 DVT 患者建议低分子肝素抗凝治疗。

对于经中心静脉置管的患者发生 DVT（UEDVT），建议抗凝治疗至少 3 个月，如果导管是通畅的而且患者需要长期使用导管治疗，可以不要移除导管。

对于妊娠妇女在妊娠期发生的 VTE，低分子肝素由于有丰富的负电荷，不能通过胎盘，建议妊娠期用低分子肝素预防和治疗 VTE。而华法林等口服抗凝剂可以通过胎盘导致胎儿畸形，避免在妊娠期使用口服的抗凝药物如 VKA 等。在哺乳期低分子肝素和华法林基本不进入妊娠妇女的乳汁中，因此哺乳期均可以使用。

肥胖患者（体重超过 150kg）：根据体重调整的剂量可能导致过量。相反，采用固定剂量，容易出现剂量不足。此时应监测抗 X a 因子水平。肾衰竭：对于严重肾功能不全（肌酐清除率小于 25 ~ 30mL/min），普通肝素更为安全。如果使用低分子肝素，剂量应该减量并监测抗因子 X a 活性，以避免出血增加。

围术期的患者抗凝治疗：术前 5 天停用 VKA，改用低分子肝素注射，手术前 24 小时使用最后一剂；如果手术止血充分建议手术后 12 ~ 24 小时恢复使用 VKA。但是对于有高危出血风险的手术建议手术后 48 ~ 72 小时使用低分子肝素。接受腰麻和硬膜外麻醉的患者，还需要检测 INR，如果 INR > 1.4 建议口服维生素 K。对于髋部手术的患者建议予抗凝治疗，治疗时间 10 ~ 14 天。

3. 溶栓疗法　常用药物有尿激酶、链激酶和纤维蛋白溶酶。由于抗凝治疗明显可以降低 VTE 的复发和死亡。所以在国际上对于 VTE 的治疗是否需要溶栓治疗目前还存在争议。

（1）链激酶（SK）：链激酶是由 β - 溶血性链球菌产生，它在体内先与纤溶酶原按 1 ：1 化学计量比组成链激酶. 纤溶酶原复合物，然后激活纤溶酶原使之成为具有溶栓活性的纤溶酶，链激酶. 纤溶酶原复合物逐渐转化为链激酶 - 纤溶酶复合物，该复合物同样具有激活纤溶酶原的作用。链激酶具有抗原性，所以在近期有过溶血性链球菌感染的患者以及半年内用过链激酶的患者，血液中链激酶抗体含量较高，链激酶进入体内后，容易被链激酶抗体中和，只有大剂量应用，方有溶栓作用。也正因为链激酶有抗原性，部分患者可能发生过敏反应，因此在使用链激酶前应作过敏试验。链激酶的使用方法如下：先将 25 万单位链激酶用 30 分钟时间缓慢静脉注射，然后再以每小时 10 万单位的速度维持，直到临床症状消失，并再继续维持 3 ~ 4 小时，疗程一般 3 ~ 5 天。用药期间，应监测凝血酶时间和纤维蛋白原含量。凝血酶时间正常 15 秒左右，使控制在正常值的 2 ~ 3 倍。纤维蛋白原正常 2 ~ 4g/L，不宜低于 0.5 ~ 1g/L。在用链激酶前除应作过敏试验外，静脉滴注 100mg 氢化可的松有助于预防或减小过敏反应。对近期有过溶血性链球菌感染或半年内用过链激酶的患者，不应使用链激酶。

（2）尿激酶：从尿中提取，或从培养的人胚胎肾细胞中提取。与链激酶不同，尿激酶不需要形成复合物，可直接激活纤溶酶原，溶解血栓。它对循环中的纤溶酶原和纤维蛋白结合的纤溶酶原同样有效，因此也无选择性。尿激酶无抗原性，不需要做过敏试验。其半衰期为 14 分钟。尿激酶的使用方法同链激酶类似，先用 10 分钟时间将每公斤体重 4400 单位的尿激酶静脉注射，随后以每小时每公斤体重 4 400 单位的速度维持。

（3）组织型纤溶酶原活化剂（t-PA）：人体很多组织均能产生 t-PA，t-PA 是血块选择性 Plg 激活因子，其分子有一个纤维蛋白结合点，当与纤维蛋白结合时其触酶活性可增加 1 000 ~ 1 800 倍。对血栓表面的纤维蛋白具有较高的亲和力和专一的定向作用。使 Plg 迅速转化为 Pl 来溶解血栓。t-PA 不易与循环中的 Plg 结合，当血栓表面的 Pl 释放人血后，可被血中 α - 抗 Pl 灭活，一般不会引起全身性纤溶状态，其出血的危险性较上述两种溶栓药物小。目前 t-PA 主要是用基因工程从黑色素瘤细胞中提取，称为重组 t-PA（rt-PA），在人体内的半衰期为 4 ~ 7 分钟。t-PA 的使用方法是：体重大于 65kg 者，总量 100mg。首先应用 10mg 冲击疗法，静推 2 分钟注射完。而后 50mg/h、20mg/h、20mg/h，3 小时后达 100mg。体重小于 65kg 者，总量按 1.25mg/kg 计算。

（4）溶栓的适应证：新的指南对于大多数的 VTE 患者还是推荐抗凝治疗为主。溶栓治疗适合以下几种类型的患者：2 周内新发的髂股静脉血栓伴有下肢肿胀明显、对于抗凝治疗中的患者仍发生肺栓塞的患者、急性大面积的肺栓塞伴有血流动力学不稳定的患者。

溶栓的时间窗：在 UPET 的研究中发现，溶栓时间窗越短的溶栓效果越好，在发病 2 ~ 5 天内溶栓效果明显优于发病 14 天后的患者，随着时间的延长，血栓逐渐机化，溶栓的疗效逐渐减低。

（5）溶栓的禁忌证：颅脑手术或脊柱创伤后 2 个月内、活动性颅脑出血、恶性高血压、6 个月内有严重的内脏出血、严重的肝肾功能不全、出血倾向、各种动脉瘤、妊娠期、感染性心内膜炎、穿刺部位的感染等。

4. 手术疗法　手术治疗肢体深静脉血栓在 20 世纪 50、60 年代曾经盛行，后因术后复发率高等原因逐渐减少。但国内外仍有一些学者认为手术治疗在改善患者症状和减少深静脉血栓形成后综合征等方面具有优势。近年来手术治疗在我国亦逐渐增多。国内外有些学者认为手术治疗和单纯抗凝治疗相比，静脉取栓术能改善静脉通畅性，可减少静脉反流和血栓形成综合征。手术的目的在于尽早去除血栓，恢复血流，减轻症状；减少肺栓塞的发生；保护瓣膜功能，减少深静脉血栓形成后综合征。目前取得一致认同的手术适应证是股青肿、股白肿等症状严重的髂股静脉血栓及有致肢体坏死危险的患者等。对于陈旧性血栓、有凝血功能障碍或恶性肿瘤等所致的继发性血栓，反复发作性深静脉血栓等，不推荐手术治疗。关于手术时机，显然是手术越早越好，一般在 3 ~ 5 天，3 天之内效果最好。常用的手术方法有股或腘静脉切开取栓术和下肢深静脉顺行取栓术。近年来，有报道在静脉取栓后做暂时性动静脉瘘可提高静脉通畅率，有助于提高疗效。Plate 在 1997 年报道对急性髂股静脉血栓分别采用取栓术加暂时性动静脉瘘和抗凝综合治疗与单纯抗凝的比较，随访 10 年后进行放射性核素血管造影显示，抗凝治疗组髂静脉通畅率低于综合治疗，1 年闭塞率分别为 59% 和 17%。超声检查显示，抗凝组股静脉反流稍多，但静脉功能无差异。

5. 导管溶栓治疗（CDT） 溶栓药物经周围静脉输注全身性应用，往往难以达到理想的溶栓效果。血栓形成的时间和血栓量是影响溶栓效果的主要原因，当广泛髂股静脉血栓造成深静脉完全阻塞时，溶栓药物难以随血流进入血栓中充分发挥溶栓作用。而介入疗法能提高局部溶栓药物的浓度，从而提高溶栓效果和速度，介入溶栓过程中可及时观察溶栓效果，介入溶栓全身出血不良反应较小。

（1）经静脉插管介入接触性溶栓：采用插管技术，将溶栓导管或溶栓导丝插入血栓内或接近血栓，局部注入溶栓剂溶解血栓。穿刺置管的部位：患侧腘静脉、患侧股静脉、健侧股静脉、胫后静脉、足背静脉，必要时超声引导下穿刺。采用溶栓剂有：尿激酶、链激酶、r-tPA，将药物溶解稀释于 250mL 生理盐水中，使用压力泵以 150 000 ~ 200 000U/h 速度进行灌注。需同时抗凝，经静脉以 500 ~ 1 000U/h 的速度持续灌注肝素，直至溶栓治疗终止。留置导管持续给药，随访静脉造影。

（2）经动脉插管介入药物溶栓：在全下肢深静脉血栓形成时，由于患肢极度肿胀，足背或小腿浅静脉常不能寻及，髂股静脉顺流或逆流插管困难，为此采用经动脉保留导管局部溶栓，经健侧股动脉穿刺插管至患侧髂股动脉内，溶栓剂经下肢动脉注入后，经过组织循环即向下肢深静脉均匀回流，静脉内可保持较高的药物浓度，溶栓效果较好，尤其对小腿肌肉静脉、股深静脉内血栓的疗效较其他介入溶栓法为优。

6. 导管抽吸或粉碎术治疗 有 Amplatz 血栓消融术（ATD）、超声血栓消融术、Oasis 经导管血栓抽吸术／Angiojet 吸栓导管和 Aspirex 导管。对于下肢静脉急性血栓甚至出现股青肿或股白肿的患者，需要救治肢体迅速恢复静脉血流的患者，可以明显缩短治疗时间。

（1）Amplatz 血栓消融术：Amplatz 血栓消融导管是一种经皮血管腔内放置的旋转式血栓消融导管，内有一根纤细可弯曲、旋转的金属驱动主轴，并与导管远端的微型叶轮相连，通过压缩空气提供能量，以 100 000rpm 速度旋转，产生一个环流漩涡，将形成的血栓浸软、切割和溶解，血栓粉碎成极细的颗粒，碎片直径约 100μm，毋须抽出体外。主要用于急性或亚急性期的髂股静脉血栓，对于 5 天以内的新鲜血栓可予较好清除。ATD 是目前应用最多的血栓消融术，对血管内皮和瓣膜损伤较轻，但对血栓尤其是病史 > 7 天的清除不净，由于缺乏导丝，操控性较差，同时还需要辅助其他腔内治疗。

（2）超声血栓消融术：超声血栓消融是近年来发展的新技术，主要通过低频高强度超声的机械振动、空化作用等生物学效应，选择性作用于血栓，进而消融血栓，使已狭窄或闭塞的血管再通。血管壁因含大量胶原和弹性基质可防御超声的损伤作用，亚急性期血栓则对超声损伤作用特别敏感。主要适用于亚急性期患者，病程在 1 周 ~ 1 个月以内，急性期消融效果不佳。仅开通一个 4 ~ 6mm 的管腔，对于血管直径在 10mm 以上的髂股静脉较难完全清除血栓，需辅助其他腔内治疗，缺乏导丝导引，操控性差，并发症主要为探头热损伤血管以及血管穿孔。

（3）经导管血栓抽吸术：利用高压注射器注入肝素溶液，溶液经过导管头端．侧孔流出，从而在血管内形成负压状态，使得血栓破碎并顺导管和肝素溶液流出体外，设计有三腔：冲洗、回吸和导丝，目前常用的有美国 Cordis 公司生产的水流式负压切吸导管行血栓粉碎抽吸和美国 Boston 公司的 Oasis 吸栓导管。适用于静脉内血栓形成后，范围广，血栓较陈旧，溶栓治疗不满意或使用溶栓剂受限制的患者。抽吸后，留置溶栓导管行 5～7 天连续溶栓，对较硬、较长的血栓，亦可先溶栓，再行抽吸。经导管血栓抽吸术碎栓能力强，安全性和有效性好，但可引起体液负荷过重、溶栓和失血，导管尖端的开口为偏心性，它产生的吸引涡流可能引起局限性的血管内皮损伤。

7. 下腔静脉滤器置入　对于大多数深静脉血栓的患者，指南及国内的专家共识中不推荐常规抗凝上使用腔静脉滤器。

下腔静脉滤器的适应证有：①充分抗凝治疗中，仍有发作下肢深静脉血栓形成和肺栓塞者；②下肢深静脉血栓形成或肺栓塞而抗凝禁忌者；③下肢深静脉血栓进行手术取栓、导管溶栓、超声消融或腔内成形治疗前；④超声发现中心静脉内出现漂移血栓。⑤伴有肺动脉高压的慢性复发性的肺动脉栓塞者。

目前滤器主要为临时滤器和永久性滤器。临时滤器主要有：OPTEASE（Cordis），TempoFilterll（BRAUN），Tulip（COOK）、先健等。主要适用于：DVT 高危患者预防性使用；介入治疗时辅助使用，一般在滤器置放 10～15 天后复查造影，如果滤器内未发现血栓可回收。

永久性滤器适用于全下肢或长段血栓。TrapEase（Cordis），Greenfield（Boston Sci），Simon Nitinol Filter（Bard）适用于下腔静脉直径小于 28mm 的患者；VenaTech-LP（BRAUN）、Bird Nest Filter（COOK）适用于下腔静脉直径大于 28mm 的患者。

滤器释放的途径：对于一侧病变者可选用健侧股静脉，对于双侧下肢病变者，以颈内静脉、锁骨下静脉或肘静脉入路。

滤器置入的并发症主要有：静脉损伤、穿孔、移位、滤器相关性血栓（滤器以及远端双下肢深静脉血栓形成）。

总结

静脉血栓栓塞性疾病发生率越来越高，随着人们对疾病和治疗药物的深入认识，传统的治疗发生了重要的改变。在预防和治疗中低分子肝素依然占有重要的地位。同时新型药物口服直接 II a 因子抑制剂达比加群酯和直接 X a 因子抑制剂利伐沙班在预防和治疗静脉血栓栓塞症中进行了大量研究，尤其是全球大规模的多中心 Record 实验骨科关节置换术血栓栓塞的预防已成为首选的抗凝药物，另外在 Einstein 实验中证实利伐沙班在下肢静脉血栓治疗和预防的作用。但无论是预防和治疗中仍存在很多尚待解决的问题，还需要大量的实践证明。

第二节　肺动脉栓塞的预防：滤器及其使用

一、肺动脉栓塞

肺动脉栓塞（PE）是内源性或外源性栓子堵塞肺动脉，或其分支引起肺循环障碍的临床和病理生理综合征。常见的栓子种类包括肺动脉血栓栓塞、脂肪栓塞、羊水栓塞和空气栓塞等，其中肺血栓栓塞最常见。肺血栓栓塞（PTE）是指来自静脉系统或右心的血栓阻塞了肺动脉及其分支所致的疾病，以肺循环和呼吸功能障碍为其主要临床和病理生理特征。深静脉血栓是引起 PE 的主要原因。

【病理生理学】

肺血栓栓塞症一旦发生，肺动脉管腔阻塞，血流减少或中断，可导致不同程度的血流动力学和呼吸功能改变。多数轻症者无症状，但是严重者阻塞了大面积的肺动脉血管可导致肺动脉压骤然升高，心输出量下降，严重时因冠状动脉和脑动脉供血不足，导致晕厥甚至死亡。①血流动力学改变：肺血栓栓塞可导致肺循环阻力增加，肺动脉压升高。肺血管床面积减少 25%～30% 时肺动脉平均压轻度升高，肺血管床面积减少 30%～40% 时肺动脉平均压可达 30mmHg 以上，右室平均压可升高；肺血管床面积减少 40%～50% 时肺动脉平均压可达 40mmHg，右室充盈压升高，心指数下降；肺血管床面积减少 50%～70% 可出现持续性肺动脉高压；肺血管床面积减少 > 85% 可导致猝死。②右心功能不全：肺血管床阻塞范围和基础心肺功能状态是右心功能不全是否发生的最重要因素。肺血管床阻塞范围越大则肺动脉压升高越明显。5- 羟色胺等缩血管物质分泌增多、缺氧及反射性肺动脉收缩会导致肺血管阻力及肺动脉压力进一步升高，最终发生右心功能不全。③心室间相互作用：肺动脉压迅速升高会导致右室后负荷突然增加，引起右室扩张、室壁张力增加和功能紊乱。右室扩张会引起室间隔左移，导致左室舒张末期容积减少和充盈减少，进而心排出量减少，体循环血压下降，冠状动脉供血减少及心肌缺血。大块肺栓塞引起右室壁张力增加导致右冠状动脉供血减少，右室心肌氧耗增多，可导致心肌缺血，心肌梗死，心源性休克甚至死亡。④呼吸功能：肺栓塞还可导致气道阻力增加、相对性肺泡低通气、肺泡无效腔增大以及肺内分流等呼吸功能改变，引起低氧血症和低 CO_2 血症等病理生理改变。

【临床表现】

临床上可出现肺梗死三联征，表现为：①胸痛：为胸膜炎性胸痛或心绞痛样疼痛；②咯血；③呼吸困难。但临床上约80%的肺栓塞患者没有任何症状，有症状的患者其症状也缺乏特异性，主要取决于栓子的大小、数量、栓塞的部位及患者是否存在心、肺等器官的基础疾病。

【体征】

主要是呼吸系统和循环系统体征，特别是呼吸频率增加（超过 20 次／分）、心率加快（超过 90 次／分）、血压下降及发绀。颈静脉充盈或异常搏动提示右心负荷增加；下肢静脉检查发现一侧大腿肿胀，应高度怀疑肺血栓栓塞症。其他呼吸系统体征有肺部听诊湿啰音及哮鸣音，胸腔积液阳性等。肺动脉瓣区可出现第 2 心音亢进或分裂，三尖瓣区可闻及收缩期杂音。急性肺栓塞可致急性右心负荷加重，可出现肝脏增大、肝颈静脉反流征和下肢水肿等右心衰竭的体征。

【检查】

1. 动脉血气分析　是诊断 APTE 的筛选性指标。特点为低氧血症、低碳酸血症、肺泡动脉血氧分压差[P（A-a）O_2]增大及呼吸性碱中毒。

2. 血浆 D 二聚体　是交联纤维蛋白在纤溶系统作用下产生的可溶性降解产物。在血栓栓塞时，因血栓纤维蛋白溶解使其血中浓度升高。血浆 D- 二聚体对 PTE 诊断的敏感度达 92% ～ 100%，但其特异度较低，仅为 40% ～ 43%，手术、外伤和急性心肌梗死时 D- 二聚体也可增高。血浆 D- 二聚体测定的主要价值在于能排除 PTE。可疑的 PTE 患者首选用 ELISA 法定量测定血浆 D- 二聚体，若低于 500μg/L 可排除 PTE；高于正常值的患者还需要影像学检查来确诊。

3. 心电图对 PTE 的诊断　无特异性。心电图早期常常表现为心前区导联 V1 ～ V4 及肢导联 Ⅱ、Ⅲ、aVF 的 ST 段压低和 T 波倒置，部分病例可出现 S Ⅰ Q Ⅲ T Ⅲ（即 Ⅰ 导联 S 波加深，Ⅲ 导联出现 Q/q 波及 T 波倒置），这是由于急性肺动脉堵塞、肺动脉高压、右心负荷增加、右心扩张引起。

4. 超声心动图 在提示诊断、预后评估及除外其他心血管疾患方面有重要价值。超声心动图可提供 PTE 的直接征象和间接征象。直接征象能看到肺动脉近端或右心腔血栓，但阳性率低，如同时患者临床表现符合 PTE，可明确诊断。间接征象多是右心负荷过重的表现，如右心室壁局部运动幅度下降，右心室和（或）右心房扩大，三尖瓣反流速度增快以及室间隔左移运动异常，肺动脉干增宽等。

5. 胸部 X 线片　肺动脉栓塞如果引起肺动脉高压或肺梗死，X 线片可出现肺缺血征象如肺纹理稀疏、纤细，肺动脉段突出，右心室扩大征。也可出现肺野局部浸润阴影；尖端指向肺门的楔形阴影等。

6. CT 肺动脉造影　CT 具有无创、扫描速度快、图像清晰、较经济的特点，可直观判断肺动脉栓塞累及的部位及范围，肺动脉栓塞的程度及形态。PTE 的直接征象为肺动脉内低密度充盈缺损，部分或完全包围在不透光的血流之内（轨道征），或者呈完全充盈缺损，远端血管不显影；间接征象包括肺野楔形条带状的高密度区或盘状肺不张，中心肺动脉扩张及远端血管分布减少或消失等。CT 肺动脉造影是诊断 PTE 的重要无创检查技术，敏感性为 90%，特异性为 78% ～ 100%。

7. 放射性核素　肺通气灌注扫描典型征象是肺段分布灌注缺损。其诊断肺栓塞的敏感性为 92%，特异性为 87%，且不受肺动脉直径的影响，尤其在诊断亚段以下肺动脉血栓栓塞中具有特殊意义。

8. 肺动脉造影　是诊断肺栓塞的金标准。其敏感性为 98%，特异性为 95% ～ 98%，PTE 的直接征象有肺动脉内造影剂充盈缺损，伴或不伴轨道征的血流中断或造影剂滞留。

【治疗】

1 一般治疗　对高度疑诊或者确诊的 PTE 患者，对合并下肢深静脉血栓形成的患者应抗凝治疗。

2. 呼吸循环支持治疗　对有低氧血症的患者，采用鼻导管或面罩吸氧。当合并呼吸衰竭时，可使用经鼻面罩无创性机械通气或经气管插管行机械通气。

3. 溶栓治疗　溶栓药可直接或间接地将纤溶酶原转变成纤维蛋白溶酶，迅速降解纤维蛋白，使血块溶解；另外纤维蛋白原降解产物增多，抑制纤维蛋白原向纤维蛋白转变，并干扰纤维蛋白的聚合。溶栓治疗可迅速溶解血栓和恢复肺组织灌注，逆转右心衰竭，增加肺毛细血管血容量及降低病死率和复发率。美国胸科医师协会已制定肺栓塞溶栓治疗专家共识，对于血流动力学不稳定的 APTE 患者建议立即溶栓治疗。2010 年中国急性肺血栓栓塞症诊断治疗专家共识中提出的适应证：①两个肺叶以上的大块肺栓塞者；②不论肺动脉血栓栓塞部位及面积大小只要血流动力学有改变者；③并发休克和体动脉低灌注（如低血压、乳酸酸中毒和（或）心排出量下降）者；④原有心肺疾病的次大块肺血栓栓塞引起循环衰竭者；⑤有呼吸窘迫症状（包括呼吸频率增加，动脉血氧饱和度下降等）的肺栓塞患者；⑥肺血栓栓塞后出现窦性心动过速的患者。禁忌证：绝对禁忌证：①活动性内出血；②近期自发性颅内出血。溶栓的时间窗建议在起病的 48 小时内可以取得最大的疗效，在 PTE 发生的 6～14 天内仍有一定效果。

4. 手术取栓或吸栓。

二、肺动脉栓塞的预防

腔静脉滤器可防止下肢深静脉血栓脱落引起肺栓塞。

自从 1973 年最早的不锈钢 Greenfield 现代滤器开始使用，随着技术进步，置入装置日趋变小。REPIC 试验中，400 名近端 DVT 的患者，将其分为两组，一组为置入滤器组另外一组无滤器置入肝素抗凝组。对比在 12 天内滤器置入组的 PE 较无滤器组的发生率降低（1.1% vs.4.8%）。滤器证实确实能预防肺栓塞的发生而且手术损伤小、操作简单易行得到了广泛的应用。

1. 滤器的种类　永久滤器、临时滤器可回收滤器可转换滤器。

（1）永久滤器：永久的腔静脉滤器是为了提供永久的过滤为目的，它的主要优点是预防肺栓塞的发生，滤器在 DVT 发病的急性期内确实有效的预防了 PE 的发生。这类滤器常见的有 TrapEase（Cordis），Greenfield（Boston Sci），Simon Nitinol Filter（Bard）适用于下腔静脉直径小于 28mm 的患者；Vena Tech-LP（BRAUN）、Bird Nest Filter（COOK）适用于下腔静脉直径大于 28mm 的患者。

（2）可回收滤器：与永久滤器有相似的部分，可回收滤器通过滤器上的钩、倒刺以及径向支撑力附着在腔静脉壁上。可回收滤器相比永久滤器还有独特特性 - 取出的功能。它的优点是既能预防 PE 的发生又能取出避免 DVT 复发。目前主要在可回收滤器的最佳回收时间还存在很多争议。美国 FDA 推荐 Gunther Tulip 滤器 20 天内取出、OptEase、先健 Aegisy 等最佳时间 2 周内，各个厂家推荐的最佳回收时间不同。通常在 2 周内滤器的支撑脚与血管壁接触处内皮化，大于 2 周后取出时会出现困难甚至出现穿孔等并发症，而且在预防 PE 目前还无法完全代替永久滤器，所以限制了其使用。在以下的临床情况下可以考虑使用可回收滤器：永久滤器不适用、重度 PE 的临床风险在可接受的范围、患者的预期寿命足够长、滤器可以安全取出。

（3）临时滤器：这种滤器不适合长期放置和不具备固定在腔静脉壁的装置，需要在规定的 12 周内取出，否则在滤器容易移位。比较有代表的是 B/BRAUN 的临时滤器，但是在美国尚未通过 FDA 认证。

（4）可转换滤器：最初的功能具有永久性滤器的特点，可以附着在腔静脉的血管壁上，在 PE 的风险消除后，通过经皮的手术取出滤器的过滤部分，原来收集在过滤部分的滤器支撑脚弹开，释放变成 1 枚支架贴壁，"变形"后滤器就不会阻挡血流。这种滤器很好地弥补了可回收滤器的缺陷，它可以延长回收时间最长 12 周，另外可以因为无需将整个滤器取出体外，避免临时滤器回收时出现穿孔、回收困难等并发症。比较有代表性的是 B/BRAUN 的一款可转换腔静脉滤器。

2. 静脉滤器的适应证和禁忌证　ACCP 指南提出以循证医学为基础的指征，有抗凝禁忌的 VTE 患者、抗凝过程中出现出血等并发症的患者、抗凝治疗中仍有 PE 发生的患者和抗凝治疗无效的 VTE 患者。

相对扩大的适应证：使用抗凝药物依从性差、髂静脉内有漂浮的血栓、静脉溶栓 CDT 前、血栓切除术前、复发的 PE 伴有肺动脉高压、有高风险抗凝并发症记录的患者、有 VTE 和心肺功能受限的记录的患者、肾细胞癌沿肾静脉扩散、多发的骨折等指征，由于缺乏强有力的随机数据的支持目前还存在争议。ACCP 指南建议用药物或物理的方法预防血栓，但不支持用腔静脉滤器置入来预防 PE。

禁忌证：慢性腔静脉闭塞、腔静脉畸形、无法通过腔静脉、腔静脉无放置的位置。

3. 下腔滤器置入的途径　对于一侧病变者可选用健侧股静脉，对于双侧下肢病变者，以颈内静脉、锁骨下静脉或肘静脉入路。释放前先做下腔静脉造影，显示下腔静脉形态管径、走向，确定双肾静脉开口位置并做好标记，滤器一般放置于肾静脉开口下缘水平以下的下腔静脉内，先作肾静脉造影定位，一般在第 2 腰椎以远水平。有造影剂过敏者可以采用经腹部多普勒超声定位或血管腔内超声的方法置入滤器。

4. 上腔静脉滤器　随着 PICC、PORT、起搏器、血透等中心静脉通路的广泛使用，上肢 DVT 发生越来越频繁。在一些研究中表明上肢 DVT 发生 PE 的风险是 5% ~ 10%，尽管抗凝治疗是上肢 DVT 治疗的首选方法，但是有抗凝禁忌时可以选用上腔静脉滤器预防 PE。但是目前没有一款设计为上腔静脉专用的腔静脉滤器，还是使用下腔静脉滤器；另外由于上腔静脉解剖的特殊性，上腔静脉较短，部分位置靠近右心房，任何滤器置入都需要考虑滤器置入的移位和长度问题，避免将滤器释放入右心房；部分患者的上腔静脉直径 > 28mm，建议避免置入现有的滤器。

5. 腔静脉阻塞和 DVT 复发　近年来在美国滤器使用的范围明显扩大化，从 1979 年到 1999 年 20 年间，滤器使用量增加了近 25 倍，在我国国内也是如此，有不少单位将滤器置入指征过于宽泛，有些单位只要超声做出有静脉血栓就建议置入滤器。大量滤器置入后随访中发现相当部分滤器阻塞，早期并发症如滤器置入部位血栓形成的发生率为 10%；晚期 DVT 发生率约 20%。40% 的患者出现栓塞后综合征，5 年闭塞率约 22%，9 年闭塞率约 33%。在 PREPIC 中，2 年的 DVT 复发率在滤器组中 21%，对照组是抗凝组 12%，两组比较有显著的差异，说明腔静脉滤器的长期置入可能诱发 DVT 复发。

6. 腔静脉滤器置入　术后并发症据统计 PE（2% ~ 5%）、滤器置入导致死亡（0.12%）、静脉通路血栓（2% ~ 28%）、滤器移位（3% ~ 69%）、腔静脉穿孔（9% ~ 59%）、滤器断裂（1%）和滤器释放未完全（< 1%）。

腔静脉滤器可以有效预防 PE 的发生，但是随之而来的并发症无法避免。在可回收和可装换滤器的使用正在迅速增加，在现有的证据基础上腔静脉滤器的主要用于有静脉血栓栓塞的患者和抗凝禁忌或抗凝并发症的患者，在特殊类型患者的预防性置入滤器（如重度颅脑损伤、骨盆和长骨骨折、脊髓损伤、肥胖、癌症、高危手术的患者），应该依据个体的临床情况和静脉血栓栓塞的风险评估后决定。腔静脉滤器的选择、可回收滤器的回收最佳时机有待进一步的临床多中心实验数据的支持。

第三节　下肢慢性静脉功能不全和静脉曲张

下肢静脉疾病是一古老而常见的疾病，除因静脉血栓形成引起外，很大一部分是静脉瓣膜关闭不全所致。20 世纪中叶人们对下肢静脉瓣膜进行深入研究并发现瓣膜关闭不全是引起下肢静脉疾病的重要原因。原发性下肢静脉瓣膜关闭不全包括单纯性下肢浅静脉曲张、原发性下肢深静脉瓣膜关闭不全和穿通静脉瓣膜关闭不全等一组疾病，其中以浅静脉曲张最为常见。

【解剖生理】

下肢静脉分为浅静脉和深静脉系统。浅静脉包括大隐静脉和小隐静脉。大隐静脉起自足背静脉弓内侧，经内踝前方沿小腿内侧上行，经胫骨与股骨内侧髁的后部至大腿内侧，向上于耻骨结节外下方 3 ~ 4cm 处穿卵圆孔入股静脉。大隐静脉在卵圆孔附近有 5 条属支：腹壁浅静脉、旋髂浅静脉、股外侧浅静脉、股内侧浅静脉和阴部外静脉。小隐静脉起自足背静脉弓的外侧，经外踝后方上行至小腿后，于窝下角处穿深筋膜，经腓肠肌两头间上行入深静脉。深静脉系统是由小腿的胫后静脉和腓静脉合并成胫腓干后在肌下缘与胫前静脉汇合成腘静脉，穿收肌腱裂孔向上移行为股浅静脉，在大腿上部与股深静脉合并成股总静脉，经腹股沟韧带深面移行为髂外静脉。此外，在下肢深、浅静脉间还存在十余支穿通静脉，主要位于大腿下 1/3 至足背。在小腿后方还存在数支与肌间静脉窦相连的间接穿通静脉。在深静脉之间、大隐静脉和小隐静脉之间有许多交通静脉。在深、浅静脉和穿通静脉内都存在静脉瓣膜。静脉瓣膜由菲薄的纤维组织构成，但具有良好的韧性和弹性。绝大多数瓣膜为双瓣型，多呈前后排列。当血液回流时，瓣叶贴附于管壁而管腔开放；当血液倒流时，瓣叶膨出，从而使两个相对的游离瓣缘在管腔正中合拢，阻止血液反流（图 9-1）。另有一些瓣膜呈单瓣叶型，瓣叶占管腔周长的 1/2，瓣叶膨出时能完全封闭管腔，均位于分支静脉汇入静脉主干的入口处。瓣膜在下肢静脉分布中浅静脉较深静脉少，越向近侧越少，但近端的瓣膜位置较恒定，抗逆向压力能力高。

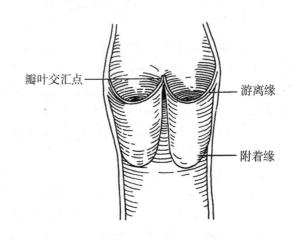

瓣叶交汇点
游离缘
附着缘

图 9-1　静脉瓣膜

【病因】

引起原发性下肢静脉瓣膜关闭不全的病因有：①瓣膜发育异常或缺如；②瓣膜结构薄弱，在长期逆向血流或血柱重力作用下，瓣膜游离缘松弛而不能紧密闭合；③静脉壁弹性下降，发生扩张，造成瓣膜相对性关闭不全。重体力劳动、长时间站立和各种原因引起的腹腔压力增高等，均可使瓣膜承受过度的静脉压力，在瓣膜结构不良的情况下，瓣叶会逐步松弛，游离缘伸长、脱垂，终致瓣膜关闭不全，产生血液反流。

【病理生理】

由于浅静脉管壁肌层薄且周围缺少结缔组织，血液反流可引起静脉增长增粗，出现静脉曲张。由于下肢静脉压的增高，在足靴区可出现大量毛细血管增生和通透性增加，产生色素沉着和脂质硬化。由于大量纤维蛋白原的堆积，阻碍了毛细血管与周围组织间的交换，可导致皮肤和皮下组织的营养性改变。踝上足靴区为静脉压较高的部位且有恒定的穿通静脉，皮肤营养状况差，一旦破溃会引起难愈性溃疡，常并发感染。深静脉瓣膜关闭不全时，可造成血液反流，产生静脉高压。当关闭不全的瓣膜平面位于小腿以上时，产生的血流动力学改变可被腓肠肌的肌泵作用所代偿，不致产生明显症状。当病变一旦越过小腿平面，因离心较远，血柱压力明显升高，同时腓肠肌收缩不但促使血液回流，而且也加强血液反流，从而加速小腿深静脉和穿通静脉瓣膜的破坏，产生明显症状。穿通静脉瓣膜关闭不全时，血液将由深静脉向浅静脉反流，产生继发性下肢浅静脉曲张和皮肤和皮下组织的营养性改变。

【临床表现】

单纯性下肢浅静脉曲张患者常出现进行性加重的下肢浅表静脉扩张、隆起和迂曲，尤以小腿内侧为明显。发病早期，患者多有下肢酸胀不适的感觉，同时伴肢体沉重乏力，久站或午后感觉加重，而在平卧或肢体抬高后明显减轻，有时可伴有小腿肌肉痉挛现象。部分患者则无明显不适。病程较长者，在小腿尤其是踝部可出现皮肤营养性改变，包括皮肤萎缩、脱屑、色素沉着、皮肤和皮下组织硬结、湿疹和难愈性溃疡，有时可并发血栓性静脉炎和急性淋巴管炎。由于曲张静脉管壁较薄，轻微外伤可致破裂出血且较难自行停止。原发性下肢深静脉瓣膜关闭不全患者常伴有浅静脉曲张，但下肢肿胀不适较单纯性浅静脉曲张者为重。绝大多数穿通静脉瓣膜关闭不全同时伴有下肢深、浅静脉瓣膜关闭不全。患者可有深、浅静脉瓣膜功能不全的相应表现，同时下肢皮肤营养性改变如皮肤萎缩、脱屑、色素沉着、皮肤和皮下组织硬结、湿疹和难愈性溃疡等常较严重。目前国际上较常使用下肢慢性静脉功能不全的CEAP分级，具体可见参考文献。

【检查方法】

1. 体格检查

（1）浅静脉瓣膜功能试验（Trendelenburg试验）：患者仰卧，抬高下肢使静脉排空，于腹股沟下方缚止血带压迫大隐静脉。嘱患者站立，释放止血带后10秒内如出现自上而下的静脉曲张则提示大隐静脉瓣膜功能不全。同样原理，在窝处缚止血带，可检测小隐静脉瓣膜功能。

（2）深静脉通畅试验（Perthes试验）：患者取站立位，于腹股沟下方缚止血带压迫大隐静脉，待静脉充盈后，嘱患者用力踢腿或下蹲10余次，如充盈的曲张静脉明显减轻或消失，则提示深静脉通畅。反之，则可能有深静脉阻塞。

（3）穿通静脉瓣膜功能试验（Pratt试验）：患者仰卧，抬高下肢，于腹股沟下方缚止血带，先从足趾向上至腘窝缠第1根弹力绷带，再从止血带处向下缠第2根弹力绷带。嘱患者站立，一边向下解开第1根绷带，一边继续向下缠第2根绷带，如果在两根绷带之间的间隙出现曲张静脉，则提示该处有功能不全的穿通静脉。

2. 无损伤检查

（1）容积描记：容积描记有多种方法，临床上常用的是光电容积描记。它通过记录下肢静脉容积减少和静脉再充盈时间来反映静脉血容量的变化，判别深浅静脉和穿通静脉瓣膜功能情况和反流水平。

（2）多普勒超声检查：多普勒超声显像仪可观察深静脉通畅程度、瓣膜关闭情况及有无血液反流。于近心端挤压或作Valsalva屏气动作可提高诊断准确性。由于多普勒超声检查操作简便、直观、无创，目前在临床应用最为广泛。

3. CTV、MRV CTV是在下肢增强CT扫描静脉相的基础上进行三维重建，可以较清晰地显示下肢深浅静脉以及穿通静脉的通畅情况，如果主干静脉有堵塞，甚至可以显示侧支循环情况。MRV是在下肢MRI扫描静脉相的基础上进行三维重建，同样可以显示下肢深浅静脉的通畅情况，清晰度不如CTV，适用于肾功能不全的患者。

4. 下肢静脉造影 下肢深静脉造影虽然是一种创伤性检查，但是最可靠的诊断手段，可准确了解病变的性质、程度、范围和血流动力学变化，分为顺行和逆行造影。顺行造影主要用于观察下肢深静脉通畅度和穿通静脉瓣膜功能，而逆行造影主要用于观察下肢深静脉瓣膜功能。

（1）顺行造影：患者取半直立位，踝部缚止血带，经足背浅静脉注入造影剂，可见深静脉全程通畅，管腔扩张，瓣膜影模糊或消失，失去正常的竹节形态。作Valsalva屏气动作后可见造影剂向瓣膜远端反流。

（2）逆行造影：患者取半直立位，于腹股沟股静脉注入造影剂。视反流情况分为五级：0级：无造影剂向远侧反流；I级：少量造影剂反流，但不超过大腿近段；Ⅱ级：造影剂反流至腘窝水平；Ⅲ级：造影剂反流达小腿；Ⅳ级：造影剂反流直达踝部。0级示瓣膜功能正常，Ⅰ～Ⅱ级结合临床加以判断，而Ⅲ～Ⅳ级提示瓣膜功能明显受损。

【诊断和鉴别诊断】

根据临床症状、体征和辅助检查，下肢静脉瓣膜关闭不全诊断并不困难，但尚需与以下疾病鉴别。

1. 下肢深静脉血栓形成后遗综合征 起病前多有患肢突发性肿胀等深静脉回流障碍表现，早期浅静脉曲张是代偿性症状。病程后期可因血栓机化再通，造成静脉瓣膜破坏，产生与原发性下肢深静脉瓣膜功能不全相似的临床表现。Perthes试验、多普勒超声、容积描记和静脉造影有助于明确诊断。

2. 动静脉瘘 患肢局部可扪及震颤及闻及连续性血管杂音，皮温增高，远端肢体可有发凉等缺血表现。浅静脉压力高，抬高患肢不易排空。

3. KlippelTrenaunay综合征　本病为先天性血管畸形引起。静脉曲张较广泛，常累及大腿外侧和后侧，患肢较健侧增粗增长，且皮肤有大片"葡萄酒色"血管痣。据此三联症，鉴别较易。

【治疗】

1. 保守治疗　对于大部分患者保守治疗效果不满意，仅适用于早期轻度静脉曲张、妊娠期妇女及难以耐受手术的患者。可要求患者适当卧床休息，避免久站，休息时抬高患肢。在行走或站立时采用加压治疗，减轻下肢酸胀和水肿。根据病变范围选用合适的弹力袜，一般建议Ⅰ－Ⅱ级的压力梯度。另外服用一些静脉活性药物，如马栗种子提取物或者地奥司明可以增加静脉壁张力、促进静脉血液回流并减少毛细血管渗出，从而减轻静脉功能不全的症状。

2. 大隐静脉高位结扎加剥脱术　对于下肢浅静脉和穿通静脉瓣膜功能不全且深静脉通畅者，可行手术治疗。深静脉瓣膜功能不全者同样可以手术。手术主要是剥脱曲张浅静脉并消除引起下肢浅静脉高压的原因（股静脉或穿通静脉血液反流）。目前多提倡采用的是大隐静脉高位结扎＋曲张静脉点式剥脱术。术前嘱患者站立，用记号笔标记曲张静脉。手术步骤：患者取仰卧位，自足背向上驱血，将驱血带缚于大腿中段。于腹股沟皮纹下方0.5～1cm做平行切口约4～5cm。切开浅筋膜，显露大隐静脉主干后结扎各属支，距隐股交界点约0.5cm切断大隐静脉，近端结扎并缝扎。结扎大隐静脉应距股静脉0.5cm，过长可能残留属支导致复发，过短则可使股静脉狭窄。向远端大隐静脉内插入剥脱器至膝关节附近引出，将静脉残端缚于剥脱器头部，慢慢抽出。同法剥脱静脉主干至内踝（图9-2）。对术前标记的曲张静脉作长约5mm的小切口，用纹式血管钳于皮下进行分段剥脱。对湿疹及溃疡部位，应剥脱位于其下的穿通静脉。剥脱曲张静脉时，应尽量避开伴行的隐神经，避免术后小腿及足内侧的感觉障碍。缝合切口，弹力绷带自足背向上加压包扎至腹股沟。术后鼓励患者尽早活动，一般术后第2天可下床行走，第7天拆线。术后穿弹力袜2～4周。

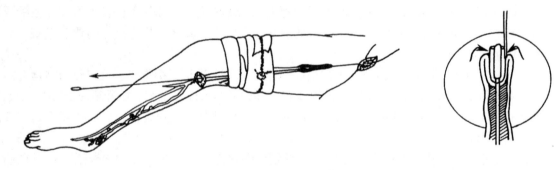

图9-2　大隐静脉剥脱术

3. 大隐静脉高位结扎加电动刨切术　该术式是在大隐静脉高位结扎的基础上，采用微创手术器械，即动力静脉切除器以及灌注照明棒，配合充盈麻醉，对曲张浅静脉行微创刨吸切除术。目前手术器械主要采用美国Smith-Nephew公司的TriVex系统，由切除刨刀和带灌注的冷光源组成。术中首先完成大隐静脉高位结扎，在大腿部用剥脱器将大隐静脉主干剥出。然后在小腿曲张静脉的近端和远端各做一个切口，一个插入刨刀头，一个插入冷光源。经切口将冷光源插入静脉下至少3～4mm处。液体由头端注入，以显现曲张静脉的范围和轮廓，同时将其与周围组织分离。刨刀头插入静脉周围的皮下组织内，沿着组织的侧方和下方轻轻滑动，力求将更多的静脉组织切除（图9-3）。切口可交替使用，以减少切口数目。该手术适用于下肢深静脉通畅的曲张静脉病例，但对于有血栓性浅静脉炎和溃疡的患者，效果欠佳。其优越性在于：①切口数少，美观；②在直视下进行曲张静脉刨吸术，③避免在皮肤存在病变区做切口，减少术后创口不愈的机会。

4. 静脉腔内激光治疗术（endovenous laser treatment，EVLT）、射频消融术（RFA）　EVLT和RFA治疗下肢静脉曲张可在局麻下进行，具有不遗留手术瘢痕，恢复时间较短，并发症少，兼具美容效果等优点。两者均是通过光纤或导管，以脉冲式或持续向静脉腔内输入不同波长（810～1 046nm）红外线激光或射频，损伤内皮细胞和整层管壁，使受损管壁纤维化愈合和腔内少量血栓形成，最终导致大隐静脉永久性闭合。治疗适应证类同于大隐静脉高位结扎加剥脱术，但无法治疗穿通静脉瓣膜功能不全。术中最好先显露并高位结扎大隐静脉主干，然后由踝部穿刺大隐静脉向上将光纤、导管导入至隐－股静脉交界结扎处，连续脉冲或者间断脉冲方式，一边发射激光或者射频，一边将光纤缓慢持续后撤将静脉闭合。对大隐静脉的分支用多点穿刺方法导入光纤。术毕患肢用弹力绷带均匀加压包扎。综合文献资料，近期和中期疗效较满意，但术后有闭塞浅静脉再通引起症状复发的情况。

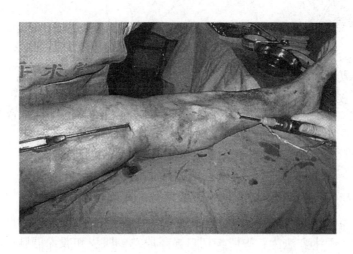

图 9-3　电动刨吸术中照片　左为冷光源，右为刨刀

5. 硬化剂治疗　硬化剂治疗适用于浅静脉主干无明显反流或反流已得到纠正的静脉曲张。适应证包括：①毛细血管扩张症；②网状静脉曲张；③孤立的静脉曲张；④术后残留和复发的静脉曲张；⑤难以耐受手术的患者。治疗的原理是向曲张的静脉内注入硬化剂后加压包扎，使静脉壁发生炎性反应相互粘连而闭塞。传统硬化剂有鱼肝油酸钠、十四烷基硫酸钠和高渗生理盐水等，但是目前国内使用较多的为泡沫硬化剂，可在彩超定位下泡沫硬化剂注射治疗，短期疗效满意。治疗时患者先取站立位或斜卧位使静脉充盈，细针穿刺静脉后改平卧位，患肢45° 抬高以利排空静脉。每处注射完毕1分钟后，局部用纱布垫压迫。随后用弹力绷带自足背向上加压包扎至最高注射点上方10cm，并可加穿弹力袜。术后即应鼓励患者主动活动，避免持久站立。加压包扎时间争议较多，从1～6周不等。但目前硬化剂治疗复发率较高，而且有硬化剂过敏、局部炎症反应明显、硬化剂外渗局部皮肤坏死等并发症。

6. 深静脉瓣膜手术　对保守治疗无效且具有下肢皮肤营养性改变的深静脉瓣膜关闭不全患者，以及有Ⅲ～Ⅳ级严重反流的下肢肿胀患者，可考虑行深静脉瓣膜手术。但是此类手术效果总体不理想，因此对无胀痛且无皮肤营养性改变的患者，应慎行手术。术前应明确静脉反流的程度并除外深静脉血栓形成后遗症。

（1）静脉瓣膜修复术：1975 年 Kistner 首先报道股浅静脉瓣膜修复术治疗原发性下肢深静脉瓣膜关闭不全获得成功。手术取腹股沟股动脉搏动内侧纵切口或皮纹下斜切口。显露股总、股浅和股深静脉的汇合处，股浅静脉最高一对瓣膜常位于其远端1～1.5cm 处，测试证实反流后可行瓣膜修复。瓣膜修复分腔内修复、腔外修复、血管镜辅助腔外修复和静脉壁修复等多种方法。行腔内修复时需清楚辨别两瓣叶的会合处，于瓣膜会合处向近远端切开静脉壁各约3cm 行修复。（图 9-4）。行腔外修复时，不需切开静脉壁而直接于腔外自瓣叶会合处向下作一系列贯穿缝合，将两瓣叶的附着缘拉紧，从而使松弛的瓣叶游离缘拉直。腔外修复有一定盲目性，准确性不如腔内修复，但操作简便，可适用于小口径静脉。单纯修复股浅静脉第一对瓣膜即能取得一定的临床疗效，但仍有约20%的患者术后再次出现反流或溃疡复发。此时可修复股浅静脉第二对瓣膜、股浅静脉下段瓣膜甚至腘静脉瓣膜予以纠正。

（2）股静脉瓣膜人造血管套袖术：在手术显露股静脉时，因操作可致静脉痉挛而使瓣膜处反流消失。此时，可选择长约2cm 的短段 PTFE 或 Dacron 人造血管包绕于股浅静脉最高一对瓣膜处，使静脉维持于痉挛状态下的口径，消除反流。此法不需切开静脉，操作简便，可适用于小口径静脉。但缩窄程度较难掌握，过度可导致静脉血栓形成。

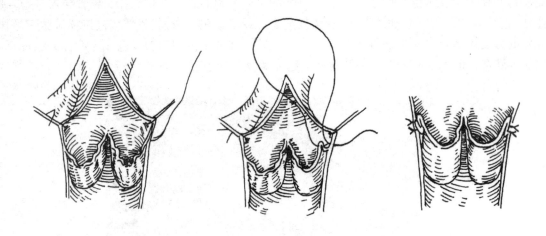

图 9-4　腔内静脉瓣膜修补术

（3）静脉瓣膜移植术：移植段静脉可选取腋静脉、肱静脉、颈外静脉和健侧股浅静脉，而以腋静脉和肱静脉效果较理想。手术方法为：腹股沟切口显露股总、股浅和股深静脉，测试股浅静脉最高一对瓣膜证实反流后，于一侧上臂内侧近腋窝处作纵行切口，显露腋静脉和肱静脉。证实瓣膜功能良好后，切取长约 2cm 带有瓣膜的静脉段，上肢静脉不需要重建。在股深静脉和股浅静脉汇合处以下，切除相应一段股浅静脉，用 7-0 无损伤缝线将自体带瓣静脉段移植其间。移植静脉段外应用 PTFE 或 Dacron 人造血管作套袖加强，以免日后移植静脉扩张。该术式近期效果较理想，但由于上肢静脉抗逆向压力较股浅静脉最高一对瓣膜为弱，远期效果受到影响。此外，因上肢静脉与股浅静脉口径常相差太大，该术式应用有一定限制。

（4）静脉瓣膜移位术：该术式由 Queral 于 1980 年报道，目的是将瓣膜关闭不全的股浅静脉远端与瓣膜功能健全的大隐静脉或股深静脉相吻合，借助后者的正常瓣膜防止血液反流（图 9-5）。如大隐静脉瓣膜关闭不全，可将股浅静脉远端与瓣膜功能良好的股深静脉吻合。由于临床上股浅、股深和大隐静脉瓣膜关闭不全多同时存在，适宜手术的患者不多。同时术后血栓形成率较高，较难普及。

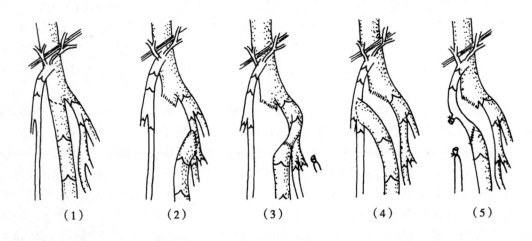

（1）　　　　（2）　　　　（3）　　　　（4）　　　　（5）

图 9-5　静脉瓣膜移位术　（1）显露股总、股深、股浅静脉及大隐静脉，沿虚线切断股浅静脉，近端缝闭，远端待吻合；　（2）股浅静脉与股深静脉端侧吻合；　（3）股浅静脉与股深静脉端端吻合；　（4）股浅静脉与大隐静脉端侧吻合；　（5）股浅静脉与大隐静脉端端吻合

（5）肌襻代瓣膜术：1968 年 Psathakis 首创股薄肌. 半腱肌肌襻代瓣膜术治疗下肢深静脉血栓形成后遗症。20 世纪 80 年代后适应证被推广至原发性下肢深静脉瓣膜关闭不全。该术式于 80 年代初被引入我国，经改良后成为股二头肌 - 半腱肌肌襻代瓣膜术。手术原理是在肌襻形成后，当腓肠肌收缩时肌襻放松，使静脉完全开放，以利深静脉回流；当腓肠肌放松时肌襻收缩，静脉即因肌襻收缩而产生的悬吊作用受压闭合，从而阻挡深静脉的血液反流。手术时患者健侧，侧卧，于腘窝处做 S 形切口或予腘窝两侧做纵切口，显露胫神经、腓总神经和动静脉。动静脉间只能游离 1cm 的间隙，以免肌襻形成后上下移动。解剖股二头肌和半腱肌肌腱并于各自起点处切断，将两肌腱断端作重叠 1cm 缝合形成肌襻，置于胫神经和腓总神经深面、动静脉之间（图 9-6）。

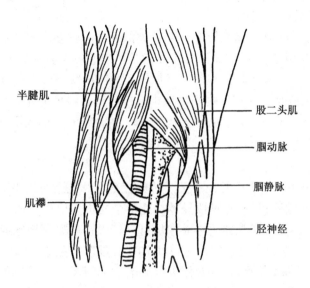

图 9-6　肌襻代瓣膜术　作用仅局限于下肢活动时，术后久站患肢仍有肿胀。同时，由于肌襻的长度较难掌握，使手术效果的确切性受到影响。

7. 穿通静脉手术

（1）筋膜下穿通静脉结扎术：Linton 于 1938 年首创筋膜下穿通静脉结扎术。由于采用自膝至踝的小腿内侧切口，术后切口并发症多，不久即被改良。目前常见的是做数个平行于皮纹的短切口，于筋膜下结扎穿通静脉。此外，也可在术前多普勒超声定位下做点式切口剥脱穿通静脉。

（2）内镜辅助筋膜下穿通静脉阻断术（subfacialendoscopic perforator surgery，SEPS）：内镜辅助筋膜下穿通静脉阻断术始于 1985 年，由 Hauer 首先采用。方法为经皮下隧道置入内镜，直接电凝或钳夹穿通静脉。近年来主要采用腹腔镜技术行穿通静脉阻断术。首先在筋膜下间隙充二氧化碳，做小切口置入内镜，经另一小切口置入操作器械，在内镜直视下钳夹穿通静脉。操作范围应包括胫骨内缘至后侧中线的小腿部分。随访表明 SEPS 手术疗效明确，术后下肢静脉血淤滞得到明显缓解，色素沉着减轻，溃疡愈合，目前在国内逐渐推广。

第四节　深静脉血栓后综合征

深静脉血栓后综合征（post-thrombotic syndrome. PTS）是深静脉血栓形成（DVT）后非常常见的并发症，可导致深静脉瓣膜功能受损而引起慢性静脉功能不全的一系列表现，严重者往往出现难愈的静脉性溃疡，严重影响患者的生活质量。有文献报道急性 DVT 患者 2 年内 23% ~ 65% 的患者可发生 PTS。

【发病机制】

目前的观点认为 DVT 后可通过两种机制导致 PTS，一是完全或部分静脉阻塞，回流障碍，主要是中央型髂股静脉为主，而是静脉血栓后炎性反应活化、瓣叶纤维瘢痕形成破坏静脉瓣膜引起静脉瓣膜闭合不全性反流，其中以前者更为重要。两者均可导致下肢长期静脉高压，使得下肢尤其足靴区大量毛细血管增生和通透性增加，产生色素沉着和脂质硬化。由于大量纤维蛋白原的堆积，阻碍了毛细血管与周围组织间的交换，可导致皮肤和皮下组织的营养性改变、色素沉着最终发生溃疡。

【临床表现】

PTS 通常发生于 DVT 后 1 ~ 2 年，典型的症状类似原发性慢性静脉功能不全，包括受累肢体疼痛、沉重、肿胀、痉挛、色素沉着、皮肤和皮下组织硬结、湿疹，上述症状可单独或联合出现，一般在站立或长时间行走后加重，休息或抬高患肢则有所减轻。如果得不到及时治疗，最终会发展为持久难愈性溃疡。PTS 常见体征包括肢体可凹性水肿、足靴区皮肤硬结、色素沉着、淤滞性湿疹，继发性静脉曲张，严重者可出现慢性久治不愈的静脉性溃疡。

目前对于 PTS 的严重程度分级标准较多，除了类似下肢静脉功能不全的 CEAP 分级标准外，应用较多的是 Villalta 临床评分分级法，Villalta 评分主要评估内容包括五项主观静脉症状（疼痛、痉挛、沉重感、感觉异常和瘙痒）和六项客观静脉体征（胫骨前水肿、皮肤硬化、色素沉着、发红、静脉扩张和小腿按压痛痛）以及 DVT 患肢是否存在溃疡。每项指标按照从无到严重评为 0 ~ 4 分。总分若 0 ~ 4 分无 PTS，5 ~ 9 分为轻度 PTS，10 ~ 14 分为中度 PTS，> 14 分或溃疡形成则是重度 PTS。这一评分可用于指导 PTS 的治疗，一般中重度 PTS 需要考虑外科治疗。

【诊断与鉴别诊断】

患者既往有 DVT 病史 1 ~ 2 年后并出现上述临床表现及体征就可以考虑诊断为 PTS。除了症状与体征外，PTS 常用的影像学检查和上一节慢性静脉功能不全的影像检查类似，包括：①无损伤检查中的容积描记和多普勒超声检查：其中多普勒超声显像仪可以较敏感观察深静脉通畅程度、瓣膜关闭情况及有无血液反流。操作简便、直观、无创，因此是诊断 PTS 的首选，在临床应用最为广泛。② CTV、MRV，两者都可以较清晰地显示下肢深浅静脉以及穿通静脉的通畅情况，如果主干静脉有堵塞，甚至可以显示侧支循环情况。但对于反流观察不足。其中 CTV 清晰度更高，MRV 适用于肾功能不全的患者。③下肢静脉造影：下肢深静脉造影虽然是一种创伤性检查，但是可准确了解病变的性质、程度、范围和血流动力学变化，分为顺行和逆行造影。顺行造影主要用于观察下肢深静脉通畅度和穿通静脉瓣膜功能，同时观察侧支静脉情况；而逆行造影主要用于观察下肢深静脉瓣膜功能，两者结合起来可以较全面诊断 PTS。但是缺点是对于髂静脉闭塞，造影往往只能看到广泛侧支，无法直接显示病变情况。④腔内超声：是在导丝导引下将腔内超声探头导入病变，显示血管病变的横断面情况，国外应用较多，国内刚刚开展。它的优点是可以较清晰显示髂静脉闭塞段的狭窄血栓情况，是对下肢静脉造影对髂静脉病变本身显影不足的重要补充。

需要指出的是，由于急性 DVT 导致的初始疼痛及肿胀需要在数月后消退，因此 PTS 的诊断应建立在急性 DVT 之后的慢性期。对于没有 PTS 的临床表现，而仅通过，也不能诊为 PTS。需要与 PTS 进行鉴别诊断的主要是原发性下肢静脉功能不全，一般通过既往有无 DVT 病史以及影像学检查下肢深静脉有无闭塞或者血栓就可以做出鉴别。

【预防】

对于已经发生 DVT 的患者，从病程一开始就要注意 Prs 的预防。①足量的长期抗凝：由于同侧肢体 DVT 复发 DVT 是 PTS 的重要危险因素之一，因此在初发 DVT 患者的治疗过程中，应给予足量的抗凝并保证足够的治疗疗程。②穿医用弹力袜：具有压力梯度的医用弹力袜在足靴区压力最高，然后压力逐步递减，由此可有效促进静脉回流，降低静脉高压、减轻水肿并发症。对于 PTS，一般建议Ⅱ级压力梯度。国外已经多项临床试验证实了长期使用弹力袜对于预防症状性 DVT 后 PTS 的有效性。最近的一项荟萃分析总结 5 项随机对照研究后得出结论，近端 DVT 患者长期穿弹力袜后可使 PTS 发生率由 46% 降至 26%。最新的美国胸科医师协会（ACCP）2012 年指南中推荐对于急性症状性近端 DVT 患者，应佩戴踝部压力 30 ~ 40mmHg 的弹力袜至少 2 年，来预防 PTS。③急性期置管溶栓治疗急性 DVT：在急性 DVT 如果在最短的时间内快速恢复静脉通畅可以保存静脉瓣膜功能，从而预防 PTS。最新公布的 CaVenT 研究通过急性期经导管溶栓治疗技术（CDT），对于近端静脉 DVT（髂股静脉）CDT 治疗 24 个月的 PTS

发生率明显低于单纯抗凝治疗（41.1% vs. 55.6%,P = 0.047）。

【治疗】

1. 物理治疗　PTS 的物理治疗包括一方面让患者，避免久站，休息时抬高患肢；另一方面就是压力治疗。压力治疗又包括两类：①穿弹力袜；在行走或站立时采用加压治疗，减轻下肢酸胀和水肿。根据病变范围选用合适的弹力袜，压力选择应因人而异，通常应用的压力为 30 ~ 40mmHg，长度通常到膝盖即可。②间歇式压力泵（IPP）：它的工作原理是模拟人体小腿腓肠肌肌泵的作用，通过间歇式被动收缩小腿腓肠肌，让静脉血液回流。一般要求每日应用间歇性压力泵 2 次（每次 20 分钟，压力为 50mmHg），一个疗程后可有效减轻水肿及改善 PTS 症状。

2. 药物治疗　类似于慢性静脉功能不全，一些静脉活性药物，如马栗种子提取物或者地奥司明可以增加静脉壁张力、促进静脉血液回流并减少毛细血管渗出，从而减轻 PTS 的症状或者延缓 PTS 的进展。

3. 外科治疗　外科治疗通常适用于中重度 PTS 的患者。相对应于 PTS 的发病机制，外科治疗分为两大类：改善静脉回流障碍；修复损伤的深静脉瓣膜、纠正血液倒流。由于目前对于深静脉瓣膜关闭不全的术式虽然很多，但是效果均不理想，而且外科治疗 PTS 关键是要改善流出道，主要针对髂股静脉闭塞，所以目前的外科治疗重点在于通过各种开放手术或者腔内治疗改善使远心段的高压静脉顺利回流，以达到缓解静脉高压的目的。

（1）传统开放手术有：大隐静脉交叉转流术（Palma 手术）、原位大隐静脉腘胫静脉转流术等。但是此类手术创伤较大，而且中远期通畅率不高，目前使用逐渐减少。

（2）腔内治疗：由于髂静脉 PTS 往往同时存在髂静脉解剖学外压导致管腔狭窄的情况（Cocket 综合征），因此只要远端股浅或者股深静脉回流通畅，可以开通髂静脉闭塞段行支架置入来改善回流障碍，此类病变要求支架近端放入下腔静脉，远端放到股总静脉，图 9-7 显示了髂静脉 PTS 支架置入前的静脉造影情况，可见支架置入前髂静脉主干未见显影，只有大量盆腔侧支和腰升静脉，而图 9-8 支架置入后髂静脉主干基本通畅，盆腔侧支和腰升静脉消失。目前的数据显示此类支架术后的 1 年通畅率可以高达 80% ~ 100%，5 年也达到 60%，疗效明显优于传统手术。

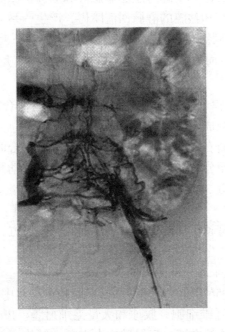

图 9-7　髂静脉 PTS 支架置入前的静脉造影情况（髂静脉主干未见显影，只有大量盆腔侧支和腰升静脉）

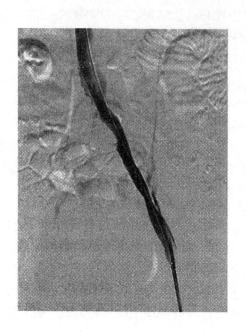

图 9-8　髂静脉 PTS 支架置入后髂静脉主干通畅，盆腔侧支和腰升静脉消失

第五节　髂静脉压迫综合征

髂静脉压迫综合征是髂静脉受压和（或）存在腔内异常粘连结构所引起的下肢和盆腔静脉回流障碍性疾病。1965 年 Cockett 和 Lea Thomas 通过静脉造影和手术，对具有髂 - 股静脉血栓病史和严重血栓后遗症的患者进行研究发现，在右髂总动脉跨越左髂总静脉的部位，静脉腔内容易血栓形成，并且已形成的血栓难以再通，从而引起下肢和盆腔的静脉回流障碍，产生一系列临床症状和体征。因此有人将此综合征称为 Cockett 综合征。髂静脉压迫不仅造成静脉回流障碍和下肢静脉高压，成为下肢静脉瓣膜功能不全和浅静脉曲张的原因之一，而且可继发髂 - 股静脉血栓形成，是静脉血栓好发于左下肢的潜在因素。

【发病机制】

1. 解剖学因素　髂动脉与髂静脉的解剖关系是髂静脉压迫综合征产生的基础。双侧髂总静脉于第 5 腰椎体中下部平面的右侧，汇合成下腔静脉而沿脊柱上行。右髂总静脉几乎成直线与下腔静脉连续，而左髂总静脉则自骨盆左侧横行向右，于腰骶椎之前与下腔静脉汇合时几乎成直角。腹主动脉则自脊柱左旁下行，于第 4 腰椎体下缘平面分为左、右髂总动脉，故右髂总动脉跨越左髂总静脉的前方，然后向骨盆右下延伸。有研究发现，在近 3/4 人体内，右髂总动脉于双侧髂总静脉汇合点水平跨越左髂总静脉；1/5 的人在这一点轻度偏上的水平，少数人在这一点的下方。这样，左髂总静脉或多或少被腰骶椎的生理性前凸推向前方，同时又被跨越于其前方的右髂总动脉压向后方，使其处于前压后挤的解剖位置。当人体直立而腰骶部高度前倾时，生理性前凸加剧使压迫更加明显；当人体处于坐位时，压迫得以缓解或消失。偶尔，左髂总静脉的压迫来源于低分叉的腹主动脉、扭曲的左髂总动脉、膀胱、肿瘤、异位肾脏等。

2. 静脉腔内异常结构　1956 年，May 和 Thurner 提出在尸解中有 22% 存在左髂总静脉腔内类似嵴状的结构，这种嵴状结构包含纤维细胞、胶原和大量毛细血管。Pinsolle 等细致观察 130 具尸体的腔—髂静脉连接点，其中 121 具尸体的左髂总静脉腔内存在异常结构。他将其分为五类：①嵴：双髂总静脉连接点处呈矢状位的三角形垂直突向腔内的细小结构；②瓣：髂总静脉侧缘的类似燕窝的结构；③粘连：静脉前后壁一定长度和宽度的融合；④桥：长条状结构将管腔分为 2 ～ 3 个不同口径和空间方向的部分；⑤束带：隔膜样结构使管腔形成类似筛状的多孔状改变。髂总静脉内异常结构来源和意义仍存在争论。

目前更倾向于解释为右髂总动脉、腰骶椎与左髂总静脉的紧密接触，以及动脉搏动使静脉壁反复受刺激，引起静脉的慢性损伤和组织反应所致。

3. 继发血栓形成 在髂静脉受压和腔内异常结构存在的基础上，一旦合并外伤、手术、分娩、恶性肿瘤或长期卧床，使静脉回流缓慢或血液凝固性增高等情况，即可继发髂-股静脉血栓形成。一旦血栓形成，髂静脉压迫及粘连段即进一步发生炎症和纤维化，使髂静脉由部分阻塞发展为完全阻塞。由于压迫和腔内异常结构的存在，髂静脉血栓形成后很难再通，使左髂总静脉长期处于闭塞状态而难以治愈。

【临床表现】

髂总静脉受压综合征的临床表现，主要决定于下肢静脉回流障碍的程度。根据其血流动力学变化的轻重，将临床表现分为三期。

初期：下肢肿胀和乏力为最常见的早期症状。患肢仅有轻度的水肿，尤其长期站立和久坐时出现。女性腰骶生理性前突明显，左侧下肢会出现经期酷似青春性淋巴水肿。女性患者可有月经期延长和月经量增多，以及因月经期盆腔内脏充血、静脉内压升高而使下肢肿胀等症状加重。

中期：随着静脉回流障碍加重和静脉压持续升高，就会导致深静脉瓣膜关闭不全。一旦波及小腿和交通支静脉瓣膜，就会出现与原发性深静脉瓣膜关闭不全的相似症状。表现为下肢静脉曲张、下肢水肿、色素沉着、精索静脉曲张等。

晚期：出现重症深静脉瓣膜关闭不全的症状，诸如小腿溃疡等，或髂股静脉继发血栓形成。国内外报道的病例，绝大多数都是在治疗血栓形成时被发现的。对于非血栓性静脉阻塞现象和症状性静脉阻塞的患者尤应注意。由于髂静脉严重狭窄和阻塞病变局限，而且侧支静脉较好，所以出现相似但又不同于静脉血栓的临床表现。另外由于髂总静脉的原有狭窄，下肢深静脉的血栓并不容易发生脱落而发生肺栓塞。

【辅助诊断检查】

1. 空气容积描记和活动后静脉压测定 是髂静脉压迫综合征最好的筛选指标。该症患者下肢静脉最大流量在休息时正常，活动后较正常人下降，同时静脉再充盈时间缩短；活动后静脉压较正常人升高。但是本方法存在较高的假阳性率，明确诊断有赖于影像学检查。

2. 下肢顺行和（或）股静脉插管造影 是目前唯一特异性诊断方法，被称为髂总静脉受压综合征诊断的金标准。影像所见有受压静脉横径增宽，上粗下细喇叭状形态；局限性充盈残缺，纤维索条和粘连结构阴影；不同程度的狭窄，如髂外静脉受压则有嵌压阴影，静脉闭塞或受压移位等影像；出现不同程度的盆腔侧支静脉；可见侧支静脉内造影剂排空延迟现象，提示髂静脉回流不畅。髂静脉内粘连结构是髂总静脉受压综合征的主要原因之一，其形态各异，对此还缺乏影像学报告。

3. 动态性静脉测压法 在股静脉插管造影时进行狭窄段近、远侧静脉测压，如压差 0.20kPa 就有诊断意义，但缺乏特异性。如平静时相差不明显，可以挤压小腿腓肠肌增加血流量以明确显示。

4. 彩色超声检查

（1）二维超声：原发性髂总静脉受压综合征的超声表现：①左髂总静脉前方受到右髂总动脉压迫后方受到脊柱向前推挤使局部血管变细，特点是前后径变扁，左右径增宽可达 4cm 左右；②左髂总静脉受压远端前后径逐渐增宽，形成喇叭口状改变。横径变窄 < 2cm；③该综合征常常伴有左侧髂静脉内血栓形成，栓塞后引起该侧下肢深静脉血管内径增宽，病程较长者会形成同侧下肢深静脉血栓，并形成大量侧支循环。继发性髂总静脉受压综合征超声表现：①髂静脉局限性受压变窄常有不同程度的移位受压静脉有较长段的狭窄其周围可见到实质性肿块回声；②髂静脉狭窄的程度与肿瘤压迫的程度有关，严重者可完全闭塞中断，同侧下肢深部静脉及浅静脉均有扩张征象；③有时也可探及腹股沟肿大的转移淋巴结。

（2）彩色多普勒：原发性髂总静脉受压综合征的彩色多普勒表现：受压处狭窄区域呈五彩镶嵌持续性高速血流。受压完全闭塞时彩色血流中断，彩色血流中断处恰好与右髂总动脉骑跨压迫的部位一致。应用彩色多普勒对该症检查很有帮助容易识别髂总动脉与髂总静脉的关系，比二维超声检查方便。侧支循环最常见于左髂总静脉大多通过盆腔内丰富的吻合支逐渐扩张，并起代偿作用，盆腔内有多个圆形及带状液性暗区，其内可显示高速血流。由于侧支循环代偿血流加速彩色血流明亮，而髂外静脉侧支静脉形成甚少。继发性髂总静脉受压综合征的彩色多普勒表现：①在受压处髂静脉呈局限彩色血流变细，色彩明亮，边缘不整齐；②完全闭塞者无彩色血流显示，一般情况下髂动脉不易变扁，其彩色血流可穿过实质性肿块；③下肢静脉有血液回流障碍征象。

（3）脉冲多普勒：原发性髂总静脉受压综合征的脉冲多普勒表现：受压处可测及高速持续性血流频谱，闭塞时，局部无血流信号，远端静脉血流速度减慢。在做 Valsalva 试验时，静脉血流速度变化不明显。继发性髂总静脉受压综合征的脉冲多普勒表现：在受压处狭窄的髂静脉可测及高速连续血流频谱，完全闭塞者不能测及血流信号。

5. 磁共振和 CT 静脉造影在显示病变血管的同时还可以显示腔外结构（动脉、侧支血管、腰骶椎等），有助于该症的诊断。

【治疗和预防】

1. 非手术治疗　对于症状轻微的髂静脉压迫综合征，可在监测下行保守治疗。

（1）一般治疗：如抬高患肢、穿循序减压弹力袜以缓解症状。

（2）药物治疗：①口服阿司匹林、双嘧达莫等抗血小板药和华法林等抗凝药，以预防髂-股静脉血栓形成；②丹参注射液 10 ~ 20mL，加入 5% 葡萄糖注射液 500mL 中，每日 1 次，静脉滴注，15 次为一个疗程；③曲克芦丁 1.0g 加入 5% 葡萄糖注射液或生理盐水，500mL 中，静脉滴注，每 15 天为一个疗程；④七叶皂苷 10mg 加入 0.9% 生理盐水 250mL 中，静脉滴注，每 15 天为一个疗程；⑤配合口服强力脉痔灵、地奥司明（爱脉朗）等药物。

2. 溶栓治疗　对于髂静脉压迫综合征合并左下肢急性静脉血栓的患者，一旦确诊后，应早期清除血栓，并针对髂静脉压迫综合征原发病变进行手术或介入治疗。原则上，快速再通可以通过取栓或溶栓的方法实行。全身药物溶栓治疗的效果一直存在争论，髂静脉压迫综合征的病变段周围常形成许多侧支，使药物不能进入血栓。随着近年来血管腔内技术的发展，对髂-股静脉血栓进行经导管直接溶栓和机械血栓消融术取得了较好的效果，并可通过球囊导管扩张以解除病变段的压迫和管腔狭窄，对于由纤维束带或动脉压迫等因素造成的弹性回缩，可以行支架置入加以避免。

3. 外科治疗　对于症状严重或髂静脉管腔狭窄超过 50% 的患者应考虑外科干预。手术目的是解除髂静脉的压迫，恢复患肢正常的静脉回流。传统的外科手术方式有：

（1）筋膜悬吊术：用缝线、筋膜或人造血管将髂总动脉移位固定（悬吊）到腰大肌，借以保护左髂总静脉，免受压迫。

（2）静脉成形术：局限的髂总静脉阻塞可以行静脉切开、异常结构组织切除。通常关闭切口时，加一块自体的血管补片以避免管腔狭窄。这一类型手术的缺点是不能解除压迫，不能消除急性静脉血栓形成的危险因素。

（3）静脉转流术：针对存在血栓和（或）严重并发症的患者，双股间的静脉交叉转流术有一定的作用。转流血管可以是自体的或人造的，术后还可以加做远侧暂时性动静脉瘘以增加血流量，减少移植物血栓发生的概率。经典的 Palma 手术是对侧大隐静脉切断后，其近侧段转至患肢闭塞段的远端；也有将左侧髂静脉转至右髂总静脉，该手术的优点可以避开病变区，但术后的移植物血栓一直是棘手的问题。

（4）髂静脉松解和衬垫减压术：左髂总静脉受压而腔内正常的患者可以将骶骨磨平或在第 4 腰椎和远端腹主动脉之间垫入骨片等组织，也可以在动、静脉之间嵌入衬垫物，或者在病变段静脉周围包裹一圈膨体聚四氟乙烯血管片，以防止静脉再度受压。

（5）髂动脉移位术：右髂总动脉移位是另一种解除压迫的方法，将右髂总动脉切断，其远端与左髂总动脉或腹主动脉吻合。该方法的缺点是需要间置一段人造血管。还有报道将右髂总动脉与左髂总动脉吻合。

4. 腔内治疗　1995 年，Berger 等首次报道采用介入疗法，即球囊扩张和支架置入的方法来治疗髂静脉压迫综合征，获得满意的近期疗效。以后陆续有该方面的文献报道，介入治疗也逐渐成为近年来取代外科手术治疗髂静脉压迫综合征的一种主要手段，其直接作用于病变段，既支持了静脉腔以避免被动脉和腰骶椎压迫，同时通过扩张管腔解除了腔内异常结构所引起的狭窄，并且创伤小、操作简便，因而显示出良好的应用前景。与髂静脉切开成形术、右髂动脉移位术、静脉旁路转流术等手术相比，介入疗法对该综合征在缓解率、改善率及通畅率方面具有更好的疗效，后者更符合人体正常点的解剖和生理，因而获得了较好的近期疗效，且并发症较少。对于并发急性下肢深静脉血栓者，导管介入溶栓治疗，通常在发病后3周内疗效较好。如在溶栓过程中或溶栓后发现髂静脉受压，可于最后静脉造影时置入支架，扩张静脉到正常大小，防止回缩。O'Sullivan等报道髂静脉受压合并急性和慢性症状患者置入支架1年通畅率分别是93.1%和100%。球囊扩张和支架置入的操作较为简易，但针对该综合征的特殊性，操作过程中有以下几点值得注意：①病变髂静脉腔内异常结构的主要组织构成是胶原纤维和纤维细胞，因此其物理特性上缺少弹性和伸展性，故在介入治疗过程中管腔扩张较困难，且扩张的管壁极易回缩，因此球囊扩张后的支架置入十分必要。由于病变的髂静脉往往难以扩张至正常管径，过度的张力会导致管壁破裂，因此选择直径略大于球囊且张力较小的支架可使操作更安全，不必苛求将病变段扩张至正常管径；②髂静脉压迫综合征的左髂总静脉的病变段可分隔成多个通道，因此造影导管、球囊导管和支架输送装置应保持在同一位置的导丝上操作，以保证支架放置与球囊扩张为同一通道，同时也避免了反复输送导管、导丝对血管内膜的损伤。③左髂总静脉病变段与下腔静脉邻接，为更好地扩张病变段的近心端，可将支架近端1～2cm置入下腔静脉。

5. 髂静脉压迫综合征并肺栓塞的病例，文献鲜有报道，因此介入治疗前无须预置下腔静脉滤网，但对髂静脉压迫综合征继发下肢急性静脉血栓而行手术取栓结合介入治疗时，我们主张治疗前预置可回收下腔静脉滤网，这样可以避免介入治疗过程中残余新鲜血栓脱落引起肺栓塞。

第六节　巴德-吉亚利综合征

巴德-吉亚利综合征（布-加综合征，Budd-Chiari-syndrome，BCS）的最初定义为由肝静脉阻塞导致的肝静脉回流障碍、肝脏瘀血而产生的门静脉高压临床症候群；广义定义为肝静脉和（或）其开口以上的下腔静脉阻塞所导致的门静脉和（或）下腔静脉高压临床症候群；病理生理学定义为从肝小静脉到下腔静脉和右心房汇合处的任何部位的肝静脉流出道阻塞。

1842年，Lambron报道了世界首例肝静脉广泛血栓形成，导致瘀血性肝硬化及门静脉高压的病例。1845年，英国内科学家George Budd在其专著《On Dis-ease of the Liver》中，对肝静脉血栓形成进行了描述。奥地利病理学家Hans Chiari于1899年报道了3例肝静脉阻塞引发门脉高压的病例，并根据文献中的10例尸检资料，对本病的临床表现及病理改变进行了详细的描述，并建议将此类疾病作为独立性疾病。为纪念George Budd及Hans Chiari，后人将此类疾病称为巴德-吉亚利综合征（Budd-Chiari syndrome）。1879年，Osler首次报道了下腔静脉闭塞及狭窄病例，其表现类似此前的Budd-Chiari综合征。我国于20世纪50年代末始有巴德-吉亚利综合征的病例报道；20世纪90年代后，随着医学影像检查方法的不断改进和诊断水平的提高，国内大组病例（＞100例）报道不断增多，国内各省市均有发病，但在黄淮流域较为多见，已成为常见病。

【病因】

近期的研究发现：导致巴德.吉亚利综合征的病因在东、西国家和地区存在较大的差异。在中国、日本、尼泊尔等东方国家，隔膜样梗阻是造成巴德-吉亚利综合征的主要原因；而继发于全身性高凝状态的肝静脉血栓形成是欧美地区致本病的主要病因。

隔膜样梗阻是由于先天发育异常导致肝静脉入下腔静脉处或下腔静脉入右心房处血管管腔狭窄，造成局部血液涡流、继发血栓形成并机化而形成隔膜样病变。病变初期隔膜呈筛状，随着其上开孔的日益闭合或纤维化而导致完全性阻塞，这也解释了隔膜样梗阻虽为先天性而症状出现较晚的原因。近年来，有学者提出我国的巴德-吉亚利综合征患者与食物、营养失衡等环节因素相关。

多种先天遗传性疾病及后天获得性因素（表9-1）可导致全身性高凝状态，而肝静脉血栓形成是全身高凝状态的局部表现。文献报道约80%的西方国家巴德-吉亚利综合征患者合并一种或以上致血栓形成危险因素。

表 9-1 致高凝状态病因

先天性遗传疾病	后天获得性因素
V 因子 Linden 病变	真性红细胞增多症
蛋白 C/S 缺乏	阵发性夜间血红蛋白尿
抗凝血霉原Ⅲ缺乏	原发性血小板增多症
凝血酶原 G20210A 突变	髓样化生及骨髓纤维化
体细胞 JAK2 基因 V617F 突变	

【病理改变】

巴德 – 吉亚利综合征的病理类型复杂多样，西方国家以肝静脉阻塞和肝静脉血栓形成多见，东方国家多数为下腔静脉阻塞或下腔静脉合并肝静脉阻塞。目前尚没有公认的病理学分型方案，大致可分为下腔静脉阻塞型、肝静脉阻塞型、下腔静脉阻塞合并肝静脉阻塞型。

【临床表现】

巴德 – 吉亚利综合征是各种原因引起的肝静脉和（或）肝段下腔静脉部分或完全梗阻，表现为门静脉高压和（或）下腔静脉高压两大综合征。

1. 门静脉高压综合征 肝静脉回流障碍导致肝血窦瘀血、扩张，肝血窦及肝静脉压力升高，继发淤血性肝硬化和门静脉高压。巴德 – 吉亚利综合征所引起的门静脉高压属于肝后性，以肝脏肿大为特征，门静脉主干管径增粗不明显、因肝瘀血压迫而造成肝内门脉分支纤细，脾脏体积可增大。

（1）消化道不适症状；

（2）腹胀、腹痛；

（3）顽固性腹腔积液；

（4）肝脏肿大；

（5）脾脏肿大、功能亢进；

（6）黄疸；

（7）消化道出血；

（8）腹壁静脉曲张；

（9）肝性脑病。

2. 下腔静脉高压综合征 巴德 – 吉亚利综合征经典定义中下腔静脉阻塞位于肝静脉开口上方，但由于继发血栓形成，肝段下腔静脉甚至下腔静脉全程均可发生阻塞。下腔静脉阻塞后，症状体征主要表现于静脉血液循环障碍和侧支循环建立两方面，分别以双下肢和腹盆腔为代表，以两侧对称和同时发生为特征。

（1）乏力、活动后心悸、气促；

（2）下肢静脉曲张；

（3）双下肢肿胀、水肿、色素沉着及溃破；

（4）胸腹壁、腰背部浅静脉曲张；

（5）月经异常、不孕、不育。

【诊断】

临床上当患者出现无明确致病因素的急、慢性肝病或存在全身性高凝状态并伴有双侧下肢静脉功能不全、胸、腹壁广泛浅静脉曲张，应考虑到巴德 – 吉亚利综合征的可能。

影像学检查

1. 彩色多普勒超声波检查 超声在诊断肝静脉、下腔静脉阻塞中起重要作用，无创、准确方便，可以清晰地显示肝静脉、下腔静脉内血流情况、是否存在血栓、测量相关静脉直径、显示局部侧支代偿情况，同时可显示肝内病变及门静脉系统的情况，在诊断巴德－吉亚利综合征上具有定性定位价值，其准确率高达 90% 以上。

2. 上腹部增强 CT　动态增强三期扫描 +3D 重建 CT 图像可清楚显示肝瘀血程度、肝脏体积改变、不同层面的血管管腔，精确诊断肝静脉、下腔静脉阻塞部位、程度和可能的原因、侧支循环建立情况，同时可显示是否伴有食管、胃底静脉曲张、腹水有无、程度等，成为临床常用的辅助检查手段。

3. 上腹部增强磁共振成像 MRI　应用于巴德－吉亚利综合征的诊断，不仅能多方位肝脏成像，而且磁共振血管成像技术（MRA）在不使用对比剂的情况下，能清晰显示肝静脉、下腔静脉、门静脉的血管解剖和血流速度。

4. DSA 造影　目前临床上已很少首先使用有创的 DSA 造影对巴德－吉亚利综合征进行诊断，大多是在上述无创检查高度提示巴德－吉亚利综合征可能的情况下，为明确诊断及治疗才对患者进行 DSA 造影。通过肝静脉、下腔静脉插管造影，可明确相关静脉是否存在梗阻、梗阻部位、致梗阻原因、侧支代偿情况以及梗阻近、远心段压力改变等情况。

【治疗】

1. 抗凝和溶栓治疗　单纯肝静脉血栓形成急性期（起病 1 个月内）可用抗凝和溶栓剂治疗。但大多数病例于血栓形成后几周或几个月才确诊。慢性期可以手术解除下腔静脉和肝静脉的阻塞。解除肝静脉回流障碍比解除下腔静脉回流障碍更为重要，因肝静脉回流障碍引起的门静脉高压可导致肝功能的进行性损害、顽固性腹水和食管静脉曲张出血，对病人的生命威胁更大。

2. 外科手术治疗　外科手术治疗视病变是单纯肝静脉阻塞抑或肝段或肝上段下腔静脉阻塞而异，手术治疗可分为直接和间接两类。随着介入治疗技术的成熟，外科手术治疗（不包括肝移植）已呈下降趋势。

（1）直接手术方法：适用于 BCS 为膜性阻塞，而肝静脉通畅者。

1）经右心房手指直接破膜术：亦称 Kimura 手术。适用于下腔静脉膜性闭锁或膜性狭窄患者。开右胸，切开右心耳，以左手食指插入探查右心房和下腔静脉，如探及膜状物，可用指尖加压破膜，这种手术仅能撕裂隔膜，术后可能再度狭窄和闭塞（图 9-9）。

2）直视下手术：对于腔静脉狭窄广泛或下腔静脉和肝静脉梗阻的患者，则可采用体外循环、低温停跳或常温下直视手术。施行切除部分肝脏和肝静脉罹病部分，随后将肝静脉直接吻合于右心房；还可用自体心包补片做下腔静脉成形术和其他各种切除下腔静脉和肝静脉病变等手术（图 9-10）。也可通过手术在血管内放置金属支架，防止再狭窄。

（2）间接手术方法：即分流术。单纯肝静脉阻塞下腔静通畅，不适合于破膜手术或破膜不能成功者，可行分流手术，防止发生各种并发症。

微信扫码
◆ 临床科研
◆ 医学前沿
◆ 临床资讯
◆ 临床笔记

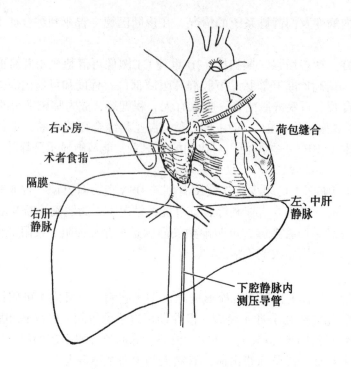

图 9-9　下腔静脉隔膜捅开术示意图

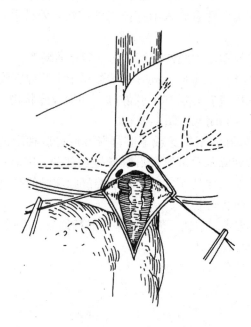

图 9-10　下腔静脉内病变和包括肝静脉开口在内的肝组织切除后显示肝静脉开口率较高，随着 TIPS 的应用，
目前分流手术已很少实施。

　　1）腔房分流术：又称 Ohara 手术。适用于下腔静脉广泛阻塞的患者，左、中、右肝静脉中只有一支开口通畅的患者，即可施行此术。在肝内，开口通畅与开口闭塞的肝静脉间往往有粗大的交通支，开口闭塞的肝静脉内的血液可以通过该交通支，经开口通畅的肝静脉、下腔静脉回流至右心房。手术在右心房与肝后下腔静脉间做人造血管架桥术。

　　2）门腔静脉分流术：只有下腔静脉压力比门静脉压力低时使用，要求两静脉做直接侧吻合，勿使用间置自体或人造血管，以利分流更为通畅。

　　3）肠腔静脉分流术：H 架桥分流较简便，可避免切开肝门，下腔静脉亦不受损，以利于以后可能施行的肝移植术。Cameron 建议做肠腔 C 形分流术，很少发生血栓。

4）肠系膜上静脉心房分流术：下腔静脉完全梗阻，又不能做血管成形和破膜术的患者可适用此术式，在肠系膜上静脉和右心房间用人造血管架桥分流。假若三支肝静脉血液回流都受障碍须作右心房下腔静脉肠系膜上静脉 T 形分流术（图 9-11）。

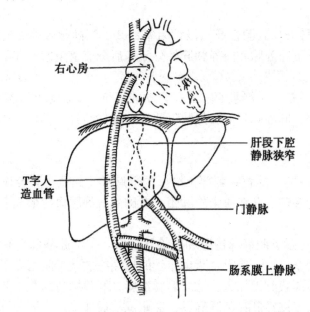

图 9-11 右心房下腔静脉肠系膜上静脉 T 形分流术

5）脾肺固定术：脾肺固定术是经胸将左侧膈肌切除 10cm 大一块，再将脾脏上极（包膜切除后）与左下肺膈面分别缝于膈肌的上、下面，两者在膈肌缺损处相互紧贴，形成侧支，使高压的门静脉血经脾、肺流入低压的体静脉（图 9-12）。脾肺固定术前必须用腹腔颈静脉分流术控制腹水。

（3）肝移植术：BCS 是否可用肝移植术治疗，主要视患者肝脏储备能力决定，如肝性脑病情况、白蛋白和胆红素值、肝活检结果等。如患者已有肝功能衰竭，目前已处于慢性肝病终末期，施行抗凝、介入血管成形、TIPS 或其他外科手术治疗效果不佳，且病情又迅速恶化时，均为肝移植术的适应证。欧洲肝脏移植注册中心数据显示从 1968 ~ 2013 年共有 869 例 BSC 患者施行了肝移植治疗，美国从 1987 到 2006 年累计有 510 例 BSC 患者施行了肝移植治疗。目前 BCS 的肝移植效果较满意，其 5 年生存率在 65% ~ 95% 之间，其疗效明显优于 TIPS 和外科分流手术。目前大多采用经典原位肝移植术，其手术技术已非常成熟，如采用活体供肝，应注意肝静脉流出道的重建。

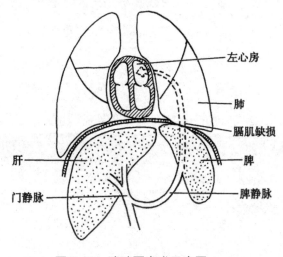

图 9-12 脾肺固定术示意图

3. 介入治疗 1974 年，日本学者 Equchi 首先报道了使用 Fogarty 导管经皮经血管球囊扩张治疗膜性下腔静脉梗阻的经验。随着介入技术的迅猛发展、各种新颖的器材不断出现，巴德 – 吉亚利综合征的治疗经历了由外科手术向介入治疗转变的过程，目前介入治疗已成为巴德 – 吉亚利综合征的首选治疗方法。

（1）适应证和禁忌证

1）适应证：①肝静脉开口处膜性或节段性阻塞；②下腔静脉膜性或节段性阻塞；③肝静脉和下腔静脉成形术后再狭窄；④下腔静脉和门静脉肝外分流术后分流道阻塞；⑤下腔静脉和肝静脉阻塞远端合并陈旧性附壁血栓。

2）禁忌证：绝对禁忌证：①严重心、肝、肾功能不全；②凝血机制障碍；③大量腹水为经皮经肝穿刺禁忌证。相对禁忌证：肝静脉和下腔静脉阻塞远端存在新鲜、无附壁血栓为相对禁忌证，待血栓清除后仍然可以行介入治疗。

（2）介入治疗方法：

1）经皮穿刺部位与麻醉：推荐穿刺部位给予局部麻醉（儿童与欠合作者除外）。穿刺部位推荐首选右侧股静脉；如果右侧穿刺点存在曲张静脉团、右侧髂股静脉血栓形成、右髂静脉阻塞，可选择左侧股静脉为穿刺部位。

2）血管造影检查：包括下腔静脉造影和肝静脉造影。①下腔静脉造影：推荐使用猪尾导管行下腔静脉造影。对下腔静脉闭塞患者，造影时猪尾导管的远端应放置于闭塞端下缘处，以便显示肝静脉（副肝静脉）和了解下腔静脉隔膜有无孔道。②肝静脉造影：肝静脉造影与下腔静脉造影不同的是肝静脉闭塞时需要先行开通穿刺或经皮经肝穿刺肝静脉，穿刺成功后才能进行肝静脉造影。肝静脉造影应在下腔静脉造影后紧接着进行。

3）经皮穿刺下腔静脉球囊扩张术：①开通穿刺：是巴德 – 吉亚利综合征（BCS）介入治疗中的关键性操作步骤之一，但下腔静脉隔膜有孔者不需要开通穿刺（图 49-13）。下腔静脉开通穿刺时应于对侧端放置标志物，如放置猪尾导管。开通穿刺在正侧位透视或超声引导下进行，穿刺点和通道应位于阻塞段的中心，穿刺的方向应根据下腔静脉闭塞两端的形态而决定。②导丝应用：下腔静脉开通；穿刺成功后，推荐使用加强导丝通过闭塞段，以利于球囊导管通过闭塞段。下腔静脉隔膜有孔或由下向上开通穿刺者，导丝远端应置于上腔静脉内，不推荐将导丝远端置于右心房内。下腔静脉闭塞由上向下开通穿刺者，导丝远端应置于下腔静脉下段，推荐将导丝经股静脉引出形成导丝贯穿。在隔膜较厚或节段性闭塞患者，合并下腔静脉血栓需要放置血管内支架时强烈推荐使用导丝贯穿技术。③球囊扩张：球囊大小的选择根据闭塞远端肝静脉和下腔静脉管腔直径而定。推荐扩张下腔静脉肝后段使用的球囊直径应在 20 ~ 30mm 之间。球囊扩张程度应至切迹完全消失为止。推荐扩张 2 ~ 3 次，每次持续扩张时间 1 ~ 3 分钟，在患者能够耐受疼痛的情况下可以适当延长扩张时间。

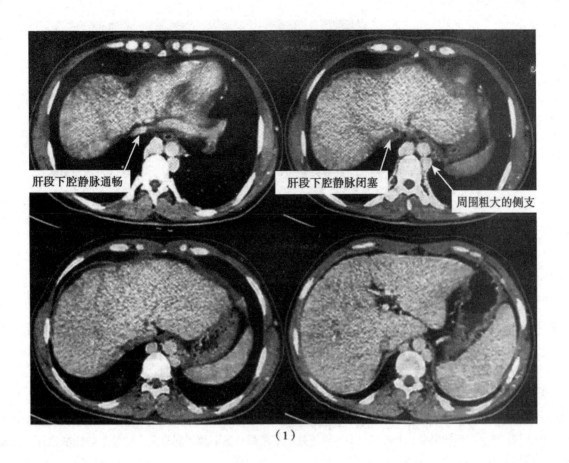

肝段下腔静脉通畅　　肝段下腔静脉闭塞　　周围粗大的侧支

（1）

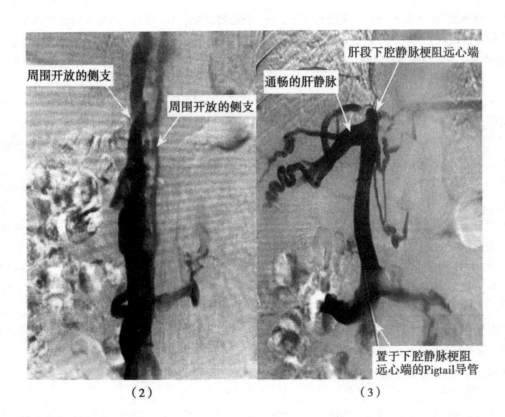

周围开放的侧支　　周围开放的侧支　　肝段下腔静脉梗阻远心端　　通畅的肝静脉　　置于下腔静脉梗阻远心端的Pigtail导管

（2）　　　　　　　　（3）

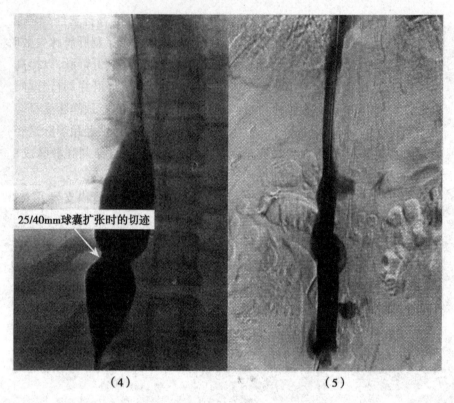

25/40mm球囊扩张时的切迹

（4）　　　　　　　　　　（5）

图 9-13　经股静脉入路治疗下腔静脉型布加氏综合征　(1) 治疗前上腹部增强 CT 提示：肝段下腔静脉闭塞、局部侧支开放；(2) 穿刺右侧股静脉，4-F Pigtail 导管置于下腔静脉远心端造影显示：肝段下腔静脉闭塞，血液经局部侧支开放回流入右心房，下腔静脉远心端压力为 24mmHg；(3) 将 4-F Pigtail 导管送至下腔静脉梗阻远心端造影显示：下腔静脉梗阻位于肝静脉汇入下腔静脉处上方，肝静脉通畅；(4) 使用 0.035 英寸导丝及 5-F VER 导管通过下腔静脉梗阻段进入上腔静脉，采用 25/40mm 球囊扩张下腔梗阻段；(5) 4-F Pigtail 导管置于下腔静脉远心端造影显示：下腔静脉回流通畅，局部侧支消失；下腔静脉远心端及右心房压力分别为 10mmHg 及 3mmHg

4) 下腔静脉血管内支架置入术操作方法：

支架的选择：

支架大小：应根据血管造影显示球囊扩张后狭窄部位和范围确定支架的长度和类型，选用支架长度应大于闭塞段长度。选用 Z 型支架的直径应大于下腔静脉狭窄部位血管直径的 40%。

支架类型：下腔静脉支架跨肝静脉或副肝静脉开口时，推荐使用 Z 型支架，不推荐使用网织型支架。

支架位置：下腔静脉闭塞的部位与肝静脉或副肝静脉开口位置相邻近时，下腔静脉支架置入后跨越肝静脉或副肝静脉开口是无法避免的，已有较多的文献报道下腔静脉支架置入后可以引起肝静脉和副肝静脉的阻塞，因此，推荐下腔静脉支架释放后的近心端定位于右心房下缘。

操作技巧：释放支架过程中，应在 X 线透视下严密观察支架弹开的过程，并嘱患者保持屏气状态下释放。从股静脉途径进行释放时应特别注意支架近心端定位低于右心房下缘 1cm 以上。不推荐经股静脉途径在右心房下缘处释放二节 Z 型支架。下腔静脉支架释放后若出现部分节段弹开不良，应及时使用球囊进行扩张使其张开。支架置入后应再次进行对照性血管造影检查和下腔静脉远心段的压力测量。

5) 下腔静脉阻塞合并血栓形成的介入治疗：

临床处理：下腔静脉阻塞合并血栓形成时，推荐先处理血栓，再处理阻塞。

A. 血栓的处理：

判断血栓的性质：治疗前首先判断血栓性质，是新鲜游离血栓、陈旧性附壁血栓还是混合型血栓。

血栓处理：血栓处理推荐以溶栓为主，支架压迫固定为辅。对于新鲜血栓是否完全溶解的判断，可以通过大腔导管在下腔静脉阻塞下端行抽吸试验。对明确的陈旧性附壁血栓无须进行溶栓治疗。对于混合性血栓应先使用溶栓药物溶解新鲜血栓，未能溶解的血栓推荐应用下腔静脉支架压迫固定。

清除血栓：下腔静脉和蔓延到肝静脉内的新鲜可脱落血栓，推荐首选溶栓导管进行溶栓，对于数量较多的新鲜可脱落血栓可以采用保留溶栓导管 (3 ~ 5 天) 进行溶栓；对于数量较少的新鲜可脱落血栓可以经导管于血栓局部注射溶栓药物。

B. 球囊扩张与血管内支架置入：新鲜血栓被完全溶解后，下腔静脉阻塞的介入治疗应根据阻塞的性质和范围采取球囊扩张或内支架置入。对于难以完全溶解的血栓和血栓导致下腔静脉管腔狭窄的患者，在对阻塞部位进行球囊扩张后推荐置入血管内支架，以压迫或固定血栓和支撑血管。凡是下腔静脉阻塞合并血栓形成的患者，在球囊扩张或置入支架后，在行下腔静脉复查造影的同时，推荐进行肺动脉造影以了解有无肺栓塞。

6) 肝静脉阻塞介入治疗：

操作方法：肝静脉开口处阻塞可以通过球囊扩张与血管内支架置入而实现再通，肝静脉阻塞合并副肝静脉阻塞者，开通副肝静脉具有和开通肝静脉同等的价值与临床效果。

操作要点：肝静脉阻塞合并血栓形成的处理原则和方法同下腔静脉阻塞合并血栓形成。肝静脉扩张使用的球囊直径应 > 12mm（小儿选用直径 > 10mm）。多支肝静脉闭塞时，推荐尽可能对多处进行扩张。

穿刺途径：推荐首选经颈静脉途径穿刺肝静脉。在经颈静脉途径穿刺肝静脉失败时，推荐在超声引导下行经皮经肝穿刺肝静脉，以提高穿刺的准确性和成功率。采用经皮经肝穿刺行肝静脉造影时，推荐行顺行性开通；穿刺和经颈静脉途径插入抓捕器将导丝经颈静脉途径引出，供经颈静脉途径插入球囊使用。无论采用何种途径，穿刺肝静脉成功后，应常规测量肝静脉压力。

球囊扩张与血管内支架置入：推荐球囊的大小应较阻塞远心端血管管腔直径大 20% ~ 40%。推荐肝静脉内使用网织型支架，使用吸收性明胶海绵条或弹簧圈闭塞穿刺通道。肝静脉和副肝静脉均发生阻塞时，推荐对肝静脉和副肝静脉同时进行扩张。肝静脉和副肝静脉均发生阻塞，肝静脉细小而副肝静脉粗大时，推荐行副肝静脉成形术。肝静脉细小而副肝静脉粗大且通畅时，不推荐行肝静脉开通。球囊扩张后肝静脉压力下降不理想，或扩张通道弹性回缩 > 50% 以上者，推荐肝静脉内置入支架。肝静脉支架近心端伸入下腔静脉内 1cm 左右为宜。

7) 经颈静脉肝内门体分流术 (TIPS) 操作方法（图 9-14）：肝静脉广泛闭塞，不能进行血管再通治疗者，为了降低门静脉压力，只能经下腔静脉直接穿刺门静脉行 TIPS。TIPS 建立于门静脉和下腔静脉之间。

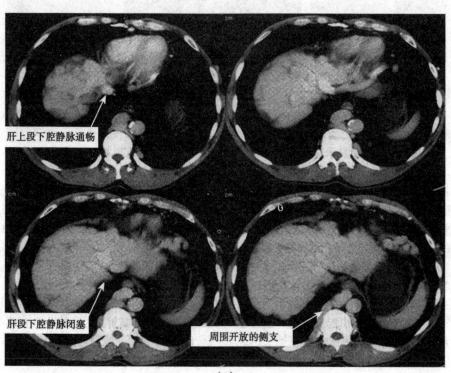

肝上段下腔静脉通畅

肝段下腔静脉闭塞

周围开放的侧支

(1)

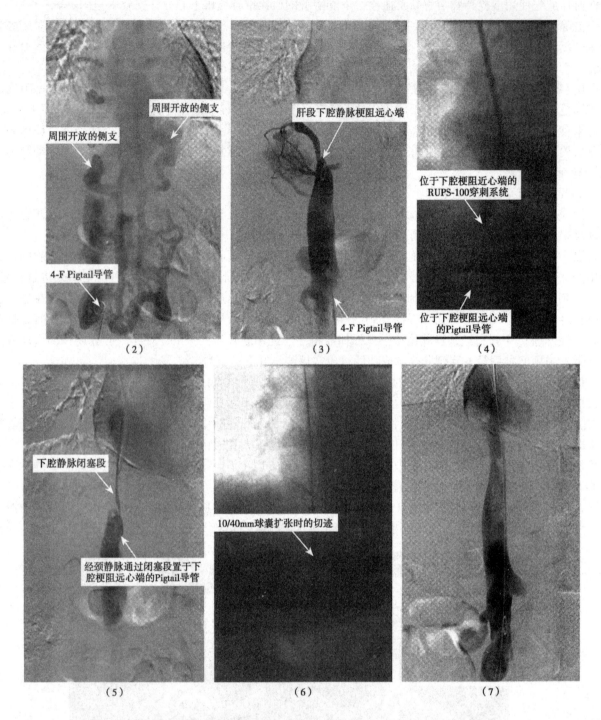

图 9-14　经股静脉及经颈静脉入路治疗下腔静脉型布加综合征　（1）治疗前上腹部增强 CT 提示：肝段下腔静脉闭塞、局部侧支开放；（2）穿刺右侧股静脉，4-F Pigtail 导管置于下腔静脉远心端造影显示：肝段下腔静脉闭塞，血液经局部侧支开放回流入右心房，下腔静脉远心端压力为 26mmHg；（3）将 4-F Pigtail 导管送至下腔静脉梗阻远心端造影；（4）经右侧静脉送入 RUPS-100 穿刺系统，置于下腔静脉梗阻近心端造影；（5）用 RUPS-100 穿刺系统对准留置于下腔静脉梗阻远心端的 Pigtail 导管穿刺成功后，经颈静脉送入 4-F Pigtail 导管置于下腔静脉梗阻近心端造影：无对比剂外渗，表明穿刺道为闭塞的下腔静脉真腔；（6）采用 10/40mm 球囊扩张下腔梗阻段；（7）采用 250/40mm 球囊扩张下腔梗阻段后，4-F Pigtail 导管置于下腔静脉远心端造影显示：下腔静脉回流通畅，局部侧支消失；下腔静脉远心端及右心房压力分别为 10mmHg 及 5mmHg

操作方法：①超声导引下，经皮穿刺肝内门静脉；②穿刺颈静脉，将 4-F Pigtail 导管留置于肝段下腔静脉内，作为穿刺标记；③将 2IG Chiba 针头端弯曲 200 左右；④在正、侧位 X 线导引下，经肝内门静脉使用改良 Chiba 针向头、背侧对准留置于肝段下腔静脉内的标记导管进行穿刺；⑤穿刺成功后，经改良 Chiba 针送入 0.018 英寸导丝；⑥经颈静脉送入抓捕器，抓捕 0.018 英寸导丝，并从颈静脉鞘内引出；⑦沿导丝送入 8/40mm 球囊，扩张肝段下腔静脉与肝内门静脉之间的分流道；⑧将 RUPS-100 穿刺系统的 10-F 长鞘，沿导丝送入肝内门静脉；⑨经长鞘送入 4-F Pigtail 导管置于肠系膜上静脉内，造影并测压；⑩分流道内置入支架，再次造影并测压。

参考文献

［1］王宇.普通外科学高级教程.北京：人民军医出版社，2015.

［2］唐博，吴凤金，杨秋军，等.实用临床医学外科学.北京：知识产权出版社，2013.

［3］倪世宇，苏晋捷，等.实用临床外科学.北京：科学技术文献出版社，2014.

［4］张延龄，吴肇汉.实用外科学（第3版）.北京：人民卫生出版社，2012.

［5］李敬东，王崇树.实用临床普通外科学.北京：科学出版社，2014.

［6］梁力建.外科学（第6版）.北京：人民卫生出版社，2010.

［7］赵玉沛.普通外科学.北京：人民卫生出版社，2014.

［8］徐国成，韩秋生，罗英伟.普通外科手术要点图解.北京：中国医药科技出版社，2013.

［9］杨玻，宋飞.实用外科诊疗新进展.北京：金盾出版社，2015.

［10］吴在德，吴肇汉.外科学（第7版）.北京：人民卫生出版社，2010.

［11］黎介寿.普通外科手术学.北京：人民军医出版社，2005.

［12］姜洪池.普通外科疾病临床诊疗思维.北京：人民卫生出版社，2012.

［13］林擎天.普通外科临床解剖学.上海：上海交通大学出版社，2015.

［14］陈孝平，易继林.临床医师诊疗丛书：普通外科疾病诊疗指南（第3版）.北京：科学出版社.2014.

［15］黄志强，金锡御.外科手术学（第3版）.北京：人民卫生出版社，2010.

［16］吴孟超，吴在德.黄家驷外科学（第7版）.北京：人民卫生出版社，2008.

［17］王志明，孙维佳.普通外科学住院医师手册.北京：科学技术文献出版社，2009.

［18］王新刚.现代临床普通外科手术学.西安：西安交通大学出版社，2014.

［19］黄志强，金锡御.外科手术学.北京：人民卫生出版社，2005.

［20］李南林，凌瑞.普通外科诊疗检查技术.北京：科学出版社，2016.

［21］杨春明.实用普通外科手术学.北京：人民卫生出版社，2014.

［22］刘新文.临床普通外科诊疗指南.西安：西安交通大学出版社，2015.

［23］王水，丁永斌.外科手术基本技术彩色图解.南京：江苏科学技术出版社，2013.

［24］杨雁灵.普通外科基础手术精讲.北京：科学出版社，2017.

［25］苗毅.普通外科手术并发症预防与处理（第4版）.北京：科学出版社，2016.